图说生活
畅销升级版

每天5分钟

# 打造S形曲线

崔月梅 主编

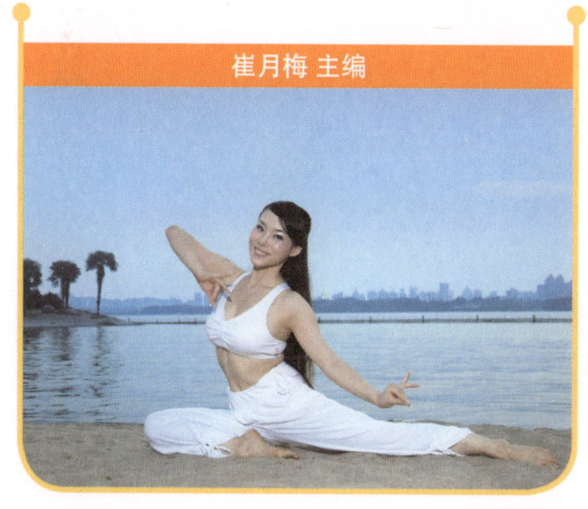

上海科学普及出版社

**图书在版编目（CIP）数据**

每天5分钟打造S形曲线／崔月梅主编.－上海：上海科学普及出版社，2011.6

（图说生活：畅销升级版）

ISBN 978－7－5427－4929－1

Ⅰ.①每… Ⅱ.①崔… Ⅲ.①女性－减肥－方法 Ⅳ.①R161

中国版本图书馆CIP数据核字（2011）第056570号

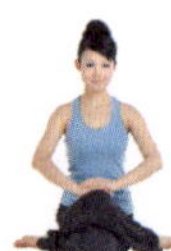

# 每天5分钟 打造S形曲线

崔月梅 主编

**责任编辑：**刘湘雯

**统　　筹：**徐丽萍　刘湘雯

**出　　版：**上海科学普及出版社

（上海市中山北路832号 200070）http://www.pspsh.com

**制　　作：**日知图书（www.rzbook.com）

**印　　刷：**北京瑞禾彩色印刷有限公司

**发　　行：**上海科学普及出版社

**开　　本：**787×1092　1/16

**印　　张：**11

**字　　数：**160千字

**标准书号：**ISBN 978-7-5427-4929-1

**版　　次：**2011年6月第1版　2011年6月第1次印刷

**定　　价：**19.90元

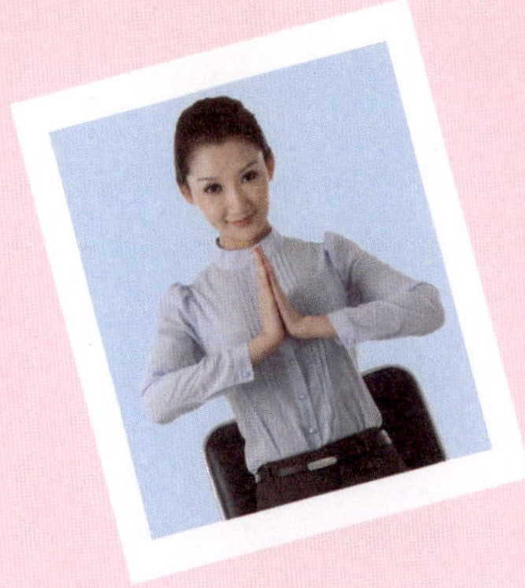

# 做S形曲线的魅力女人

你是不是正在为一天天变臃肿的体形发愁呢？你是不是也每天都饿着肚子或奔波于健身房却仍不见明显的瘦身效果呢？不用着急，现在开始教你每天5分钟做最适合自己的有氧运动，不再大汗淋漓，不再拒绝美食，轻松做运动，快乐甩赘肉！

## 瘦身其实有捷径

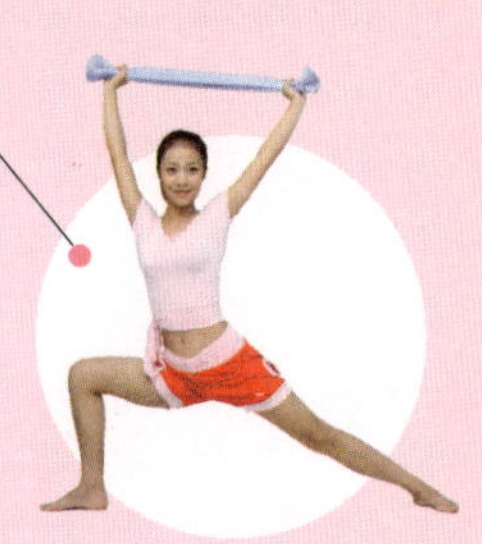

现实生活中，女性朋友往往因繁忙的工作而“修炼”出了可怕的“水桶腰”、“小肥臀”和“大象腿”。于是乎节食、药物减肥……一切能想得到的减肥方法一拥而试，然而结果却差强人意甚至恶性反弹。事实上减肥是需要技巧的，只要根据自身的体质制定合理的计划，那么赘肉将会很快远离你，让众人羡慕的曼妙身姿也就指日可待了。走进本书，学习如何制订合理的瘦身计划，通过最有效、简单的途径，达到完美的S形曲线。

## 坚持5分钟，瘦身塑形很轻松

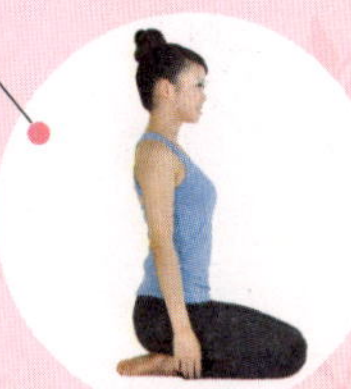

“天天上班哪有时间运动？”“好不容易有个周末真不想去健身房”……事实上瘦身塑形未必要花去大量的时间和精力。在办公的间隙、看电视的时候、等电梯的闲余，只需要抽出短短的时间，随时随地你都可以进行锻炼；瘦身未必很复杂，无需任何器械或者只需要一条小毛巾、一把办公椅，简简单单就能让你迅速地减去多余脂肪。

还等什么呢，做S形曲线的魅力女人，从现在开始行动起来吧！

舞蹈教育专家

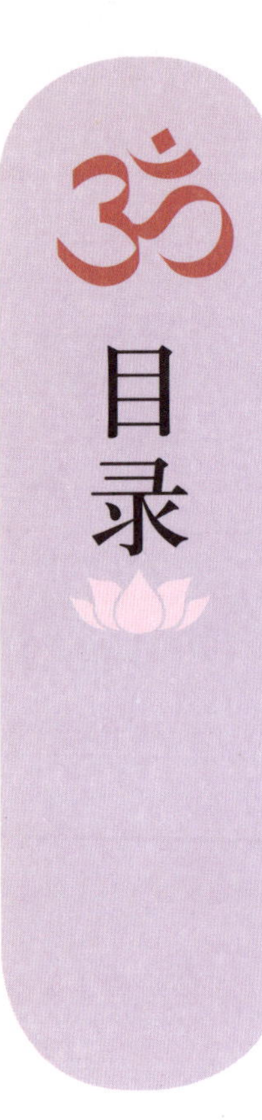

# 目录

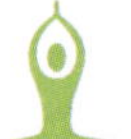

## Part 01 美丽女人必知的瘦身心经

## Part 02 每天5分钟特效减脂，造就玲珑动人曲线



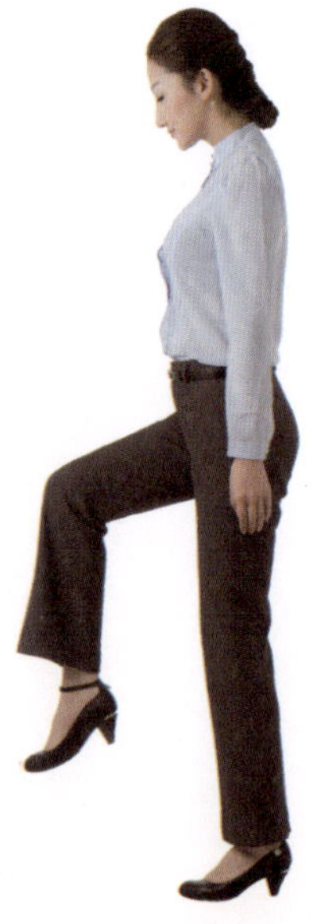

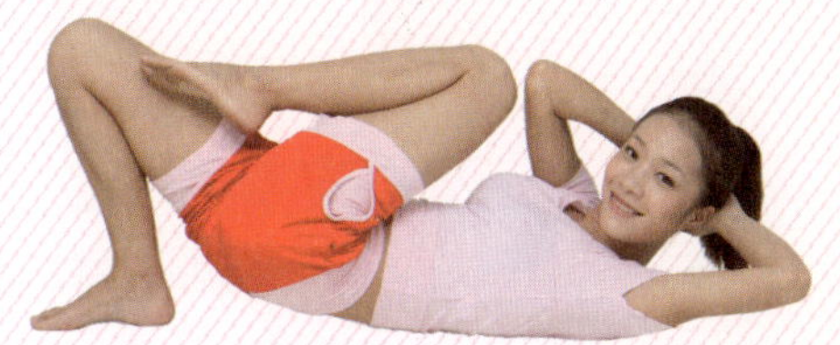



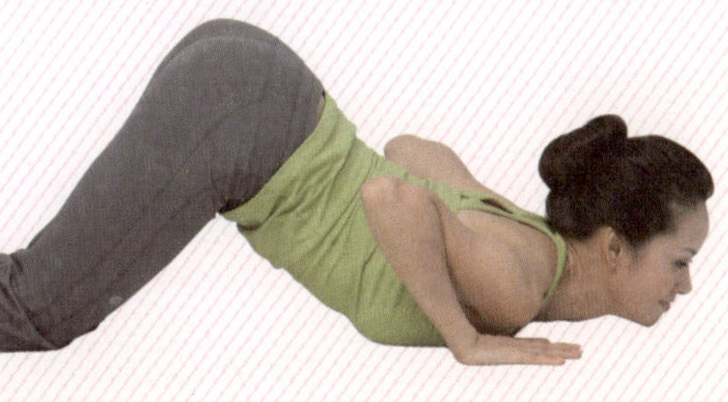

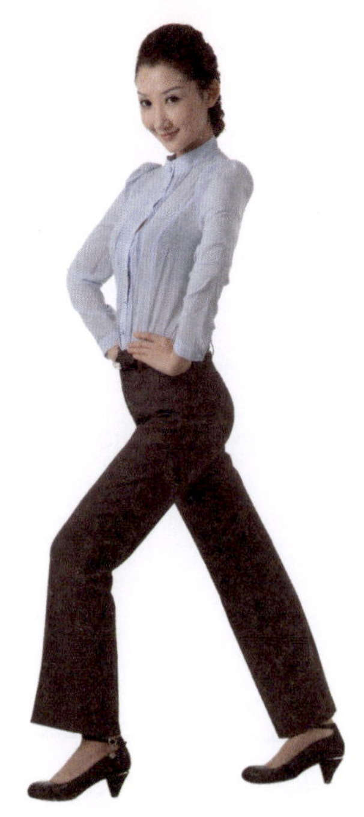



Chapter 02

## 5分钟强效瑜伽，雕塑局部曲线



## 附录：减脂瘦身的贴心美食



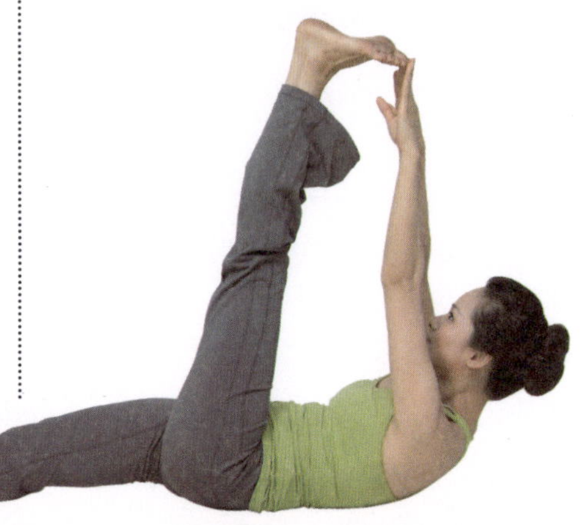

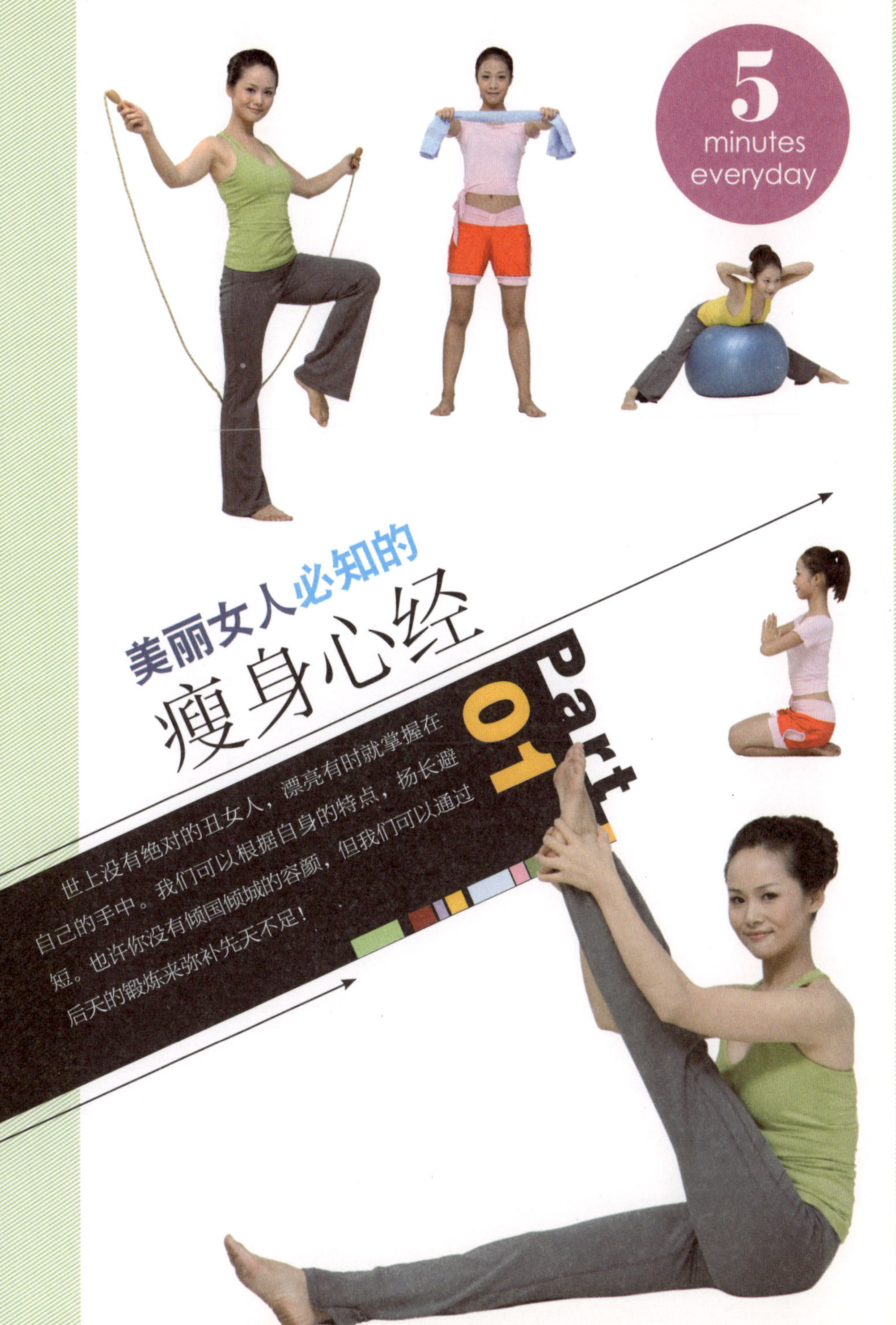
5
minutes
everyday
美丽女人必知的
瘦身心经
part 01
世上没有绝对的丑女人，漂亮有时就掌握在自己的手中。我们可以根据自身的特点，扬长避短。也许你没有倾国倾城的容颜，但我们可以通过后天的锻炼来弥补先天不足！

01/

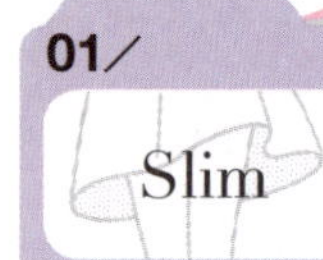


# 制订减肥目标

制订一个明确的减肥目标是有效瘦身的第一步。那么怎样制订减肥目标呢？最重要的是要先弄清自己有多胖，哪里胖，需要减多少，重点减哪些部位的脂肪，然后详细设计一份有针对性的减肥计划。当然，制订出的减肥计划也要呈阶梯形。如在减肥初期，不要为了达到期望的瘦身效果，而尽挑难度较大的动作，这样很可能适得其反。相反，许多简单的动作，像腹式呼吸、语音冥想等，对于控制体重和调整身体状况都有非常明显的效果。

要弄清自己有多胖，有一个最简单的测量方法——BMI计算法。它是一种测量体内脂肪率的计算方法，计算公式为：

BMI=体重（千克）÷身高（米）的平方

| 女性身材与BMI指数 | |
|---|---|
| **BMI指数** | **身 材** |
| 20～25 | 正常 |
| 25～30 | 超重，但不是很胖 |
| 30以上 | 肥胖 |

成功减肥要求合理的膳食和健康的生活方式，这就需要我们做一个周密的计划。

### ＊进行明智的食物选择

计划流程中有一部分为健康饮食设置的目标。包括食用低脂、低热量食物或者高纤维食品，以及选择有更多低热量蔬菜。研究发现，当参与者在制订各自减肥目标和计划时得到帮助，并获得一个饮食计划时，他们能更好地坚持减肥计划。

### ＊锻炼计划

同合理饮食一样，运动也需要制订计划。规律的体育运动能迅速使体重减轻。选择能够有效减肥的体育运动方式，对健康大有好处。

总而言之，改善饮食和体育活动水平的小举措能对健康产生大影响，预先计划以建立促进健康饮食和规律运动的生活方式，对减肥大有益处。

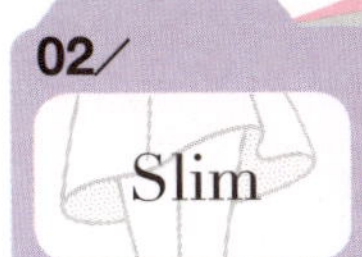



02/

# 测定肥胖部位

要弄清自己哪里胖，可以用软尺测量身体各部位的围度，围度超过一定的数值，则表明该部位过胖，需要重点锻炼。

### ＊测量胸围

从腋下开始将软尺绕过胸部上方最丰满处测量胸围。正常情况下，男性和女性的胸围都应为身高的一半。如一个人身高是164厘米，则最佳胸围应是82厘米。

### ＊测量上臂围

双臂自然下垂，用软尺测量上臂最丰满处。一般来说，上臂围等于大腿围的一半。

### ＊测量腰围

微微弯曲手臂，手肘所在处就是腰部最细的地方。用软尺测量此处就能知道自己的腰围大小。对于男性来说，腰围大于90厘米，说明腰部过于肥胖，腰部需要重点减肥；对于女性来说，腰围大于85厘米，表示腰部肥胖。

### ＊测量腹围

用软尺测量肚脐以下3指的地方。男性腹围超过102厘米，表明腹部偏胖；女性腹围超过88厘米，表明腹部偏胖。

### ＊测量臀围

自然站立于地面，将软尺放在臀部隆起最高处，水平绕臀一周就能知道自己的臀围。男性的标准臀围尺寸=身高×0.55，女性的标准臀围尺寸=身高×0.51。如果臀围超过该数值，就表明臀部上赘肉偏多。

### ＊测量大腿围度

两腿分开站立，与肩同宽，用软尺在大腿根下3厘米处水平测量。正常情况下，男性和女性的大腿围度都应比腰围小10厘米。

### ＊测量小腿围度

将软尺放在小腿最丰满处水平绕一周，就能测出小腿的围度。正常情况下，男性和女性的小腿围度都应比大腿围度小20厘米。

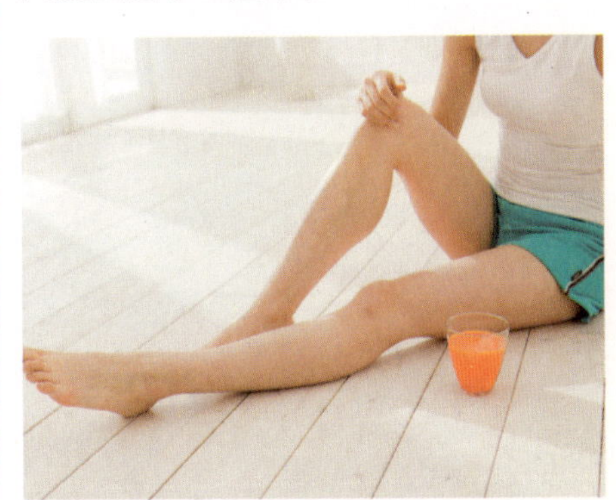

03/

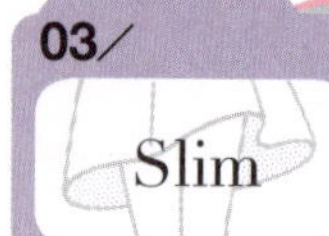


# 秤和尺，不一样的肥胖指数测量法

每当天气转暖，女生身体里面的爱美因子就蠢蠢欲动了。可是走到商场才发现，经过一个冬天的不自觉储备，喜欢的衣服怎么只能穿得下大码了？要想在夏天到来前瘦身，就得抓紧测量一下自己究竟哪里胖，快速找对方法，将多余脂肪消灭干净！

## ＊究竟什么样才算胖

一般人们所说的肥胖，其实是从营养角度而言，指营养过剩造成脂肪在体内过剩而被储存起来的表现；而从医学数据来讲，如果一个人身体的脂肪过多，使体重超过正常值的20%以上，就可以称之为肥胖。正常值的计算方法通常是：身高超过165厘米以上，体重（千克）＝身高－105；若低于165厘米，体重（千克）＝身高－100。

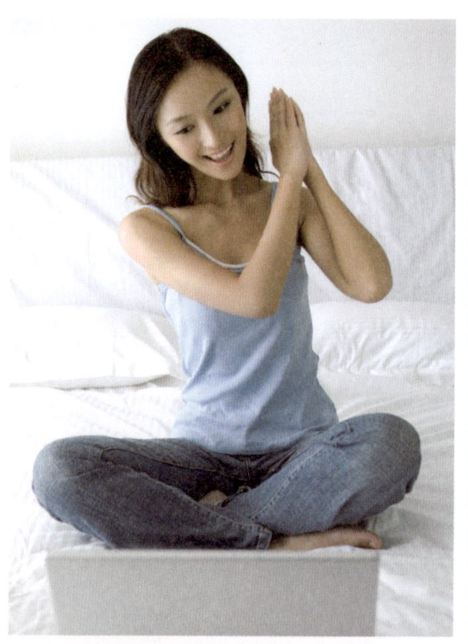

但仅以这种正常值来判断一个人是否肥胖，仍是不全面的，有时甚至是错误的。因为有些人骨骼较为发达，有的人脂肪较多，这都使得体重因人而异，产生较大的差异。例如一名运动员，可能因为他的肌肉发达，体重超过正常值，造成体重过重却不是肥胖。

## ＊不同肥胖的测量法

### 按照BMI指数来判断的体重测量法

BMI是指身体质量指数，简称为体重指数。上文我们介绍了它的计算公式，BMI=体重（千克）÷身高（米）的平方。通常来说，一般人的体重指数正常值在18.5～24之间，低于18.5可视为体重过低，高于24低于28可视为普通超重，如果大于28则视为超级肥胖。例如一个1.55米的女性，体重为60千克，$BMI=60\div 1.55^2\approx 25$，意味着该女性有点偏胖。

不过，体重指数BMI强调的是“减重”，对脂肪却没有足够的重视，即便得出的指数是正常值，也有可能因为局部的脂肪过多，而给人造

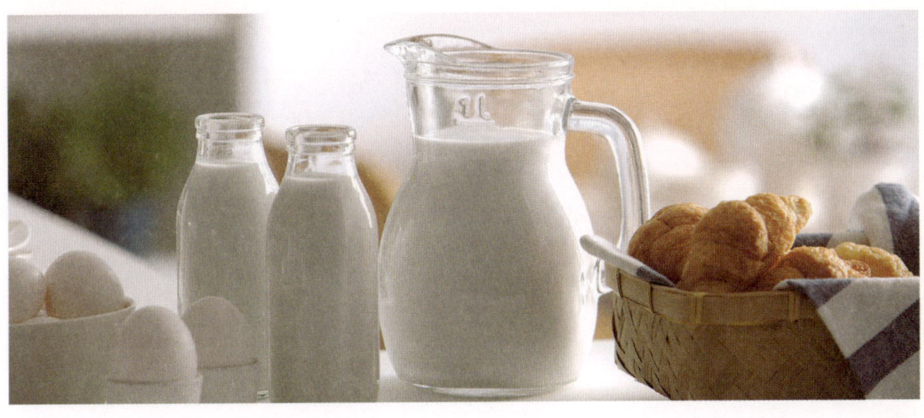

成视觉上的肥胖感。这就是为什么有的人体重不断下降，却仍然改变不了“梨”形、“苹果”形身材的原因。

### 按照腰臀比来判断的脂肪测量法

除了体重因素，脂肪的分布也决定了肥胖的程度，特别是小腹部位的脂肪含量，对体现身材有至关重要的作用。因此想要更精准地计算自己的肥胖指数，还得借助尺的力量，看看自己的身形有没有“超标”。

在测量时，将双脚分开25～30厘米，在髋骨上部和胸腔下部中间的位置，将皮尺紧贴身体，测出的值即腰围大小；而臀围则是环绕骨盆的最突出点的周长。得出的数值相除后即是腰臀比。男性腰臀比的上限是0.85～0.9，女性为0.75～0.8，超过这个范围就可以视为腹部肥胖。

另外还有些其他测量法，比如非脂肪组织重量、皮下脂肪测量法，以及各种仪器的测量法。如果你感觉自己确实属于肥胖人群，不妨去专门的减肥医院通过仪器来测量一下脂肪在身体中所占的比重是否已经超标。这样才能对症下药，找出最适合自己的减肥方法。

### 生物电阻抗法测量脂肪

生物电阻抗法的原理，主要是根据身体内脂肪和非脂肪物质的不同导电性，首先测算出非脂肪物质的多少，以此反推出脂肪量的多少。目前正规的民用脂肪测量仪都是使用这个方法，是一种相对简单而准确的测量方法。

### 皮褶测量法测量脂肪

皮褶测量法的原理是通过测量固定部位皮下脂肪的厚度，结合特定的公式计算出脂肪量。这个方法不仅需要对测量人员进行培训，而且需要选择特定的公式进行计算，在测量脂肪率的方法中属于比较复杂的一种。

### 水下称重法测量脂肪

水下称重法是通过人体在水下和陆地环境中体重的变化来测定人体的体积、密度，再通过相应公式推算出脂肪的量。这种方法相对准确，但是只能在测量要求比较高的实验环境下进行。

04/

# Slim 排毒去水肿，打击假性肥胖

家里没有任何肥胖的遗传，却偏偏出了个小胖妹，试遍了各种减肥方法也不尽如人意。哪怕是前一天刚有的减肥成果，第二天清早起来却还是发现胖了一圈——对于将减肥作为重大人生目标的女生来说，这实在是个巨大打击。如果遇到这种情况，那就要小心了，别让假性肥胖欺骗了你。也许你本来就是个瘦美人呢！

## * 简单辨别水肿型肥胖

因为不良的生活习惯或是生理上的原因，我们几乎都有可能和水肿“狭路相逢”。要想测试一下自己是否正在经历水肿，很简单：早晨起床后，双手握拳，如果手指和手指之间有肿胀感或是肌肉阻碍，就有可能正在遭遇水肿；也可用无名指的指肚轻轻按压脖子的两侧，如果能够感觉到微微的酸痛，那就说明淋巴系统循环有点不畅，同样也是水肿的征兆之一。

## * 水肿型肥胖从哪里来？

水肿产生的原因通常是因为淋巴系统和血液循环不通畅，多余的脂肪不能及时通过新陈代谢作用被排出体外。当多余的水分和废物留在身体内，就会造成水肿的情况发生，不仅是脸，手臂、双腿都是水肿的敏感地带。

久坐办公室的人因为缺乏运动，肌肉较为松散，会造成虚胖型的下半身水肿；而有些人原来很喜欢运动，后来运动量减少，也有可能会造成肌肉较为结实的下半身肿胀；对于久站的人，则容易出现下肢静脉曲张和肌肉酸痛肿胀的现象……这些都是导致水肿身材的原因。

## * 从小处入手，简简单单消水肿

水肿型肥胖的人，要想摆脱这种“虚张声势”的肥胖状态，平时要注意尽量少食用含盐量较高、口味较重的食物，如酱料、腌制食品等，都不可多吃。还要改变不良的起居习惯，比如不要熬夜、不要经常饮用酒精类饮料，也不要在干渴时一口气饮用过量的水等，因为这些行为都可能让水肿找上门。尽量使作息时间有规律，因为过度劳累也会令新陈代谢与血液循环变差，发生水肿。

如果已经出现水肿的迹象，可以通过增加运动量来缓解水肿的状况，或者通过冷热水交替淋浴来促进全身的血液循环；还有按摩也是不错的消水肿的“功臣”，通过按摩改善身体内部的微循环，平衡身体内环境，从而减少水肿的发生。

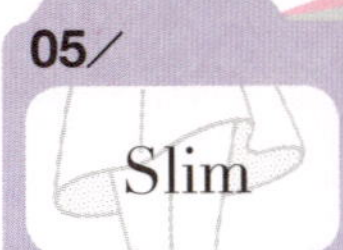


## 05/ 5分钟活化细胞，提高基础代谢率

常听爱美的MM疾呼：这世界多不公平啊！有人胃口大如牛，甜点、油炸等高热量食品来者不拒，可身材还是那么苗条纤瘦；而自己一直谨小慎微，每天精确计算着卡路里过日子，却连喝口水都会长胖。你知道吗？其实，这一切都是基础代谢率惹的祸。

### ＊熟识基础代谢率的概念

何为基础代谢率？人体在一整天的生命活动中，能量代谢变化十分明显。活动时的能量代谢较高。而人体在基础状态下，即身体清醒而安静，不受精神紧张、肌肉活动、食物和环境温度等因素影响时的能量代谢率较低，这时的代谢率最能反映人体现阶段的状况，所以被称之为“基础代谢率”。

通常来讲，基础代谢率与热量有关。基础代谢率高，说明热量消耗多；基础代谢率低，则说明热量消耗少，或没法消耗，此时多余的热量便会以脂肪的形态存在于人体内，天长日久就堆积成了脂肪。基础代谢率会随年龄增长而逐渐降低，18～25岁时是基础代谢率最高的时候，但过了25岁，基础代谢率便会以每10年5%～10%的速度下降。

### ＊基础代谢率如何计算

除了疾病的影响外，人的年龄、性别等因素也与基础代谢率有关。比如同一年龄层中，女性基础代谢率就比男性低。计算基础代谢率有个很简单的方法，只要计算出的值不超出或不低于正常值的15%，均属正常。

女性基础代谢率=体重（千克）×24（小时）×0.9

比如体重为50千克的女性，基础代谢率应为50×24×0.9=1080大卡（相当于4517千焦），所以饮食应根据这个数字来定，切忌暴饮暴食。

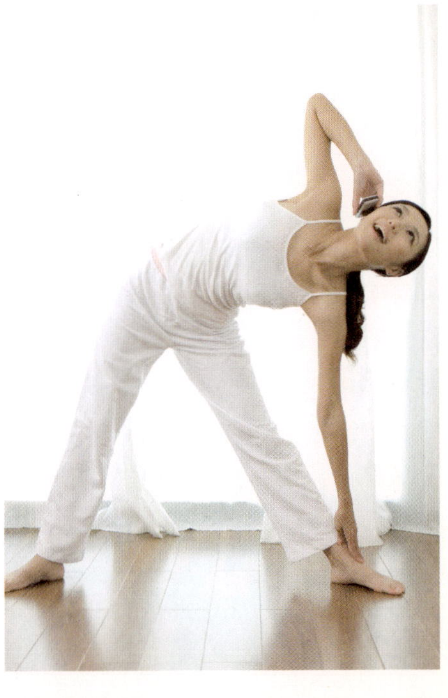

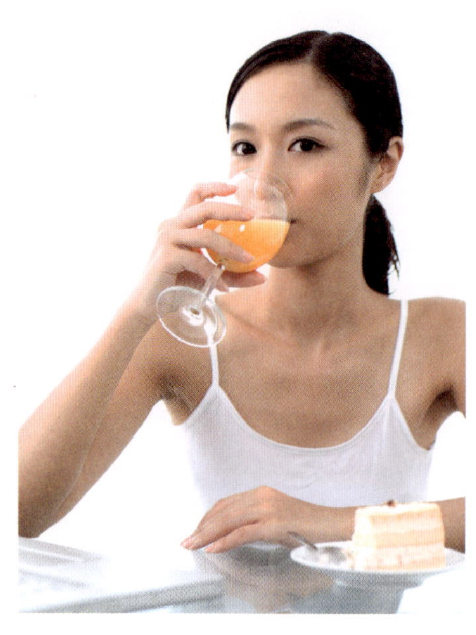

测定基础代谢率最好在清晨未进食之前，早上醒来后卧床静眼调息半小时，并保持室温在20℃上下时进行，这时测量的数据较他时间更准确。而减肥，每增减32200千焦，就相当于增减1千克。但值得提醒的是，人在长期饥饿或营养不足时，会出现基础代谢降低的情况，因此切不可想当然地靠节食提高基础代谢率减肥，否则只会越减越肥。

## ＊活化细胞，积极提高基础代谢率

要想提高自身基础代谢率，让消耗的热量远远多于摄取的热量，首先要做的就是活化细胞。细胞新陈代谢是人体进行各项生理活动的保证，只有让细胞持续得到优质的营养，促进新的优质细胞形成，淘汰那些老旧不健康的细胞，才能让身体的代谢机器健康正常地运转起来。

等到身上所有的细胞都是健康、正常的时候，基础代谢水平也就自然恢复到正常的状态，这时再进行减肥运动，就能够事半功倍了。而运动+饮食是提高基础代谢率最主要、最有效的方法。每天进行适当的运动，不仅能燃烧体内的脂肪，还能不间断地上扬基础代谢率，从而更好地帮助女性修炼易瘦体质，达到美体修身的功效。

提高基础代谢率有以下几种方法：

1.一定要吃早饭。

早饭是一日三餐中与新陈代谢及减肥关系最为密切的一餐。研究表明，吃早饭者比不吃早饭者更容易减肥。如果忽略早餐，身体在午饭之前不可能同往常一样燃烧脂肪。

2.确保每日所需热量的10%～20%来自蛋白质。

蛋白质可以提高新陈代谢率，让我们每天多消耗627～836焦耳热量。蛋白质主要是由氨基酸组成的，机体消化这类食物比消化脂肪及糖类更费时。所以，要将它们分解掉就需要燃烧更多的热量。

3.要保证充足的睡眠。

睡眠时代谢率降低10%～15%，经常赖在床上容易胖。但每天睡得太少也影响代谢，没休息好代谢能力会减弱。保证每天晚上23点到次日凌晨5点这段时间的睡眠，身体器官才有更好的代谢能力。

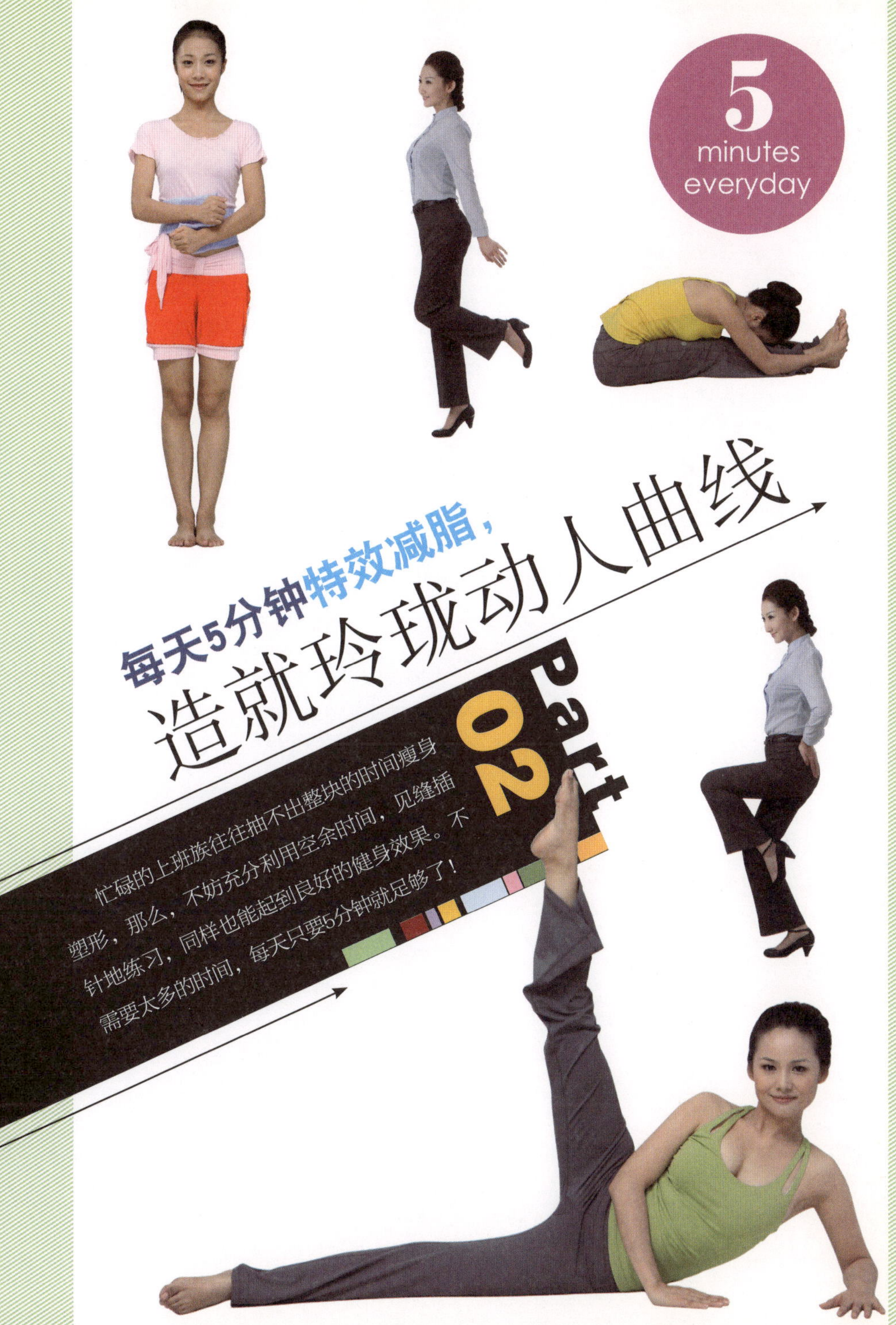


## 每天5分钟特效减脂，

# 造就玲珑动人曲线

忙碌的上班族往往抽不出整块的时间瘦身塑形，那么，不妨充分利用空余时间，见缝插针地练习，同样也能起到良好的健身效果。不需要太多的时间，每天只要5分钟就足够了！

Chapter 01 5 minutes everyday

# 5分钟修炼性感美胸

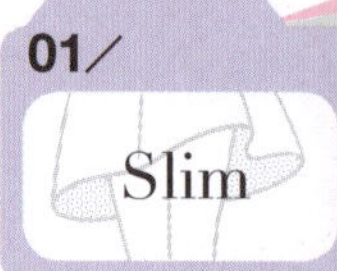


## 01／最新美胸标准测测看

有句广告词很有名，是“做女人‘挺’好”。即如果拥有一对丰满、坚挺的乳房，就能让女人更加自信满满。可是，到底什么样的乳房才算得上丰满、坚挺，能将其数据化吗？当然可以。据权威统计表明，全球都认可的完美胸部尺寸是34B。

当然，美胸标准并不只有尺寸那么简单。拿出卷尺，全面测量一下你的胸部，看看美胸标准你究竟符合几项吧！

◆**理想位置**：完美的胸部应该和人体身高相协调，两侧乳房大小和高度基本对称，从侧面看乳房微微高耸并上翘。

◆**形状大小**：半球形水滴状双乳或圆锥形双乳比较理想，乳房基底直径为10～12厘米，乳轴线（乳头到乳房基底部）长约5厘米，且与胸壁几乎成90度。整个胸围比臀围小5～10厘米则刚刚好。

◆**是否下垂**：下腭尖端到胸部最高点（乳头）的长度，是否比头顶到下腭的距离长，如果是的话，乳房很可能已经下垂，同样也不能算是美胸。

◆**U型乳沟**：两乳头间的距离决定了乳沟的深浅和形态，一般两乳头距离在18～22厘米之间，乳房稍微向外倾。如果超过这个距离，则属于乳房外扩。

02/

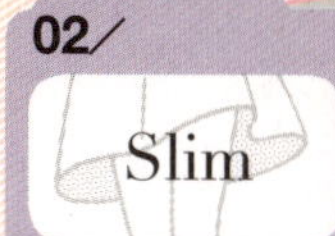


# 一天七小步，美胸一大步

古人曰："不积跬步无以至千里，不积小流无以成江海。"美胸，也需要这种坚持到底、以小见大的精神，每天七小步，就可迈出美胸一大步！以下连续七步囊括了站、坐、躺三种姿势，在家就可轻松完成收拢、托高、强化胸部肌肉的美胸体操。且这套动作能够避免胸部外扩，让胸部变得更集中、坚挺，同时还能够赶走手臂上的赘肉，美胸瘦臂一举两得。

**美胸指数：**★★★★★

**美胸道具：**薄的书本、两个550克的哑铃。

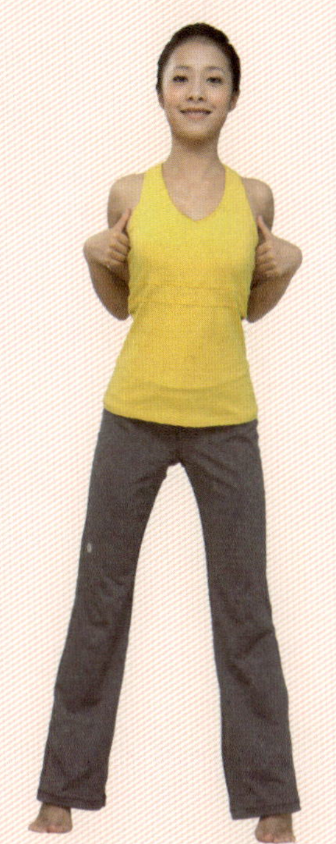

**Step 01:**

双脚站立与肩同宽，双手轻轻握拳置于胸部两侧；踮起脚尖，双肘向后沿弧线摆动的同时胸部向前挺出。重复动作20～30次。

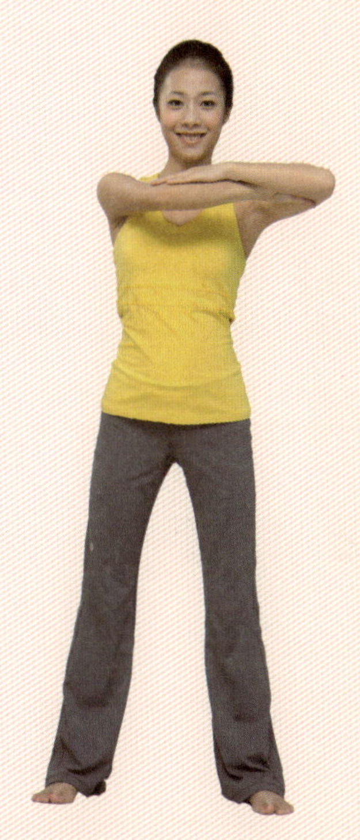

**Step 02:**

站立，双手交叉互相握住上手臂，起始位置与肩平行；双手用力向左右来回推挤，以感觉到胸部用力为宜。重复动作10次。

*** Step 03:**

双手手肘弯曲，在胸口处重叠成圈状；保持手臂形状，向上提高至额头前方，然后回归原位。重复20次。

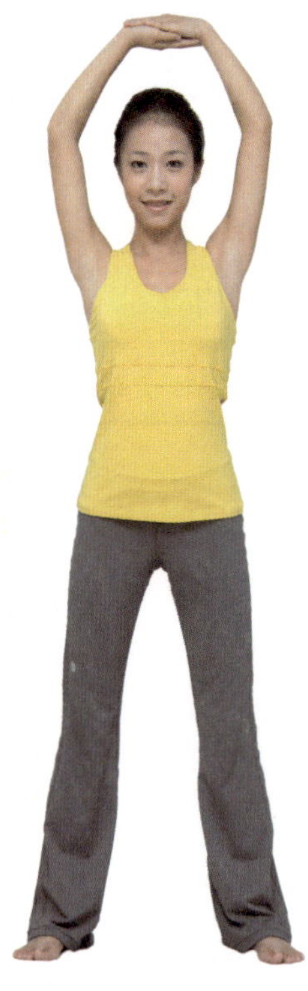

*** Step 04:**

手肘弯曲，双手合十，双手缓慢地向上抬起，高于头顶，注意双手不要分开，再缓慢回归原位。重复此动作10～15次。

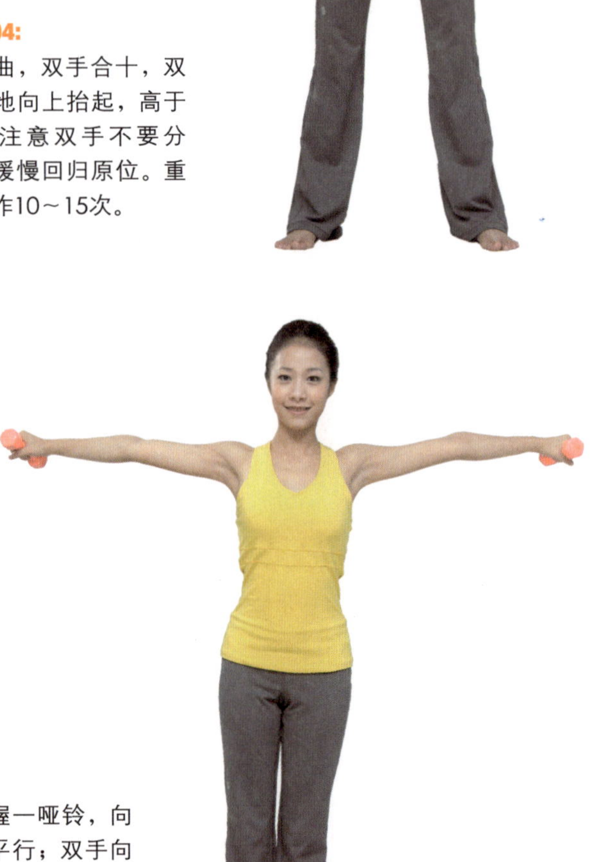

*** Step 05:**

双腿并拢，双手各握一哑铃，向左右伸展开，与肩平行；双手向上举，维持此动作约3秒钟。重复15次。

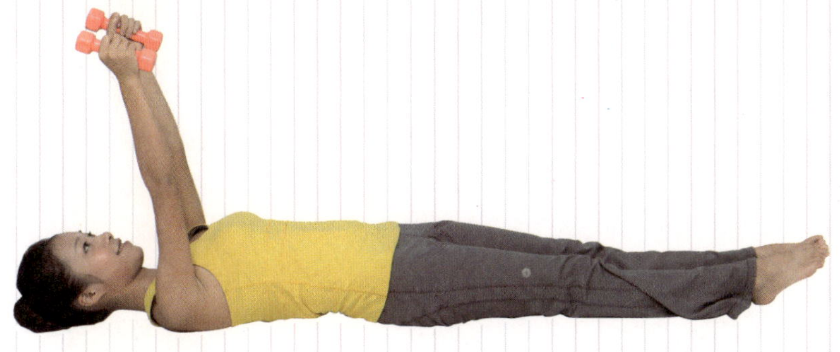

**＊ Step 06:**

身体正面朝上平躺，双腿伸直，双手各握一哑铃；将双手分别向左右伸展开，注意不要碰到地面；再向上举起。重复15次。

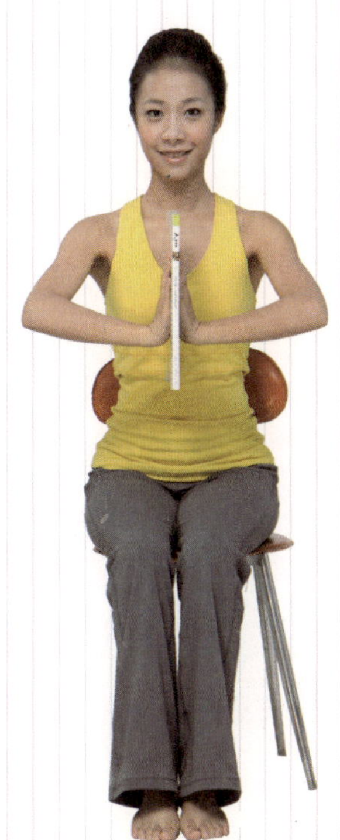

**＊ Step 07:**

抬头挺胸坐于椅子1/3处，手肘向外张开，双手之间夹一书本，并将其置于胸前；将手臂向前伸直，以保持书本不掉且能感觉到胸部用力为准。重复10～15次。

**美胸小吧**

美胸七小步可以每天整套完整地练习，也可以针对自己的胸部问题或个人喜好，单独选取其中某几项动作坚持完成，同时适当增加每一项的动作数量，感觉到微微酸痛即可。

03/

## Slim 俯卧撑，胸部下垂的杀手锏

俯卧撑是一项不受时间和地点限制的运动，不需要任何的器械却能够锻炼到包括手臂、肩背、胸部、臀部以及大腿的肌肉。特别是对于胸部来说，俯卧撑能够让下胸肌变得紧实而丰满，使得整个胸部得以整体突出，并且弹性也能够有所增加。动作虽简单，丰胸疗效却很好，很适合平时没时间运动，或是不想花大力气丰胸的女性来练习。

美胸指数：★★★★☆

美胸道具：一张凳子。

### 01 常规俯卧撑美胸步骤

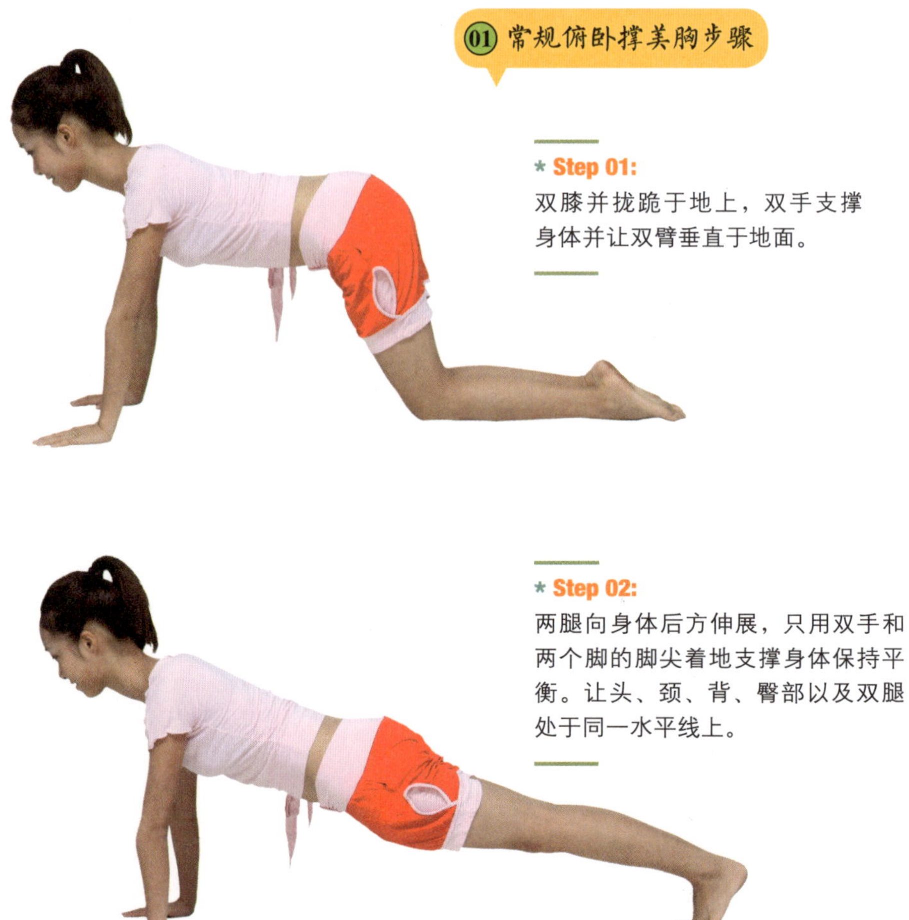

*** Step 01:**

双膝并拢跪于地上，双手支撑身体并让双臂垂直于地面。

*** Step 02:**

两腿向身体后方伸展，只用双手和两个脚的脚尖着地支撑身体保持平衡。让头、颈、背、臀部以及双腿处于同一水平线上。

* **Step 03:**

手肘部分向身体外侧弯曲，使身体接近地面，保持1秒钟左右；再慢慢用手肘的力量使身体回到原位。每次至少做两组，每组10次。

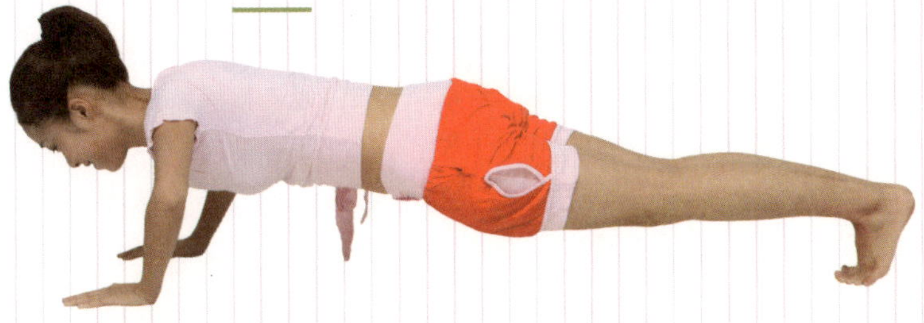

## ⑫ 倾斜俯卧撑美胸步骤

基本俯卧撑动作完全掌握后，你还可以根据自身身体情况进行俯卧撑升级动作的练习：

* **Step 01:**

双手撑在凳子上，双腿向后伸展，身体保持成一条直线。

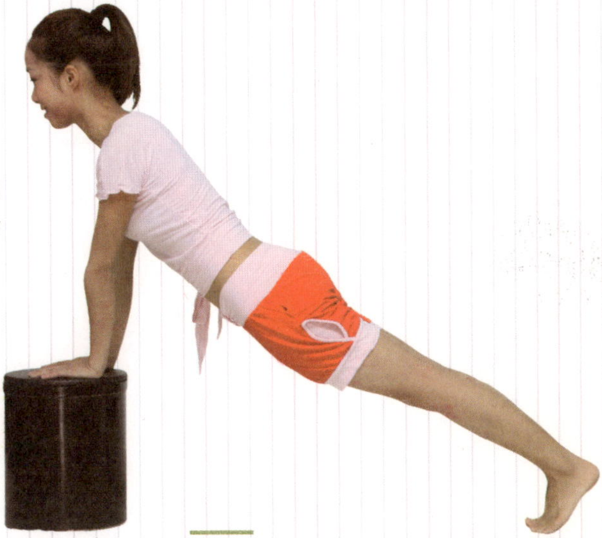

* **Step 02:**

手肘向身体外侧弯曲，身体尽量靠近凳子。保持1秒钟，恢复原位。每次至少做两组，每组10次。

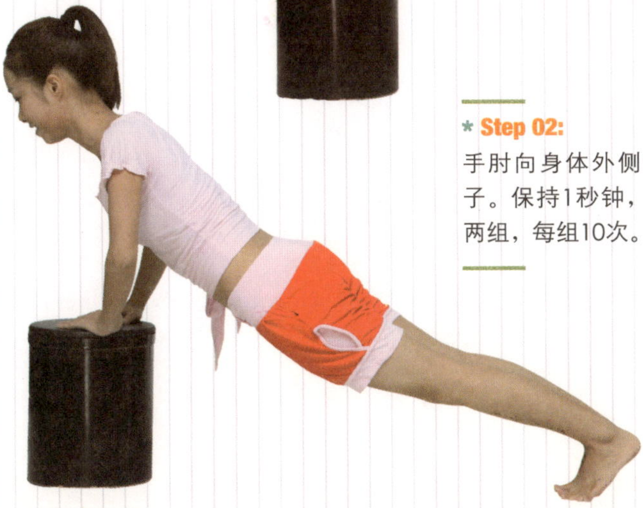

## 03 屈膝俯卧撑美胸步骤

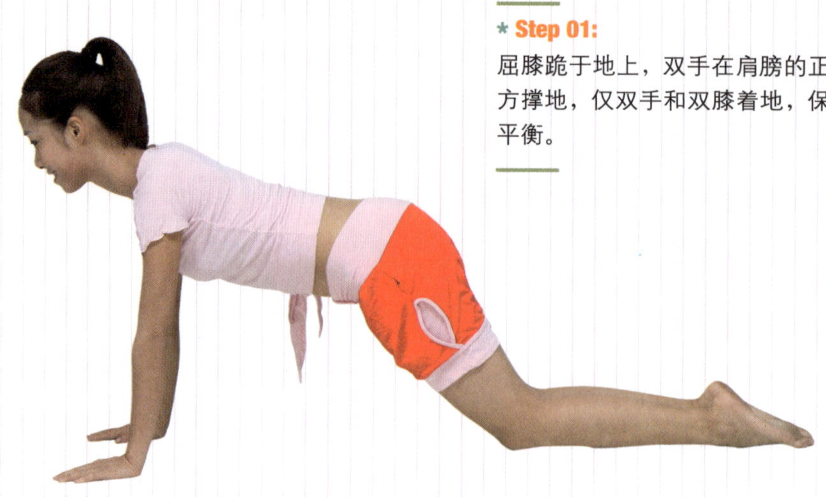

* **Step 01:**

屈膝跪于地上，双手在肩膀的正下方撑地，仅双手和双膝着地，保持平衡。

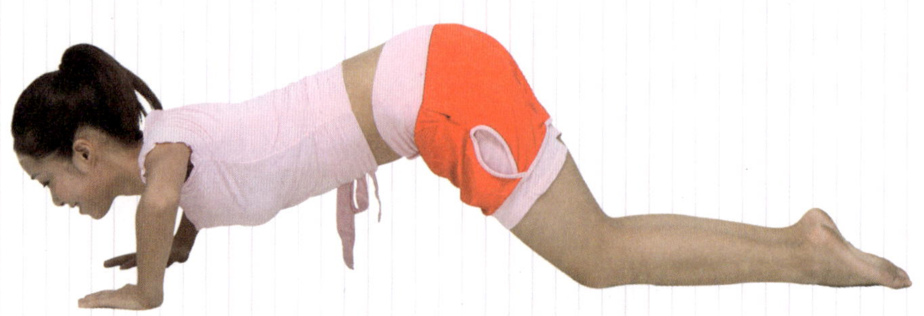

* **Step 02:**

手肘向身体外侧弯曲，尽量使身体靠近地面。保持1秒钟，恢复原位。每次至少做两组，每组10次。

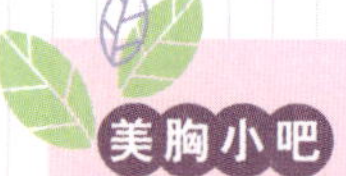

### 美胸小吧

1. 做此套动作时不穿内衣，可以直接穿着支撑胸部的运动款上衣。

2. 注意腹部要收紧，胸部在用力；不要将臀部撅起，或让腰贴到地面。

3. 每星期做3次左右就可以了，以免肌肉酸痛或拉伤。

## 04 单膝俯卧撑美胸步骤

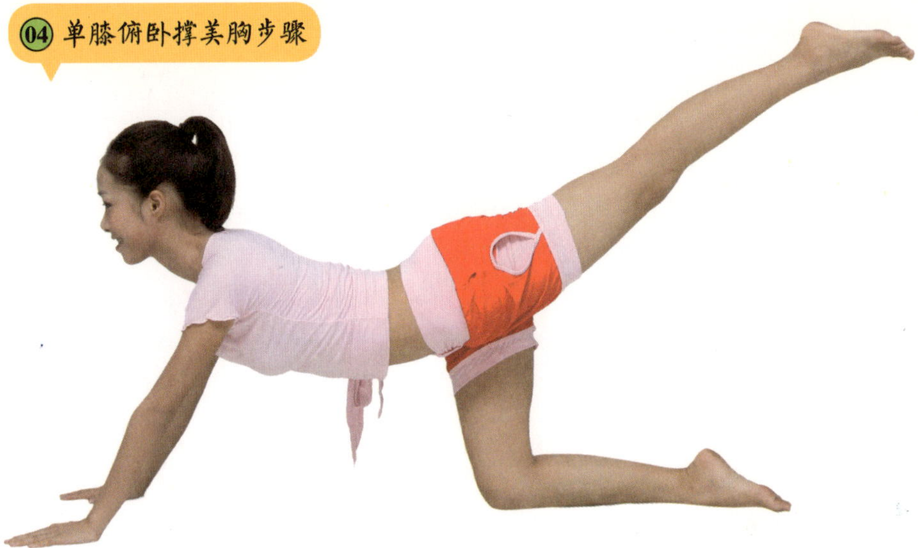

**Step 01:**

屈膝跪于地上，双手在肩膀的正下方撑地。伸直左腿向上抬起，抬高至臀部位置。只有双手和右腿膝盖着地，保持平衡。

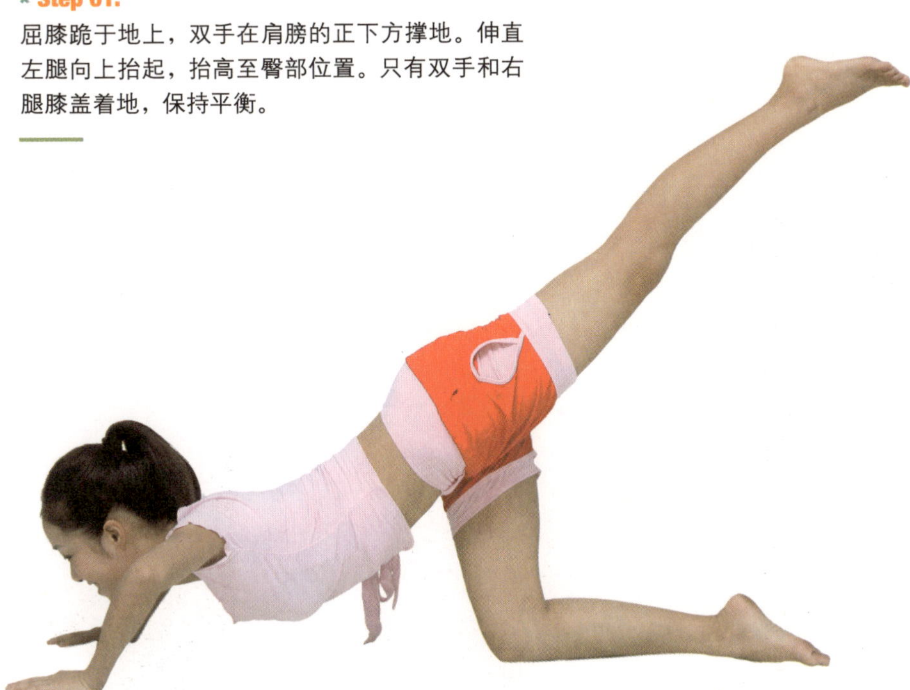

**Step 02:**

手肘向身体外侧弯曲，尽量使身体靠近地面。保持1秒钟，恢复原位。每次做两组，左右腿各做5次，10次为一组。

04/

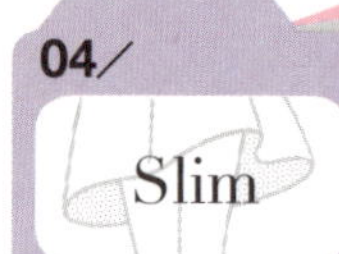


# 白领钟爱的格子间隐形丰胸操

对于白领们来说，办公室就是自己的第二个“家”，一天中1/3的时间都贡献给了这个小小格子间。虽然也想过利用上班时间见缝插针做点训练，别人都在努力工作，自己却在那“大展拳脚”似乎总有些不妥。可久坐会让胸部不断下垂，怎么办？明着不行，“暗”做隐形美胸操还是可以的，神不知鬼不觉，还能舒展胸部，让胸部变得紧实挺拔，真是美丽偷着乐！

**美胸指数：**★★★☆☆

**美胸道具：**一把椅子。

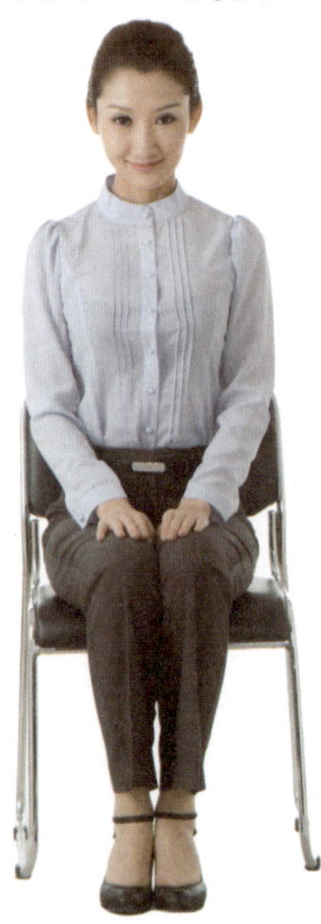

**Step 01:**

坐于椅子上，保持平时看书写字的姿势，双腿并拢，抬头挺胸，目视前方。

**Step 02:**

双手合十，前手臂与地面保持平行；将双臂向上举，然后向左拉伸到最大限度，再向右拉伸到最大限度。每个位置做5次。

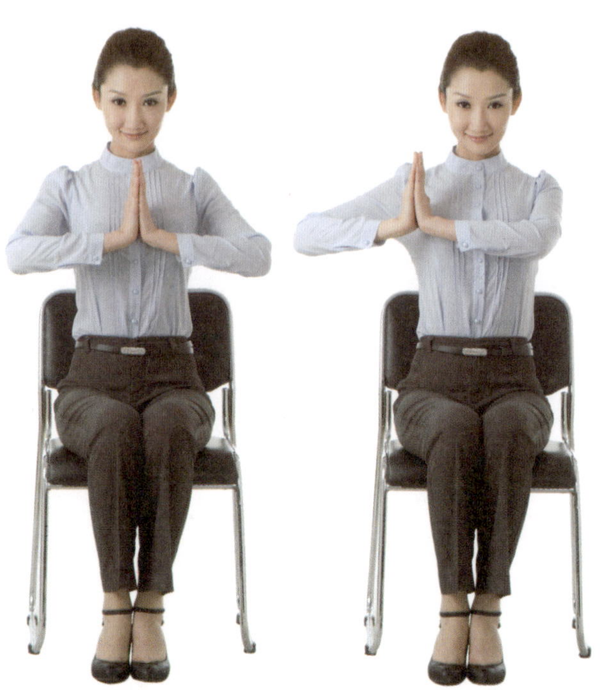

▶2-1 ▶2-2

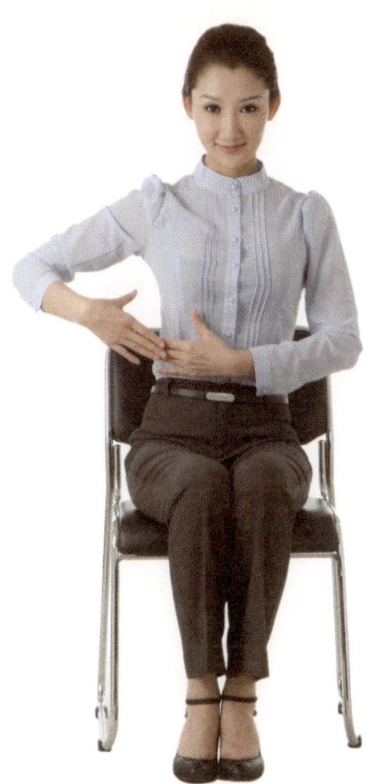

*** Step 03:**

将拇指和其余四指分开，分别放于胸部的下部和外侧；用虎口的位置将胸部向上提拉。左右两侧各做10次。

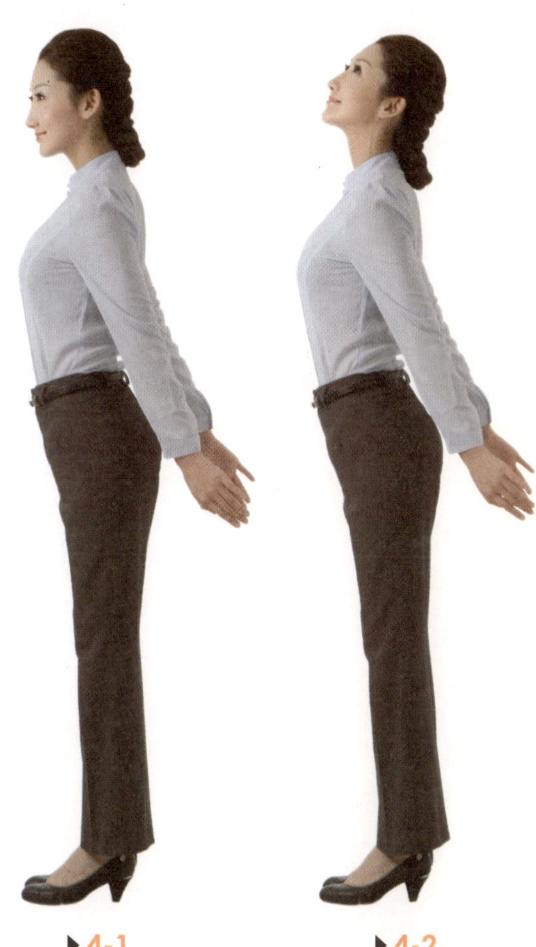

▶4-1　▶4-2

**美胸小吧**

1. 调整你的坐姿，即使久坐胸部也不会下垂：上半身挺直，上身离桌边大概10~15厘米的距离，只坐椅子约1/3的位置，让背肌和胸肌都得到伸展。

2. 准备一点美胸小零食，作为运动后的体力补充。比如坚果类的食物：花生仁、杏仁、核桃仁等都是美胸的佳品。

*** Step 04:**

从椅子上站起，两腿分开与肩同宽，提臀收腹保持双腿伸直；双手自然下垂放在大腿的两侧，向前挺胸，双臂尽量向后伸，同时上半身和头部都往后仰，保持动作3秒，回到原位。

05/

## Slim 深化乳沟，轻轻挺挺就有了

虽说女性坚持美胸并不一定是为了取悦男人，但那若隐若现的乳沟的确有着“犹抱琵琶半遮面”的朦胧美感，常常惹得男人心里充满了想象，也颇能为女性多赚一点面子光。然而，对于“平原”MM来说，深化乳沟仿佛只有靠拼命挤才有，真是让乳房活受罪。

其实，想要乳房足够地坚挺和集中，每天做一点点扩胸运动就可以了，货真价实的迷人乳沟便指日可待。

**美胸指数：** ★★★★☆

**美胸道具：** 一个网球或同等大小的物体，椅子一把。

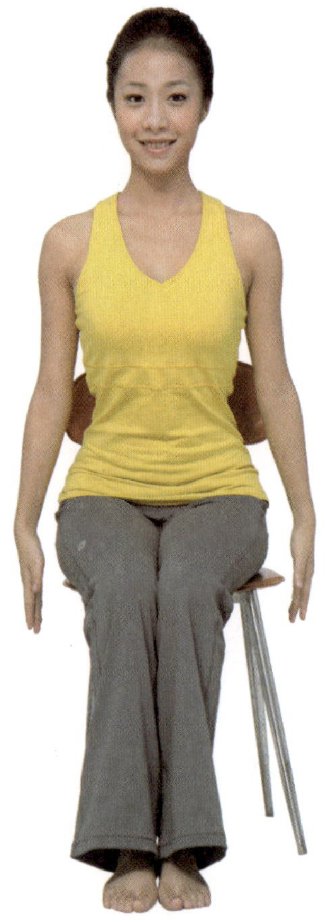

*** Step 01:**

坐在椅子上，将双臂自然地垂在身体的两侧，缓慢向两边举起，到达靠近耳朵的高度时向中间靠拢，当两臂快要碰到时停止，然后恢复原位。

**美胸小吧**

为了让乳沟突显出来，不少人用“挤”的手法。但长期挤压胸部很容易导致胸部变形，而且也不利于胸部汗液的顺畅排出，造成乳房处毒素的堆积，引发各种乳房疾病。所以，在练习“V”字乳沟时，最好能松开内衣练习，以方便胸部做定型练习。

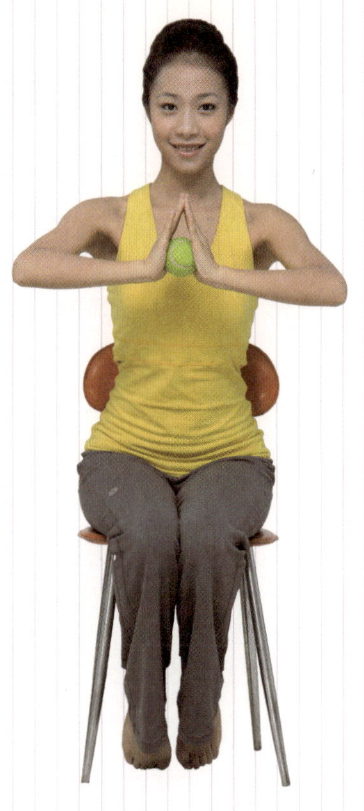

*** Step 02:**

抬头挺胸，身体挺直，踮起脚尖；双臂弯曲置于胸前，用力地挤压网球或类似物体，然后在保持挤压网球的同时手臂向前伸直，最后恢复原位。重复10次。

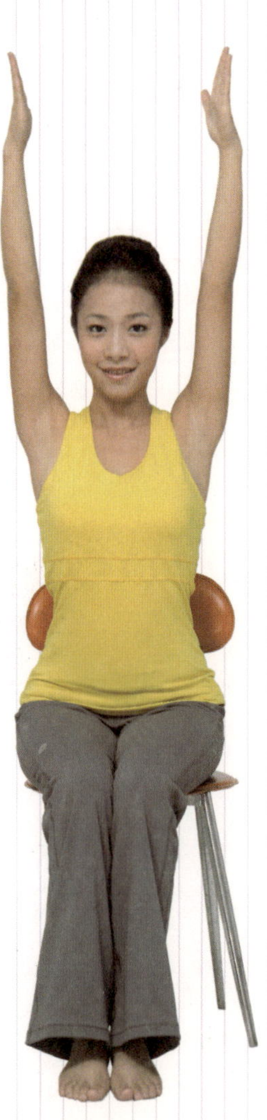

*** Step 03:**

双腿并拢，保持背部挺直，双臂向两边展开与肩平行。然后抬起双臂，高过头顶，与身体平行。保持5秒，缓慢恢复原位。重复10次。

06/

## Slim 边看电视边美胸，塑造正三角胸形

喜欢看韩剧的人都知道，韩剧中的女主角个个美得晃眼，不只是脸庞俊俏，连身材也无可挑剔。尤其是有着十足魅力的“正三角”胸形，更是韩国女性的骄傲。所谓“正三角”胸形，即锁骨的正中心和两个乳房的正中心相连，画出的三角形各边相等。掌握了这个美丽秘籍，不妨边看电视边做美胸运动吧。即便再忙，利用5分钟的广告时间练习，也会对乳房起到非同一般的作用！

美胸指数：★★★★☆

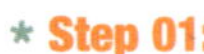

**Step 01:**

跪坐于地板上，臀部和大腿压在小腿上，双手自然放于大腿上。

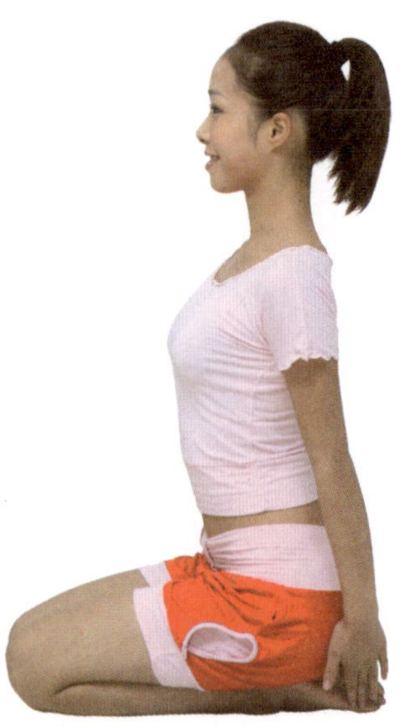

**Step 02:**

将手缓慢地向后伸展，并尽量地伸直，能触摸到脚后跟即可。

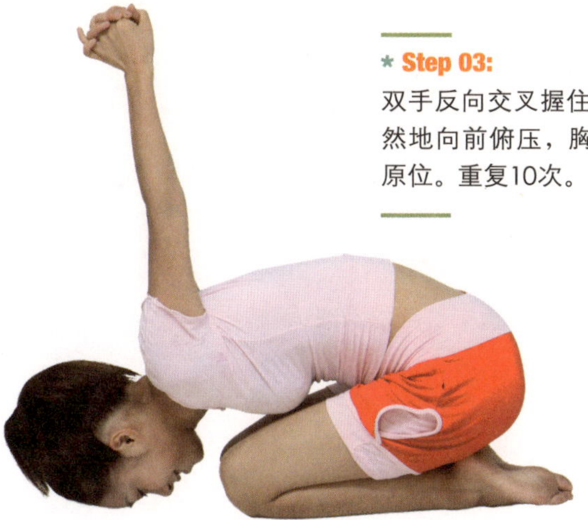

**Step 03:**

双手反向交叉握住，从身后慢慢地举至头顶，上半身自然地向前俯压，胸部触碰到膝盖即可。保持5秒，回到原位。重复10次。

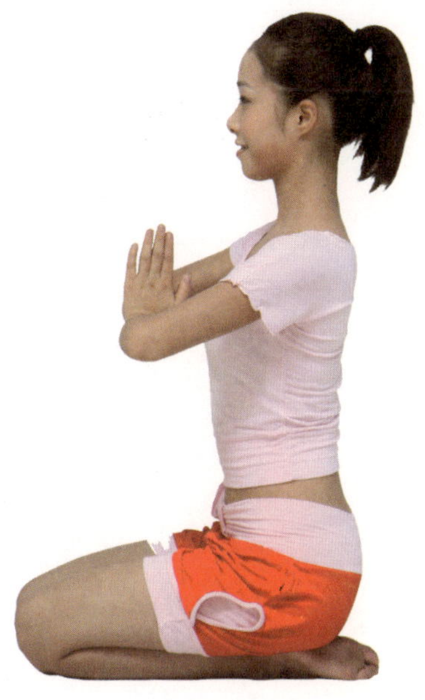

**Step 04:**

将双臂放在胸前双手合十，吸气的同时，将两掌紧压，手肘与肩膀保持平行，保持5秒。

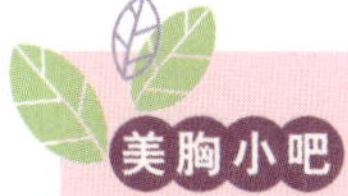

**美胸小吧**

看电视时除了做一些美胸小动作之外，最好能够保持一个端正的坐姿。不要直接陷在沙发里看电视，虽然那动作让全身舒坦，却没法让胸部保持良好姿势。

**Step 05:**

吐气，挺直上身，慢慢将手放下回到原位。重复10次。

07/

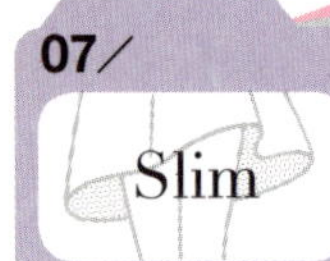


# 懒女人有美胸“懒”方子

虽说“懒人有懒福”，但懒惰对于乳房来说可不是个好消息。懒女生的美胸计划永远只处在纸上谈兵的阶段。要是总抱着“拖延一天应该没什么关系”这样的想法，那不久的将来，在你的美胸计划终于想实施时，胸部却已经到了无药可救的地步了。既然“懒”，就要懒出一点名堂来，用懒方法一样可以将美胸计划进行到底。

**美胸指数：★★★★☆**

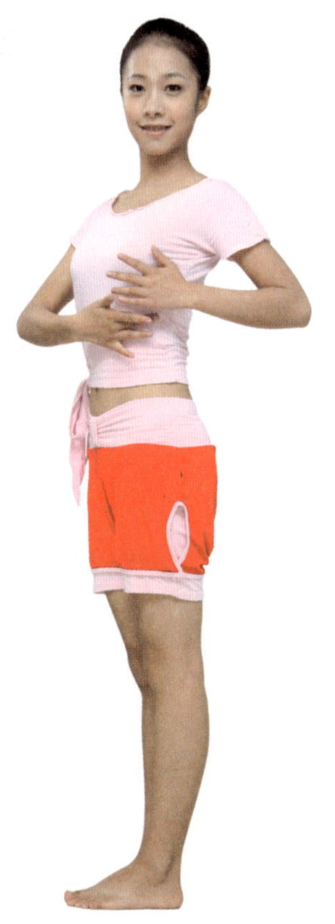

*** Step 01:**

用虎口从胸部下围由外至内，将有丰胸或是紧致效果的滋润霜涂抹至胸部，直至胸部吸收。

**美胸小吧**

“懒”女生的美胸懒方法看起来虽然简单，但实际上里面包含了经络按摩、穴位按摩等多种美胸手段。对于娇嫩的胸部皮肤和柔软的胸腺组织来说，每一个按摩动作都必须要轻柔，不可用力对胸部进行按压和捶打，以免使胸部的韧带组织受到损伤，从而让胸部问题更突出。

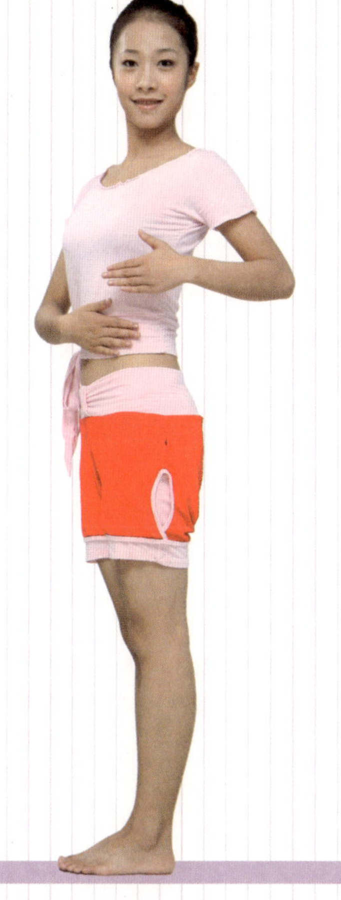

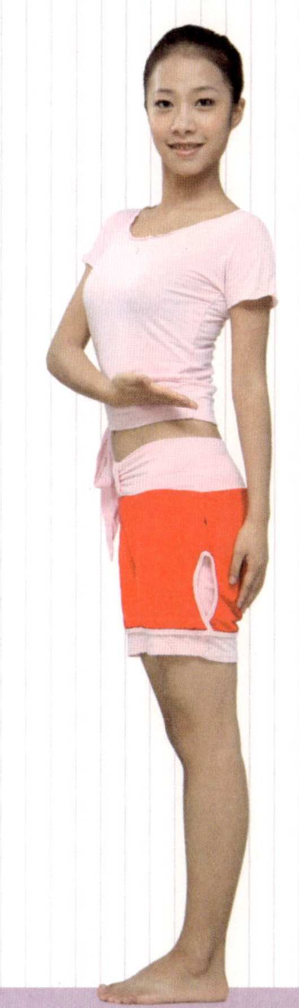

*** Step 02:**

用双手的手指指肚由下往上对胸部进行轻轻地拍打，可一直延伸到颈部的位置。反复数次，直至手指微微发热为止。

*** Step 03:**

用小指那一边的手掌侧面，在胸部的外侧、下侧、内侧进行按压。反复多次，力度以能够感受到轻微酸胀即可。

08/

Slim

# 健胸三招赶走烦人的副乳

所谓的“副乳”，简单讲就是多余的脂肪长在了不该长的地方。胸不大，副乳倒不小；人不胖，副乳却很壮观，这是最难看的乳房类型之一。而产生副乳的主要原因，是因为腋下淋巴不畅。

众所周知，腋下是淋巴结的汇集场所之一，一旦这里的淋巴系统循环出现问题，毒素和多余的脂肪便会在两腋窝附近“滞留”，继而形成肿胀，长出难看的副乳。此外，内衣穿着不当也是副乳产生的重要原因之一，如果忽视内衣的侧收和包裹功能，就会把副乳给呼唤出来。想要除去副乳的女性，可以常练习健胸3招，其中每一招都有很强的针对性，赶走恼人的副乳应该不成问题。

美胸指数：★★★★☆

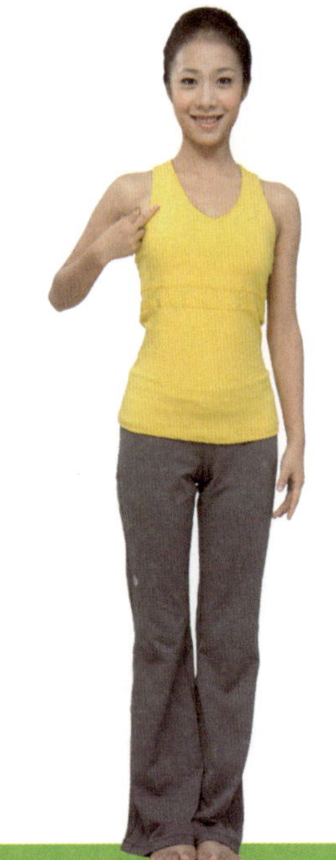

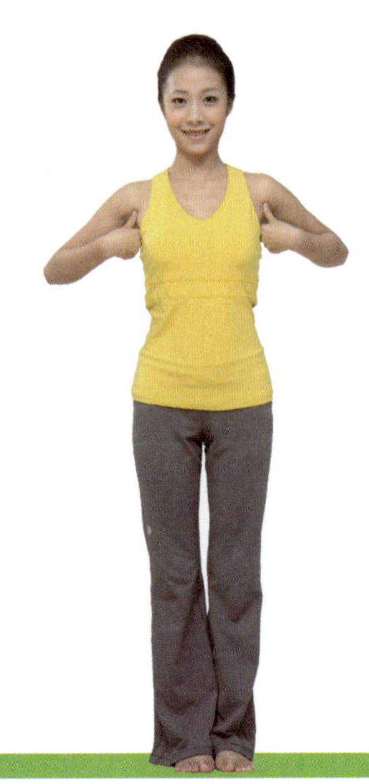

*** Step 01:**

取站式，将胸部与腋下之间的凹凸部分用手指进行适当力度的按捏。左胸用左手的大拇指和中指反复按捏。反之亦然。

*** Step 02:**

双手握拳，用手背上指关节的力量将副乳由外向内推拿。反复数次。

*** Step 03:**

双手弯曲放于脑后，左手扶住右手肘，并尽量向左推。做15次，换方向重复动作。

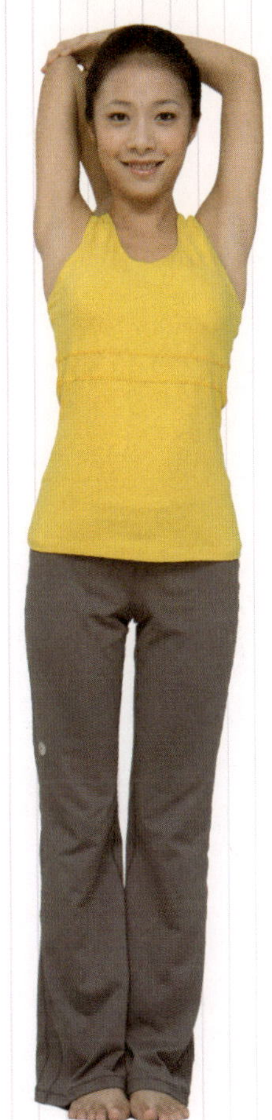

▶3-1

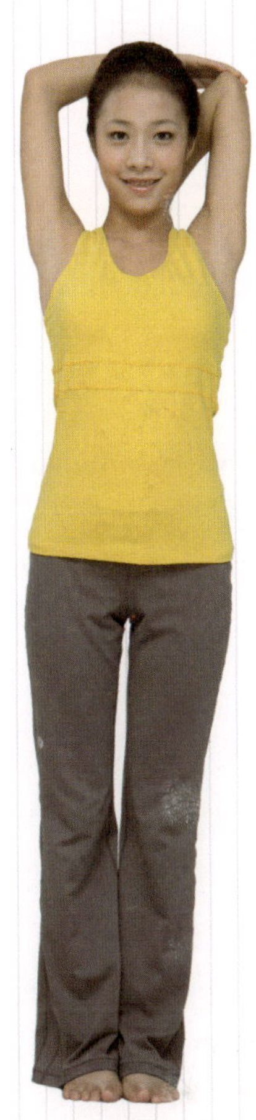

▶3-2

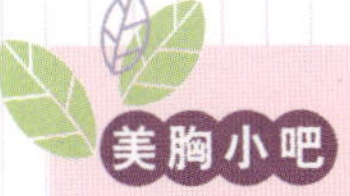

**美胸小吧**

除了运动消除副乳外，选好内衣是关键。一定要选择侧边较高，能够很好地收住腋下所有赘肉的内衣款式；在穿内衣的时候，弯腰成45度，用虎口将腋下的赘肉都推进内衣里面去，直立时看不到腋下有突出部分即可。久而久之，副乳就会乖乖地消失了。

Chapter 02 5 minutes everyday

# 5分钟演变迷人小“腰”精

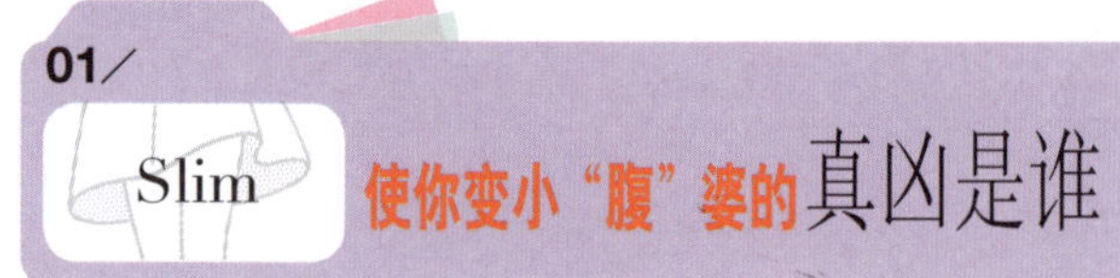


## 使你变小“腹”婆的真凶是谁

妙龄少女时，我们都曾拥有平坦小腹，即使经常大快朵颐，只要回家做几个仰卧起坐，根本不用担心长出小肚腩。可是随着年龄的增大，很快小肚腩便成了赶也赶不走的顽固分子，只要多吃一点，小腹很快就会隆起一块来。为什么腹部这么容易堆积脂肪呢？

### 别将腹胖的原因全推给久坐

大多数人认为，腹部肥胖是自己在进入工作阶段后，长期久坐又缺乏运动的结果。但是许多不是坐着工作的人，也是腹部先堆积脂肪。也就是说，腹部是大多数人最先发胖的部位之一，并不只是因为久坐。

### 腹肌“纵容”出的小肚腩

要知道，腹部和其他部位相比，有一个很重要的差别，那就是肌肉的类型。腹部的肌肉属于平滑肌，这种肌肉主要工作职责就是保护我们的内脏不受到损害。作为一个忠诚的“内脏卫士”，平滑肌特别地执著，简直有点“一根筋”——对平滑肌来说，只要不影响到保护内脏，就不是它的敌人；当它遇到脂肪的侵犯时，不会想到主动攻击来赶走和消耗脂肪，而是任由它们安营扎寨。正是由于平滑肌的这种特性，所以我们很难练出腹肌来，也更容易堆积脂肪，而且有了脂肪后也不容易赶走。

02/

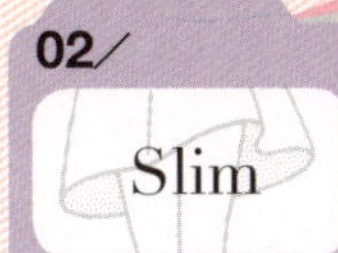


# 神秘普拉提，“游泳圈”甩啦甩啦

随着年龄的增长，人体内激素的分泌会发生较大的改变，这就促使多余的脂肪自动向腹部堆积，造成可恶的“游泳圈”。因此，单靠饮食的控制，是很难对抗因生理变化产生的腹部肥胖的，而普拉提就是收腹的秘密武器。

普拉提的所有练习，都非常强调“中心”的概念，即找到身体的中心是平衡的关键，而腰部就属于身体的中心部分之一。练习中会运用到腹部的每一块肌肉，“拉近”肚脐与脊椎的距离，对于收紧腹部有非常好的效果。

瘦腰指数：★★★★★

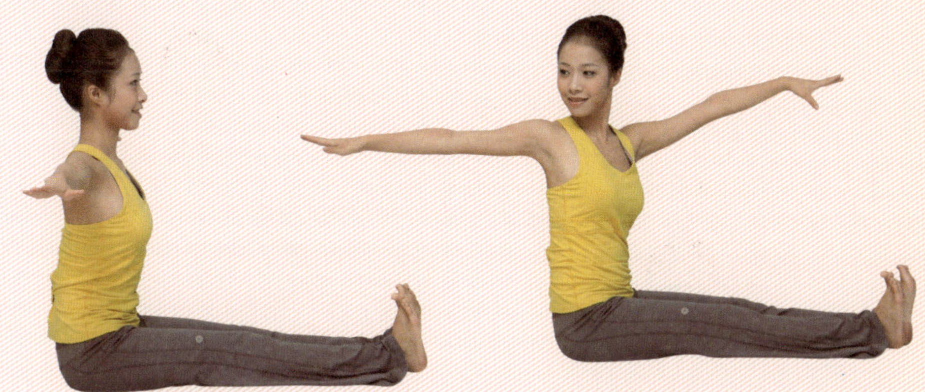

* **Step 01:**
身体呈90度坐在地面上，上半身充分地挺直、伸展，将腹部收紧；双手向两侧打开与肩同高，脚趾指向上方。

* **Step 02:**
吸气，上半身保持伸展的状态，并开始慢慢地从腰部开始向一侧扭转；腰部以下的髋部、臀部等都保持不动。

* **Step 03:**
呼气，头向腿部靠拢，手臂向脚尖方向伸展，同时注意保持收缩腹部。

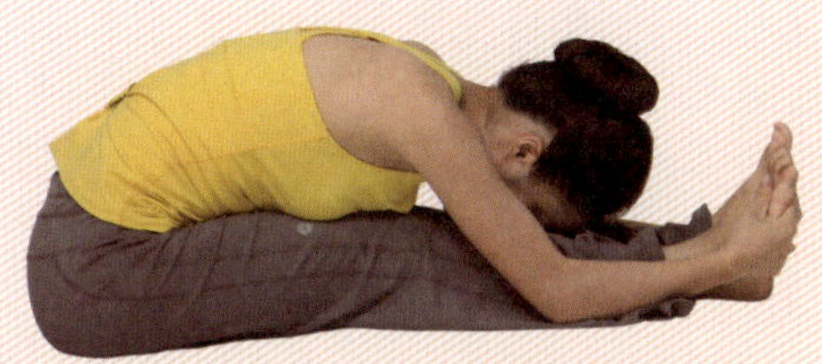

03/

## Slim 懒妞最爱的揉搓减腹法

想要减小腹，却发现自己很懒，根本不想去思考那些步骤繁琐的各种减肥法。怎么办？其实，懒妞也有美丽的权利，既然不愿学复杂的动作，就来点最简单的，只要坚持，一样能够收起肉肉，练就平坦小腹。这种方法就是揉搓减腹法。

小腹作为人体的中心，拥有着众多的穴位和经络，它们的畅通对平衡气血起到了关键的作用。经常揉一揉、搓一搓小腹，可以通肠道、清宿便，有助于人体内毒素的排出，使代谢更加地顺畅，减少脂肪堆积的可能性。

瘦腰指数：★★★★★

*** Step 01:**

手指自然张开，轻轻拍打自己小腹最肥胖的地方，动作尽可能地轻柔，像对待刚出生的婴儿一样；然后将大拇指往掌心收，其余四指握拳，使其成为空拳，用它轻轻拍打小腹最肥胖的地方。

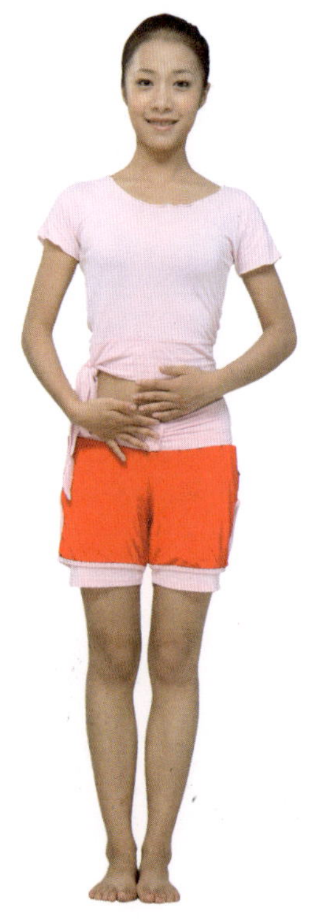

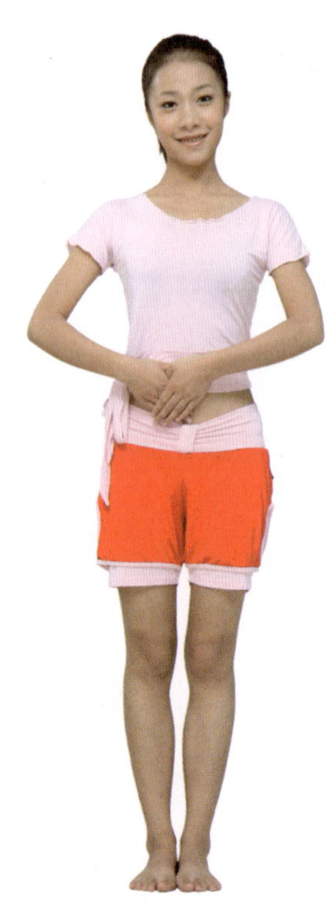

*** Step 02:**

双手十指伸直，大拇指交叉，掌心交叠对准肚脐（女性右手在下，男性左手在下）；稍稍吸气收小腹，顺时针揉36圈，直至手掌和腹部微微发热。

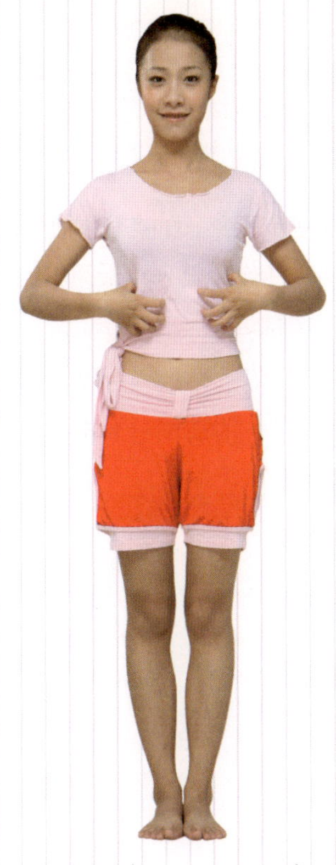

**Step 03:**

双手十指稍微弯曲，呈龙爪状，轻轻地揉捏小腹最肥胖的部位。小腹的右上方分布着肝胆和脾，中间是胃；揉捏这几个部位可去除肝胆的脂肪和脾胃的油脂，减少内脏脂肪。

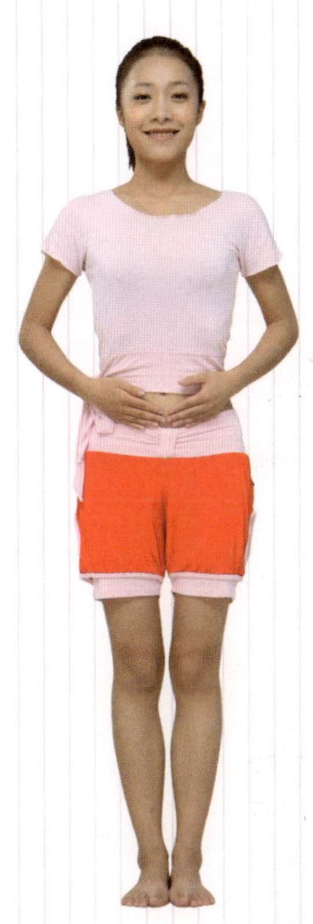

**美腰小吧**

每一步的动作大概做36下即可。如果在揉捏和拍打过程中，感觉到疼痛，说明内脏的功能可能不太好，要尽量减小动作的力度，以免给内脏造成进一步的伤害。每一步如果做不到36下就感觉到不适，比如头晕，就说明身体的健康状况比较糟糕，不适合剧烈的减肥运动，应该马上停止练习。

**Step 04:**

双手环抱住小腹，快速而大口地吸气，双手随着腹部往上提，然后尽量地吐气放松。可以配合第一步的拍打动作一起进行。

04/

## Slim 办公室扭一扭，变身小“腰”精

很多白领在小腹已经被赘肉缠上之后，再去费尽心思地做减腹运动，不如未雨绸缪，在工作闲暇之余就做好腰部曲线的保护措施。要做到这一点其实很简单，在任何时间、任何地方，扭一扭你的腰，让你速速变身迷人小“腰”精。

瘦腰指数：★★★★☆

*** Step 01:**

双脚并拢站立，双手自然地放在胯上，挺直腰背。按顺时针方向转动腰部，使腰部以最大的幅度画圆圈，同时上半身保持挺直，并与地面垂直。

*** Step 02:**

双脚分开大约两肩宽，双手向两侧打开，与肩同高，挺直腰背。下半身保持不动，感觉双手像被拉扯一样，使上半身一左一右、有节奏地摆动。

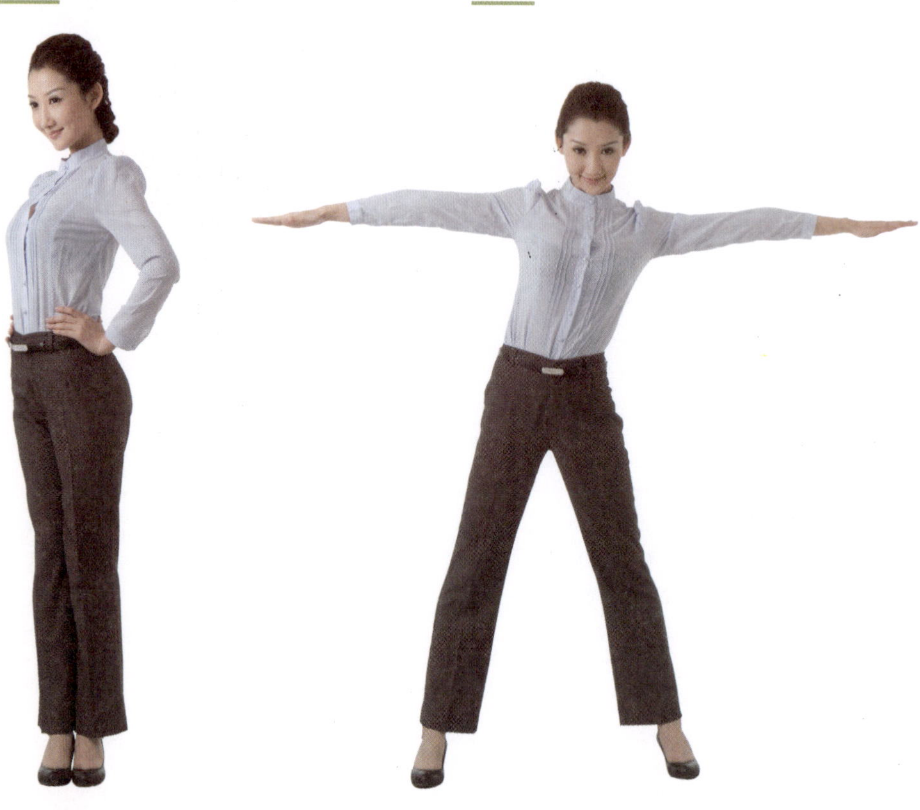

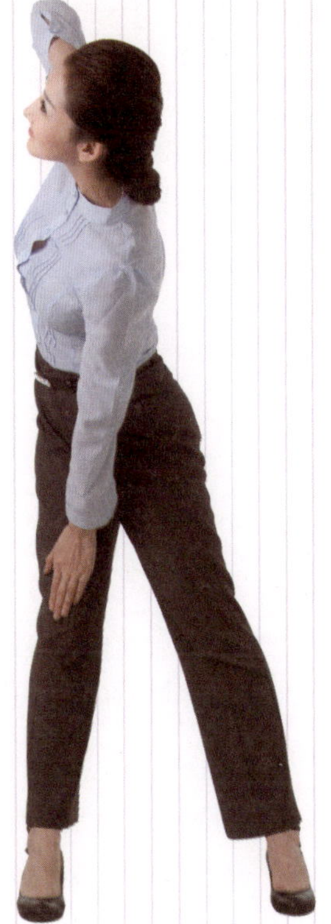

**Step 03:**

双脚打开与肩同宽，将右手放在后脑勺处，左手扶住左膝盖处，将腰部向右斜后方扭转到最大的程度。保持几个呼吸的时间后，交换手的方向，并向左斜后方转动。

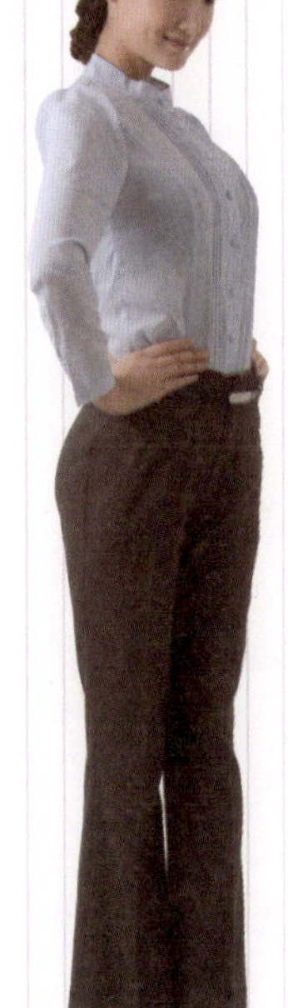

**美腰小吧**

每一步的动作重复20次左右，直到腰部有微微酸痛的感觉即可。注意运动的速度不要过快，保持匀速的、有节奏的运动，这不仅可以使腰腹部的肌肉群匀称，更可以保护我们的腰部不受到损伤。

**Step 04:**

双脚回到并拢的站姿，双手叉腰，分别向左侧和右侧转动腰部，转动的幅度尽可能的大。

05/

## Slim 健身球弹出紧实平小腹

要保持腹部的优美曲线，其实很简单，一个健身球就可以搞定。选择的健身球直径通常在55～75厘米之间，充满弹性。要掌握好健身球的平衡，需要协调全身的肌肉，并有较好的平衡能力。一般情况下，在健身球上运动几分钟，身体就会开始出汗，健身球是一个极佳的平腹小助手。

瘦腰指数：★★★★★

瘦腰工具：健身球

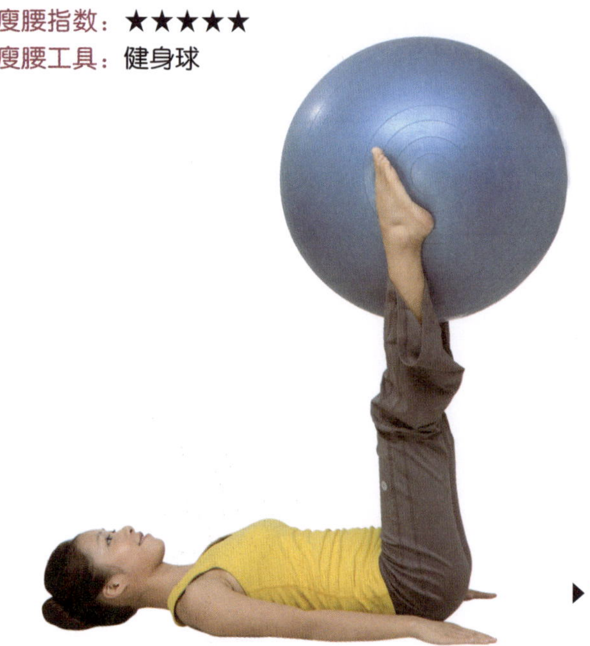

▶ 1-1

* **Step 01:**

平躺在地面上，弯曲双膝，用腿部夹住健身球，大腿与腹部保持90度；双手抱住后脑勺，用力抬起头部，使肩背部离地，保持3～5秒的时间，回到初始姿势。

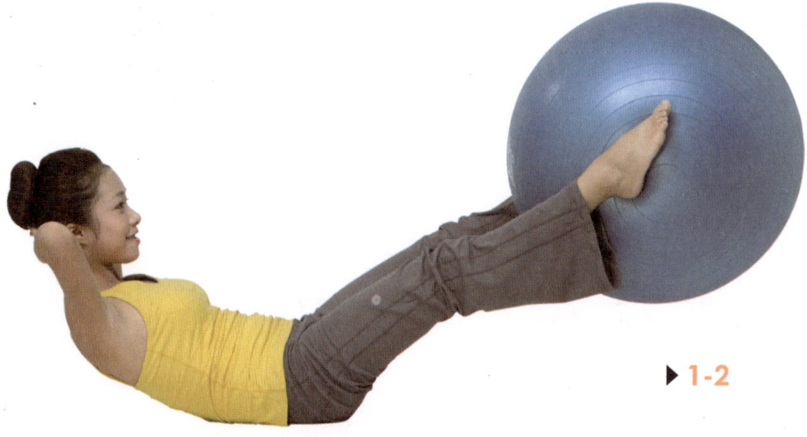

▶ 1-2

*** Step 02:**

将臀部和腰部靠在健身球上，双腿分开与肩同宽，弯曲膝盖，双手抱头；慢慢将双腿伸直，上半身躺在球面上。

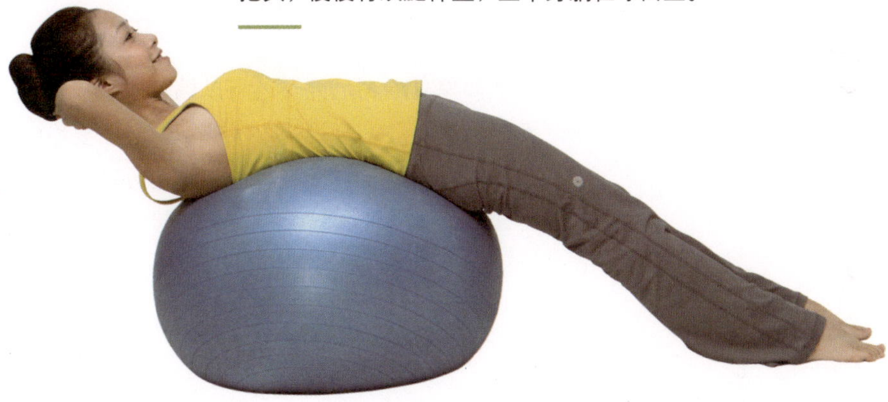

*** Step 03:**

跪立于地面，双腿并拢，健身球置于身体的前方，将双肘弯曲，撑在健身球上，使身体和地面呈45度；将腿部慢慢伸直，保持腹部收紧，使身体呈一条直线，保持15～20秒，回到初始姿势。

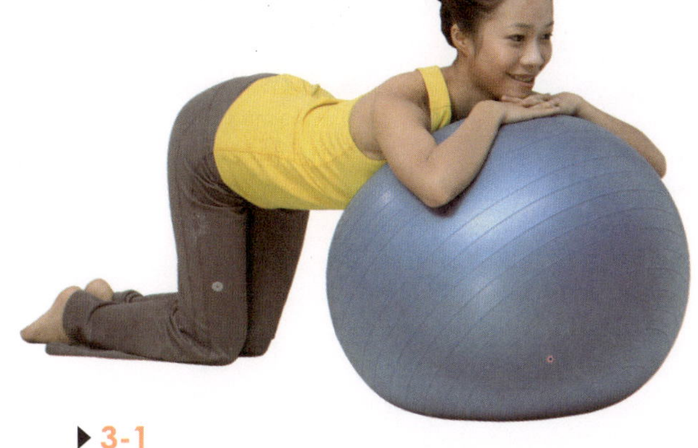

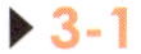

▶ 3-2

*** Step 04:**

俯卧在健身球上，身体伸直与地面平行，双手撑于球前方的地面上；利用双腿的力量使球移动至小腿和膝盖附近，将臀部尽量地向上方抬高，保持15～20秒，回到初始姿势。

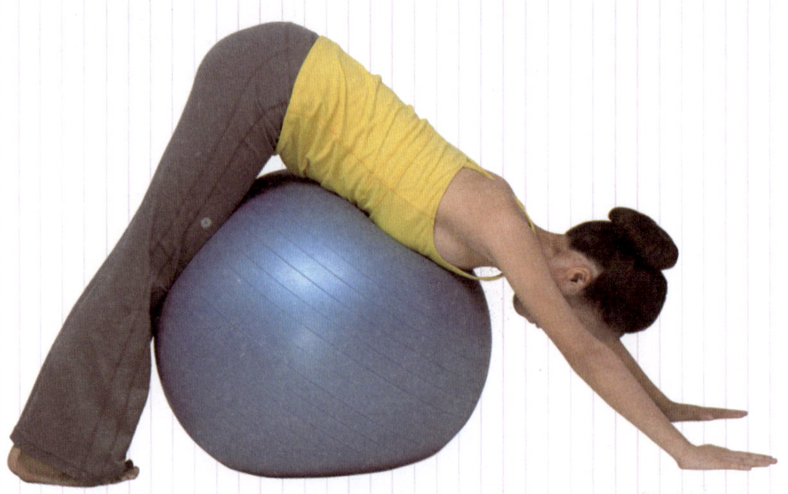

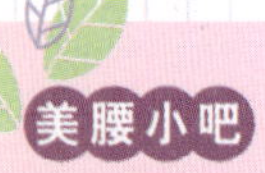

**美腰小吧**

1.运用健身球做运动时，最好穿着紧身的衣服，以免衣服过大遮挡视线，造成不必要的安全隐患。

2.要穿着防滑的鞋子或是赤脚，可以帮助稳定身体，保持平衡。且在运动过程中要始终保持收紧腹部，并利用腹部的力量去完成各个动作，一方面起到瘦身减肥的作用，一方面也可以保护腰部不受到损伤。

06/

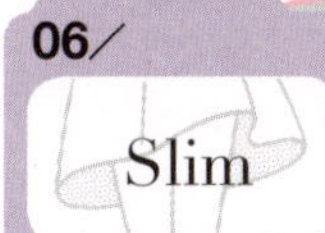


# 睡前瘦腹要速战速决

为防止脂肪在体内堆积，决不能缺少临睡前的那场“收官之战”！这一套睡前的收腹运动，在床上就能完成，坚持一星期之后就会明显地感到小腹的变化。这场临睡前的脂肪“歼灭战”，不仅可预防脂肪在体内囤积，还能有效帮你夜间燃烧脂肪，让瘦腰速度更快。

**瘦腰指数：**★★★★★

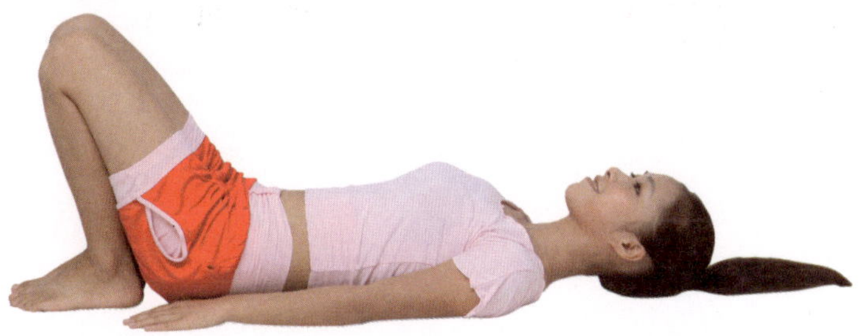

▶1-1

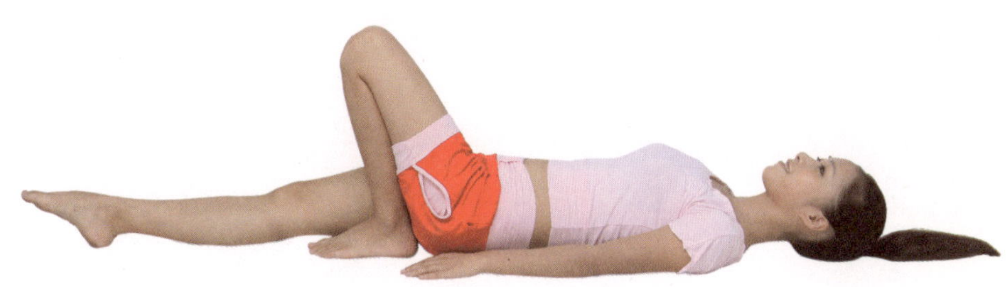

▶1-2

*** Step 01:**

平躺在床上，弯曲双膝，小腿与床面垂直，双手放在身体的两侧；利用腰腹的力量让双腿轮流放低，使脚尖靠近床面，然后回到初始姿势。

*** Step 02:**

双手十指交叉抱住后脑勺，吸气，左膝盖向上半身靠拢，抬起肩部用右肘去触碰左膝盖，眼睛望向左侧，同时伸直右腿；保持3秒后换一个方向重复练习，回到平躺的姿势。

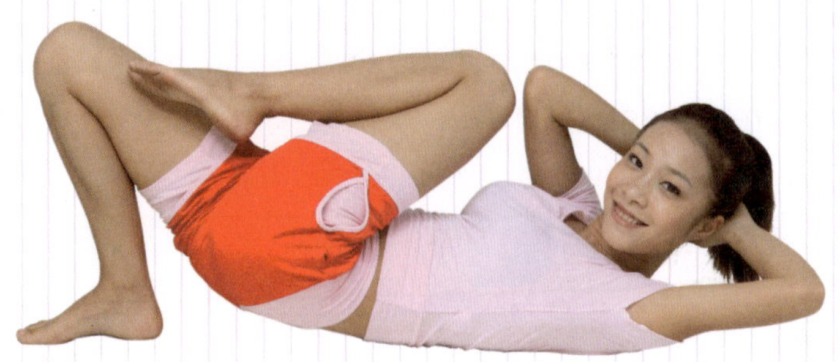

*** Step 03:**

将右腿伸直抬高，直至与床面呈90度，脚尖绷直，保持这个姿势30秒；从右腿大腿根部起转动右腿，使其在空中大幅度画圆，保持身体紧绷，转5～10圈后换左腿重复此动作。

**美腰小吧**

在做上述动作时，上半身应该紧贴床面，保持静止。这样才能更好地运用腰腹的肌肉力量来带动腿部的运动，消耗全身热量的同时，腹部的肌肉得到较大程度的锻炼，变得更加地紧实和健美，腰部曲线也就更加地迷人了。

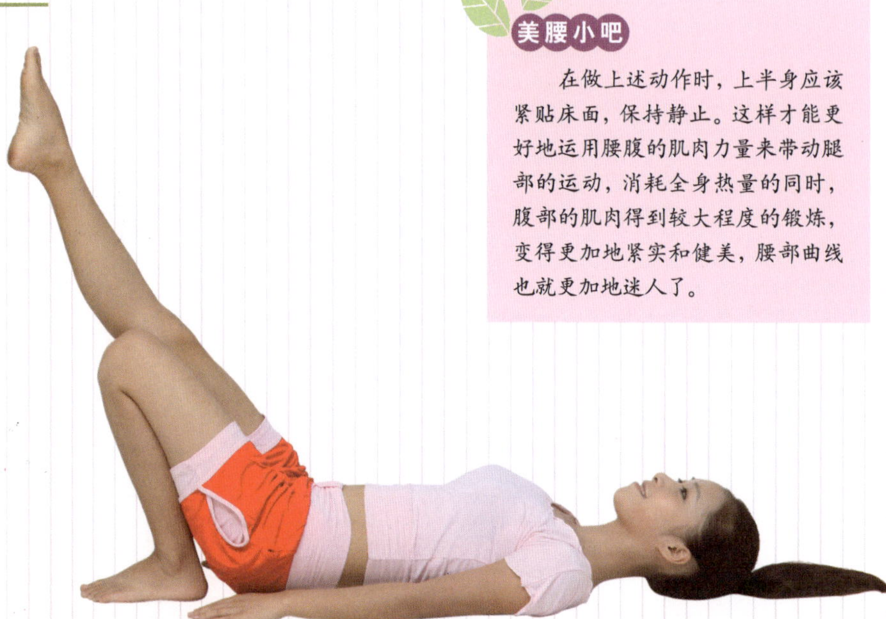

07/

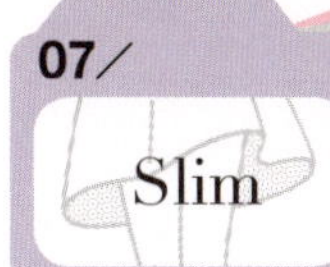


# 精油按摩，给减腹成果加分

精油是由植物的芳香分子聚集成香囊后，经人工提炼萃取而成。因为组成精油的分子都十分微小，非常容易渗透肌肤，凭着和细胞的高融合性，与脂肪纤维一起进入体内，促进细胞的新陈代谢。

因此，在进行腹部按摩时，如果能够搭配减肥精油，不仅能够加快精油对人体的作用，促进其吸收；而且能够提高体表的温度，大量消耗能量，促进肠胃活动，减少腹部水分的堆积，从而达到减小腹部尺寸、改善便秘、紧实腹部皮肤的目的。

**瘦腰指数：** ★★★★★
**瘦腰工具：** 精油

*** Step 01:**
用温水将双手洗净，或把双手置于热水中使手掌的温度提高；将稀释后的精油倒入手中，等到身体和双手的温度相近时才开始按摩。

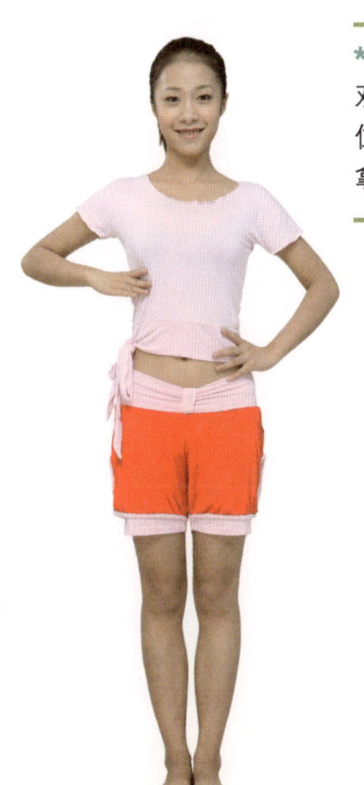

*** Step 02:**
双手的虎口分别握住腰部略下的位置，拇指在后，轻轻地向上推拿，以感到舒服的力度为宜。

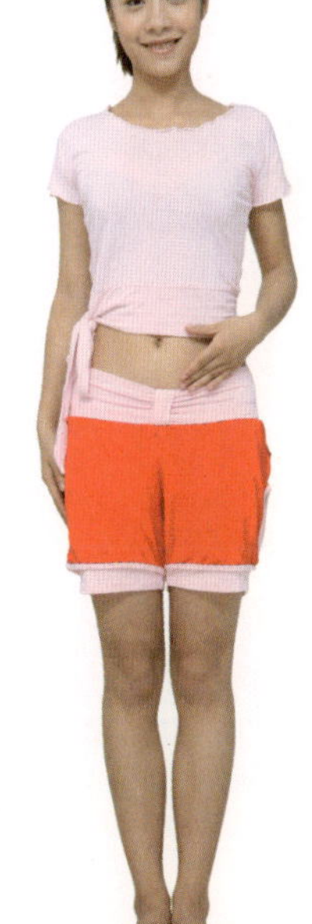

*** Step 03:**
以肚脐为中心，在腹部打一个问号，按问号的形状进行按摩，左侧和右侧各30～50下，每天按摩1次。

08/

Slim

# 小毛巾大魔法，甩脂肪绝招

毛巾减腹收腰法既不需要昂贵的道具，也不限制地点。在寒冷的冬天，可以在室内通过简单的动作，轻轻松松甩掉脂肪。在运动之前，准备好一条毛巾，可以根据自己的运动强度，选择一般的毛巾、运动毛巾或是大大的浴巾来配合运动，可以消耗身体的热量，更能够对局部的肌肉起到塑形的作用，使身体的线条更完美。

**瘦腰指数：**★★★★★

**瘦腰工具：**长毛巾一条

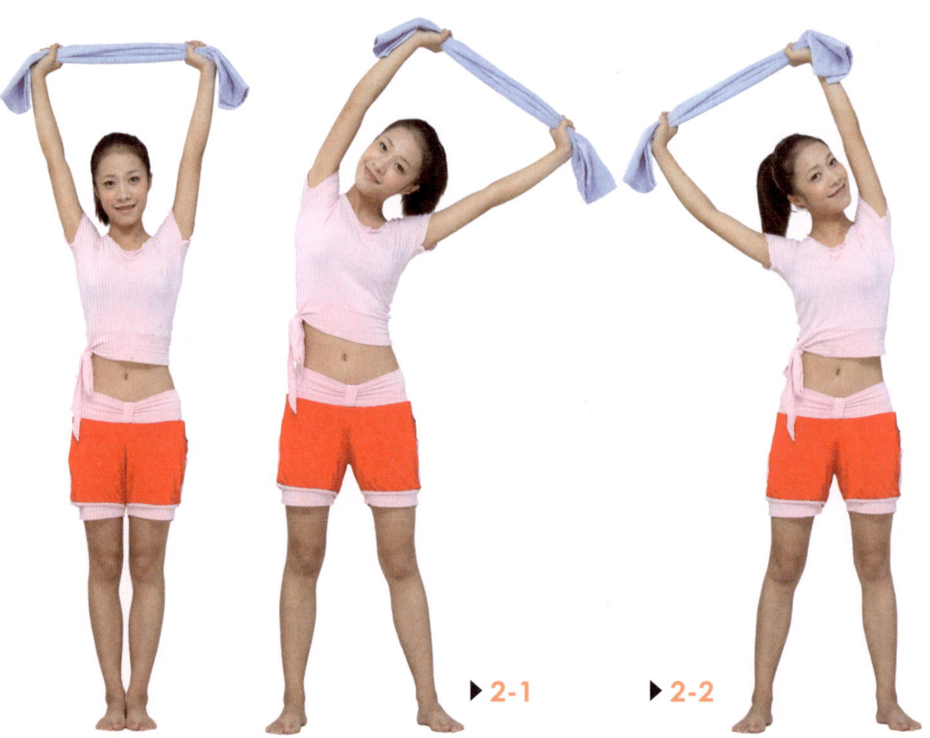


**Step 01:**

双腿并拢，双手分别抓住毛巾的两头，伸直双臂，将毛巾高举过头。

**Step 02:**

双腿分开与肩同宽膝盖微弯，脚尖略朝外站立，以维持身体的平衡，上半身分别向左右两侧倾斜，整个身体要处在同一个平面内，不要偏向前方或后方。左右两边各做20次，回到初始姿势。

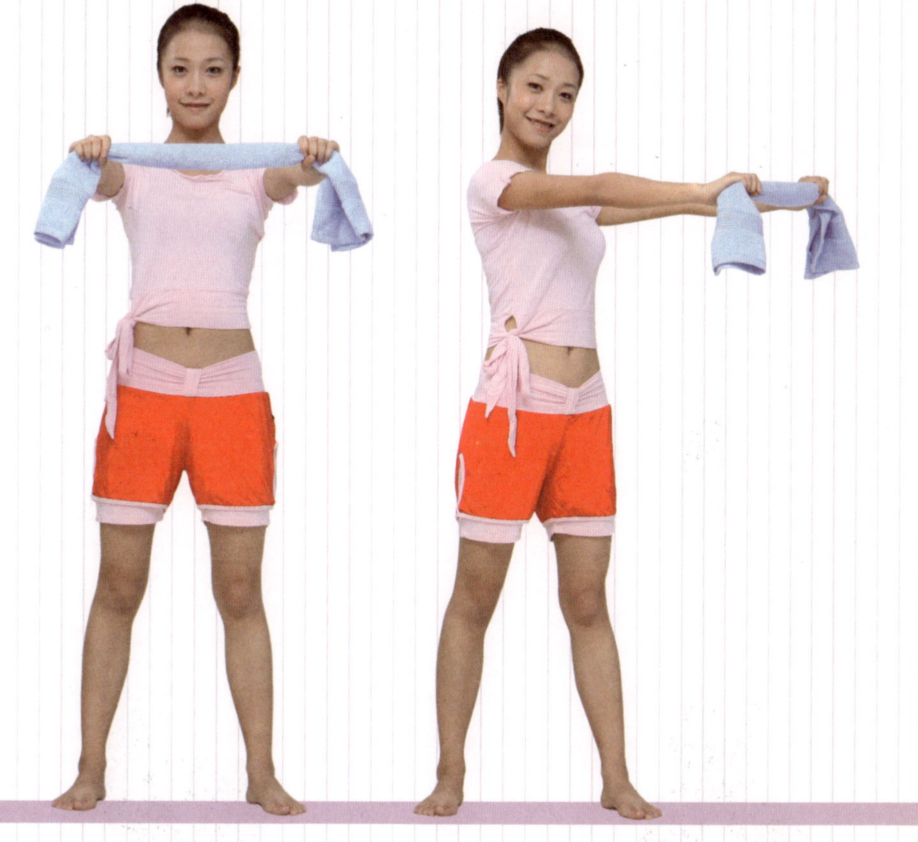

▶3-1　　▶3-2

**Step 03:**

将双臂伸向胸前，双手分别抓住毛巾的两端。下半身保持不动，上半身做画圆的动作，使腰部分别向左右两侧转动，身体不要倾斜。左右侧各做20次，回到初始姿势。

09/

# Slim 上班闲暇也能瘦

好不容易消灭掉的小腹，一顿美味佳肴就将它打回了原形，这是很多白领们头疼的问题。而这一套健美操中的小动作专门针对腹部的赘肉，可以在弹跳的过程中消耗大量的热量，并紧实腹部的肌肉。一星期练习两次，每次大概持续20～30分钟，小腹慢慢地变得平坦，很快就可以和腹部的脂肪说拜拜了。

瘦腰指数：★★★★★

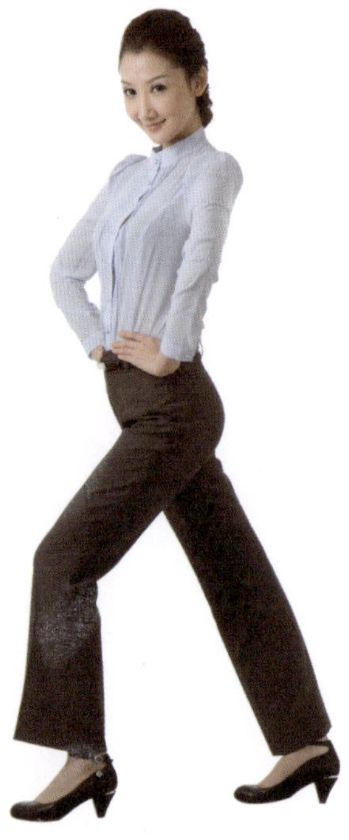

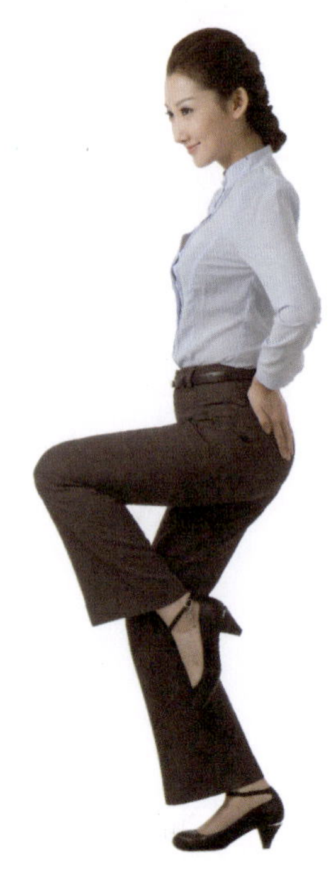

*** Step 01:**

取站式，双脚分开与肩同宽，稍稍下蹲，手肘弯曲，前臂与地面平行；左腿弓步向前，上半身和手臂尽量转向身体的左侧，保持3秒后回到正中，然后换一个方向重复动作。

*** Step 02:**

双脚分开与肩同宽，稍稍下蹲，双手放在臀部。右脚向前迈出，抬起左脚，使膝盖和臀部平齐，然后利用右脚的力量向上跳跃，落地时双脚并拢。

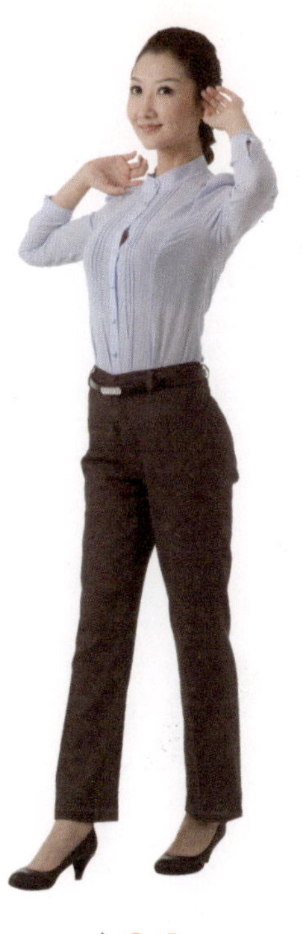

3-1

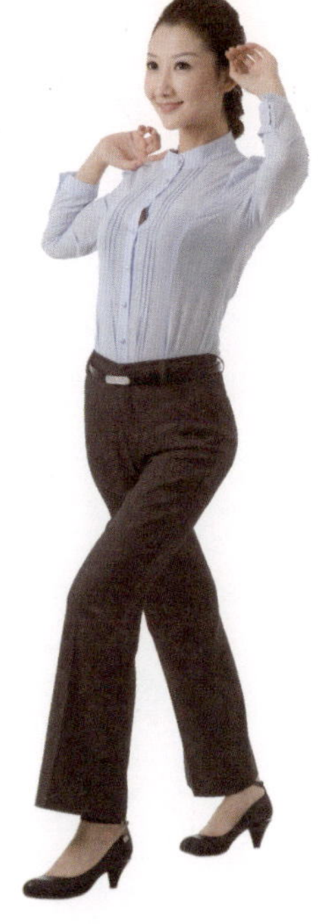

3-2

**Step 03:**

双脚分开与肩同宽，左手肘弯曲，手掌位于耳朵附近，右手臂向右张开，手掌位于肩膀附近；左腿向左迈出弓步，上半身向左倾斜，感觉右腰被拉伸即可；然后向前迈一小步，用力下蹲，像是掷球一样地向对角线方向伸展右臂。

**Step 04:**

双脚分开与肩同宽，稍稍下蹲，手臂放在身体的两侧；左腿向上抬起，与右腿成90度；快速收回左腿，回到初始姿势，双臂举向头顶正上方。

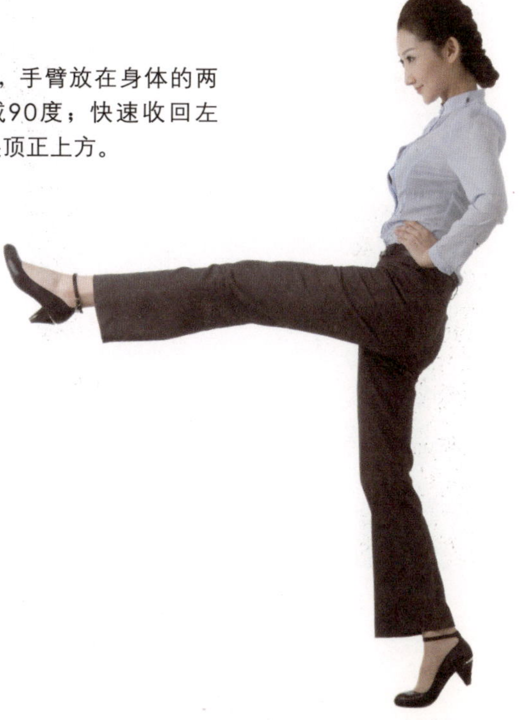

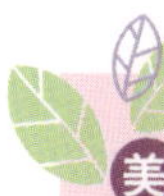

**美腰小吧**

此套动作需要用到很多腰腹的力量，有很好的瘦腰效果。同时还可以锻炼双腿的肌肉，使其线条更加匀称和修长。

10/

# Slim 健康瘦腹，朝“Y”型指标看齐

上班白领每天都在自己几平方米的办公区“窝坐”，长久下去平坦的小腹也成了令人厌倦的“水桶腰”。事实上，我们只要工作休息时做做下面的小动作，就算不去健身房也能轻松拥有平坦的小腹。3平米的工作区，动动就能拥有平坦小腹。

瘦腰指数：★★★★★

*** Step 01:**

取站式，双腿并拢，双手自然垂放在身体两侧，挺直腰背，运用腹部进行呼吸。

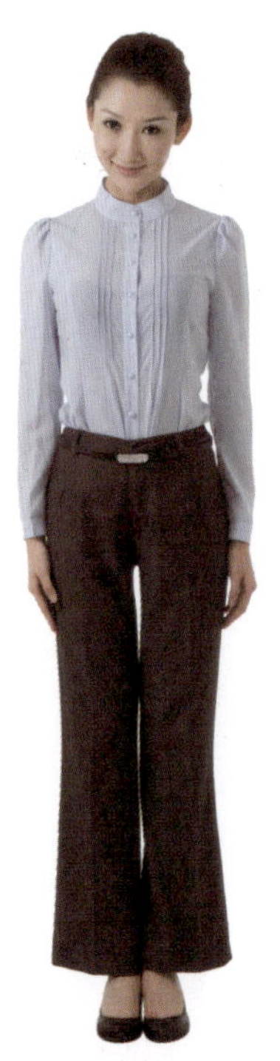

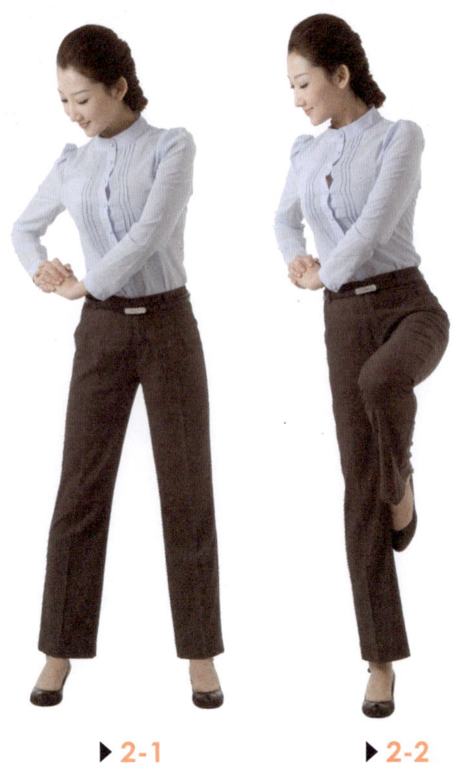

▶2-1 ▶2-2

*** Step 02:**

双腿分开与肩同宽，双手十指交叉握拳。吸气时，将双手以及整个上半身移到身体的右侧，好像划船时的划桨动作，同时将左膝抬起，左脚尽量靠紧右腿；呼气时回到初始姿势，换反方向重复此动作。

*** Step 03:**

双腿分开与肩同宽，双臂向前伸直。吸气时，向上向前抬起左腿，与右腿成90度，同时，双手在胸前击掌，并将身体向前倾；呼气，回到初始姿势，换左腿重复动作。

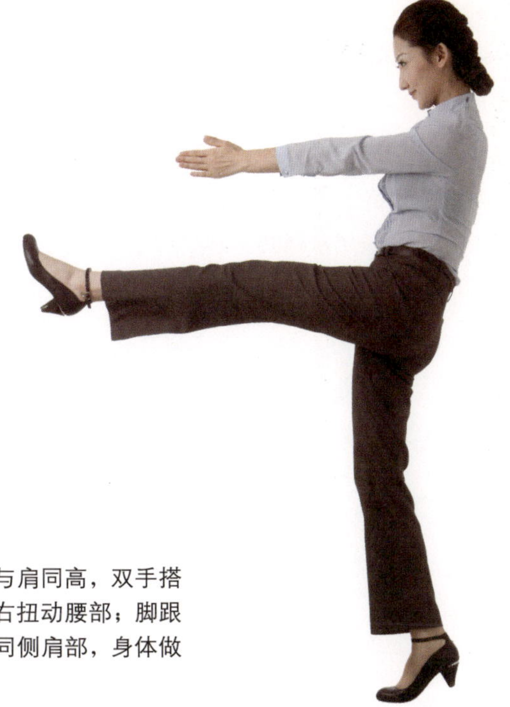

*** Step 04:**

双脚脚跟并拢，抬起，双臂抬起，与肩同高，双手搭在同侧的肩上，双肘向上，同时左右扭动腰部；脚跟落地，双肘与地面垂直，双手按住同侧肩部，身体做左右扭转运动。

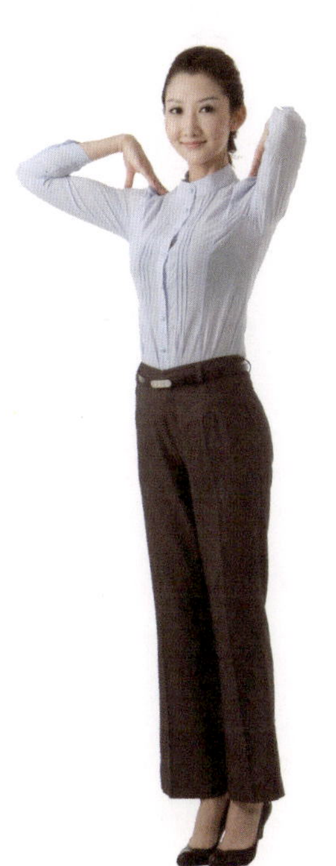

▶4-1

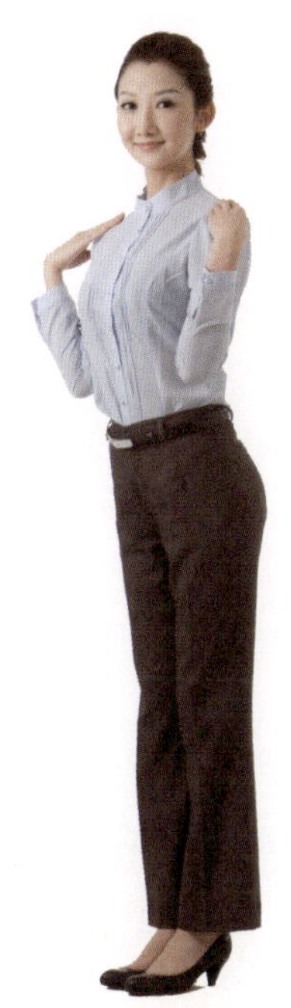

▶4-2

**美腰小吧**

通过腹部的肌肉训练，能够紧实腹部的肌肉群，使腹部的肌肉呈现出自然而健美的形态，让腹部看上去平坦而光滑，充满性感的魅力。

Chapter 03 5 minutes everyday

# 5分钟打造完美翘臀

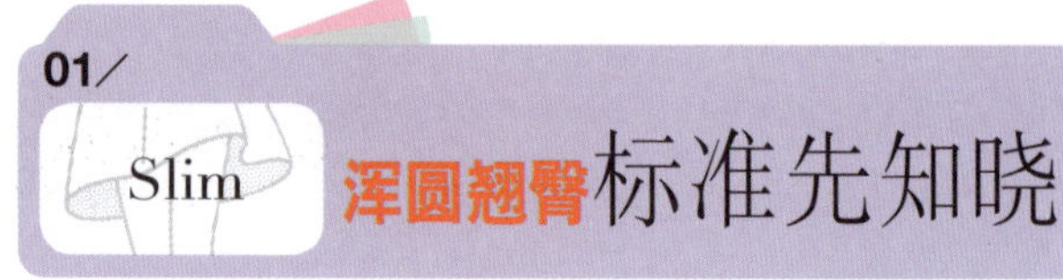


## 01/ 浑圆翘臀标准先知晓

除了丰润坚挺的乳房可以见证女性的魅力外，翘臀是第二个彰显女性骄傲的部位。饱满、圆翘的臀部能散发出无尽的女人味，让女性更加自信。可什么样的臀部才算完美呢？而你的臀部又处于哪种状态呢？

### 臀部形态知多少

臀部由两个髋骨和骶骨组成骨盆，外面附着肥厚宽大的臀大肌、臀中肌和臀小肌以及相对体积较小的梨状肌，整个臀部呈后倾姿态，由髂嵴和臀沟两部分组成。一般的臀部形态分为以下三种：

标准型：整个臀部脂肪分布均匀、适中。

桶腰型：腰部分布过多的脂肪，令腰和臀曲线变小、变直，形象地被称之为桶状。

后伸型：臀裂两端囤积了过多的脂肪，臀部形态向后伸展。

### 现代臀部美的标准

通常来说，现代美臀标准为八个字：丰润圆翘、球形上收。完美的臀部应该具备中等偏大，丰满、圆滑、富有弹性而且上翘，曲线柔和流畅，皮下无过多的脂肪的特点。从造型上看，完整、优雅、富有线条美。年轻而丰满的女性保持站立式时，因为覆盖在骶部的肌肉比其他部位薄而紧，就会呈现大而深的菱形窝，美丽动人。

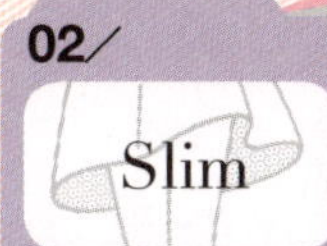

02/ Slim

## 摆脱上班族的“大肥臀”

长期坐办公室的女性朋友都深有感触，那就是屁股越坐越大。事实上，塑造美臀不单单靠练习，调整体态才是关键！经过“形体梳理”的身段，看上去既精神又有曲线美。反之，如果不注意矫正的话，颈椎错位会导致胸椎、腰椎错位，胸部下垂，尾椎往前顶，脂肪堆积，臀形就会变得非常难看了。

在“形体梳理”时，最重要的手段就是“提收松挺”，也就是让头部、两肩、两手掌、两臀、两脚跟皆在一个平面上，坚持练习，性感翘臀不再是梦。

美臀指数：★★★☆☆

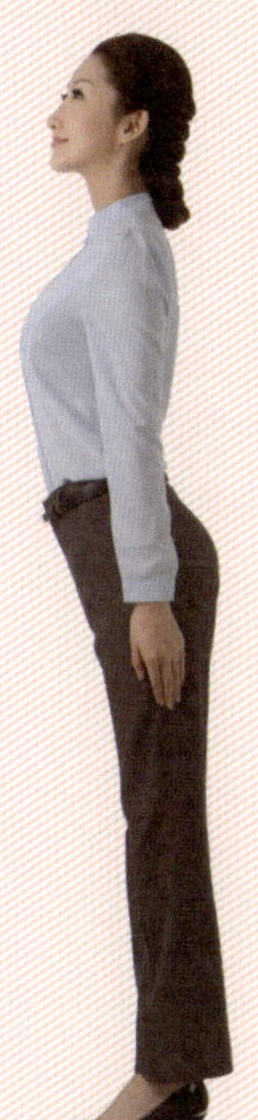

**Step 01:**

并拢双腿，靠墙呈笔直站立姿势，令两只脚后跟、两个小腿肚、两个臀尖、两个肩和后脑勺这身体后共九个点紧贴墙面。

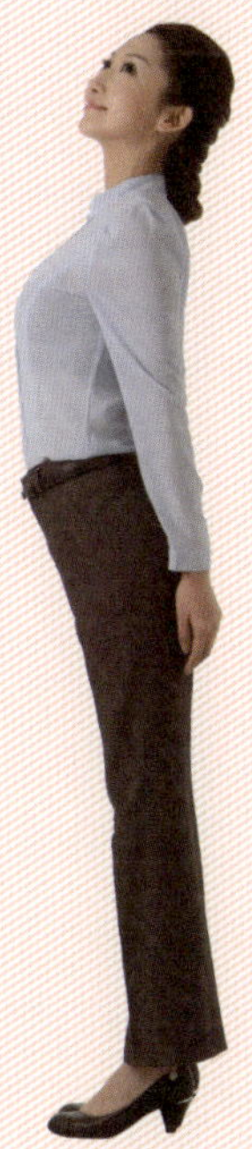

**Step 02:**

下巴不要抬起，尽量找到向上牵引颈部的感觉，令整个脊椎成一条直线。做“提收松挺”运动，即膝盖、臀部、腹部向上提收。前胸、后背、颈部向上挺拔，放松双肩。

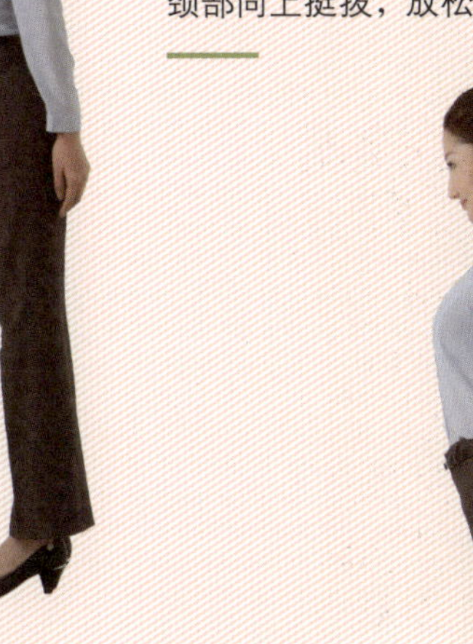

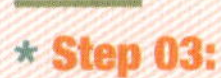

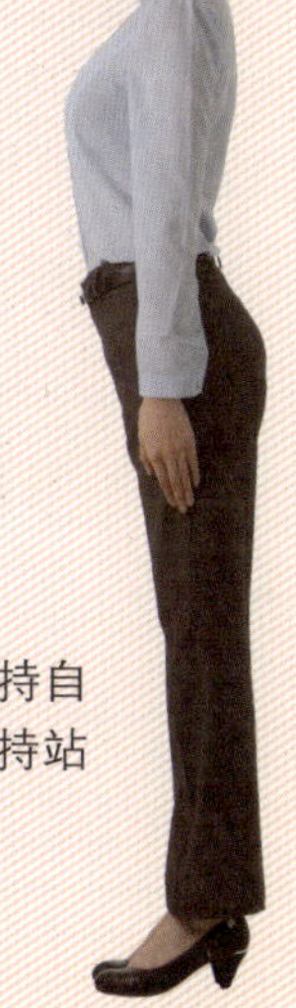

**Step 03:**

将身体复原。保持自然呼吸，依旧保持站立状。

**美臀小吧**

只要“形体梳理”到位，对于臀形矫正是很有效果的。此外，踢毽子、跳绳、转呼啦圈等运动也有很好的翘臀作用，都可以试试。

03/

## Slim 闻乐起舞，完美翘臀自然来

跳舞不仅令身体曲线变得流畅柔美，大腿肌肉和手臂肌肉更紧实，还是缓解情绪的好方法。这种有益身心健康的活动，令你增强体质，性格开朗，身体柔软。舞蹈的动作兼顾到头、颈、胸、腿、髋等多个部位，平日健身不太容易活动到的地方都能随之得到锻炼。它不但起到有氧运动的效果，还在提高心肺功能的同时，达到减肥修身的目的。臀部赘肉，自然没有呆下去的可能了！

美臀指数：★★★★☆

### 01 芭蕾舞步美臀步骤

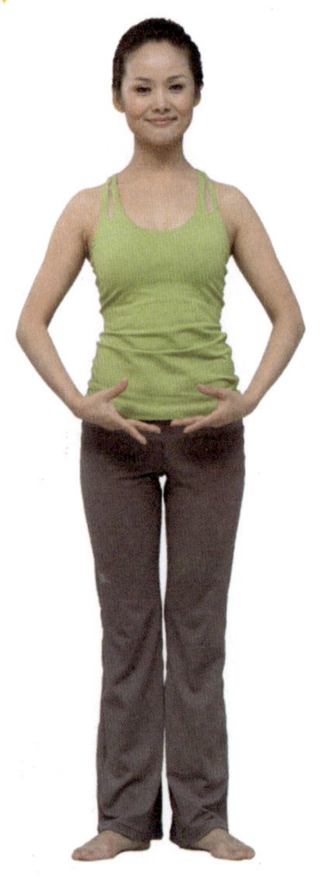

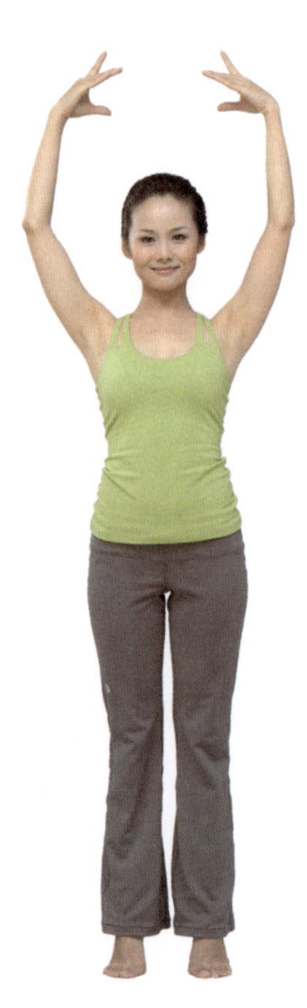

*** Step 01:**

取站式，两脚自然分开，双手收于腹前，收紧臀部。

*** Step 02:**

抬起双臂，向上伸直，将脚尖抬起。保持这个状态2秒。复原身体后继续抬起脚尖重复此动作10次。

## 02 滑步美臂步骤

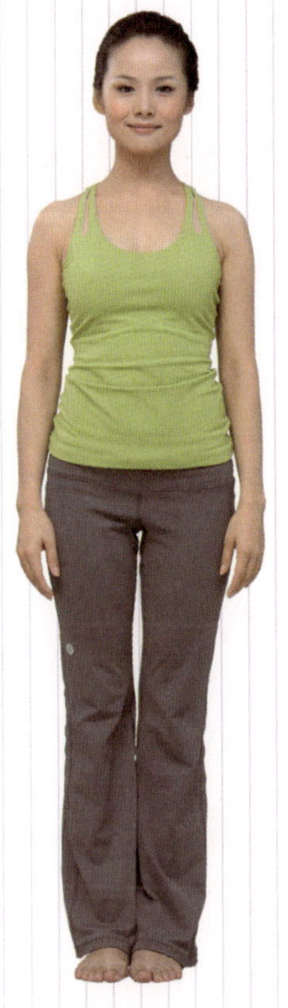

**Step 01:**

取站式，双脚并拢，将两臂自然放于身体两侧。将身体重心移至右腿。

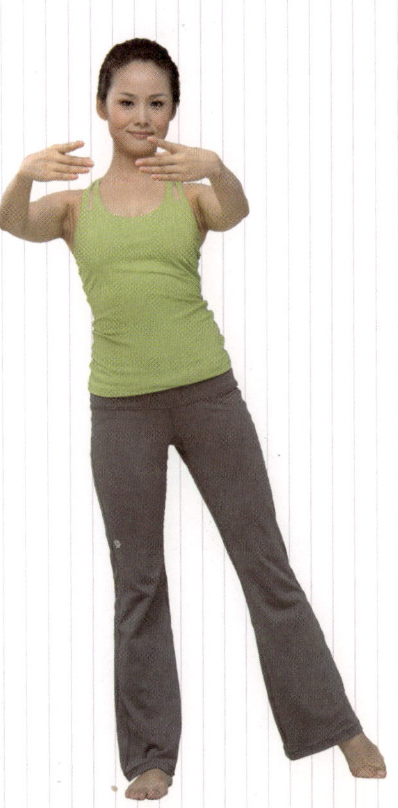

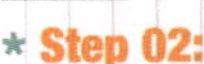

**Step 02:**

将膝盖稍稍弯曲，脚尖保持向下状态。抬起双臂，向前伸直，左腿呈慢慢朝外侧滑动状，保持4秒。

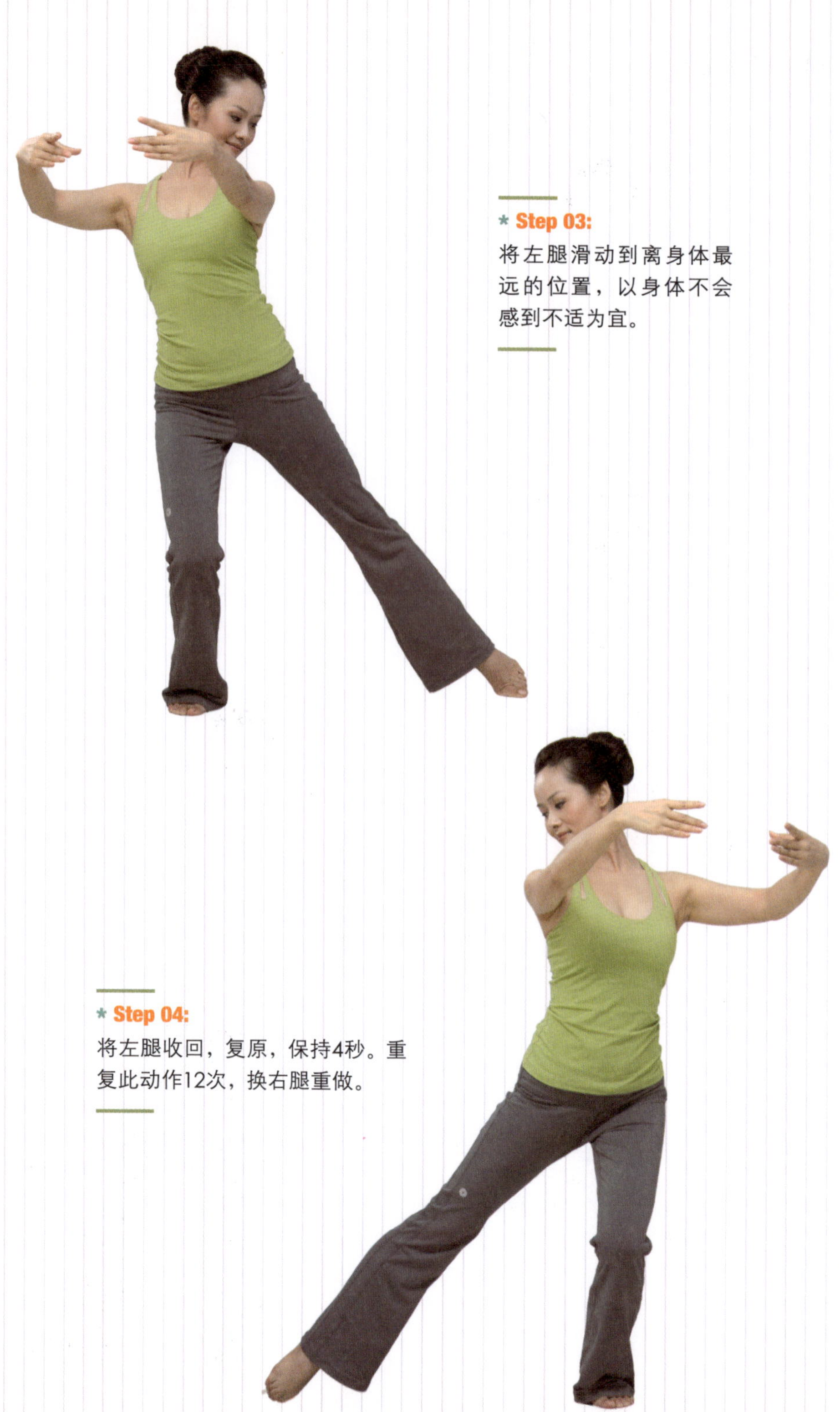

*** Step 03:**

将左腿滑动到离身体最远的位置，以身体不会感到不适为宜。

*** Step 04:**

将左腿收回，复原，保持4秒。重复此动作12次，换右腿重做。

## 03 提臂舞步美臂步骤

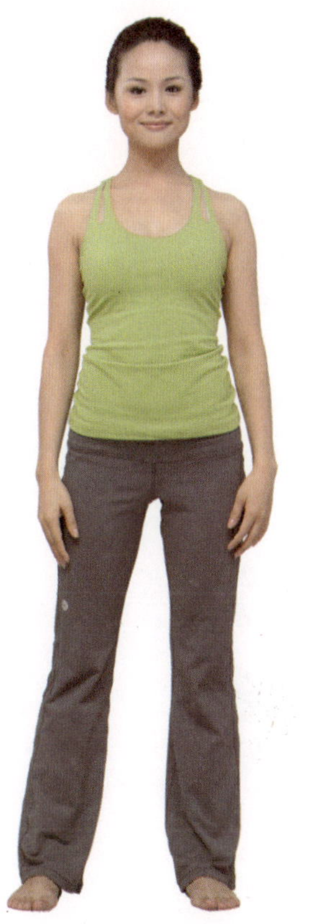

* **Step 01:**

取站式，两脚分开与肩同宽，脚尖朝前。

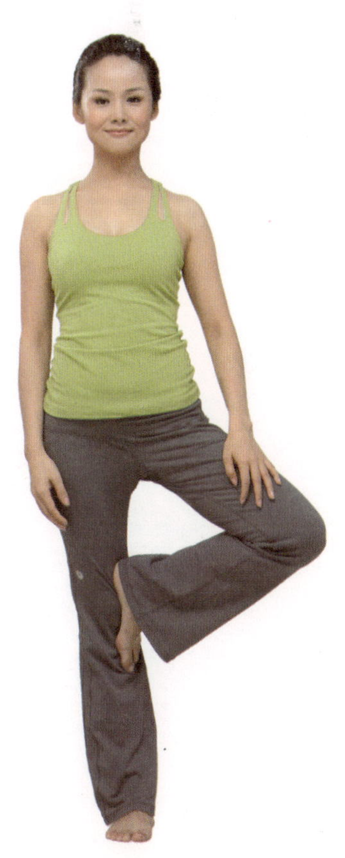

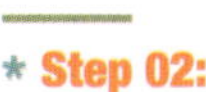

* **Step 02:**

将左脚放在右膝的内侧，双臂放在身体前方，呈自然下垂式。

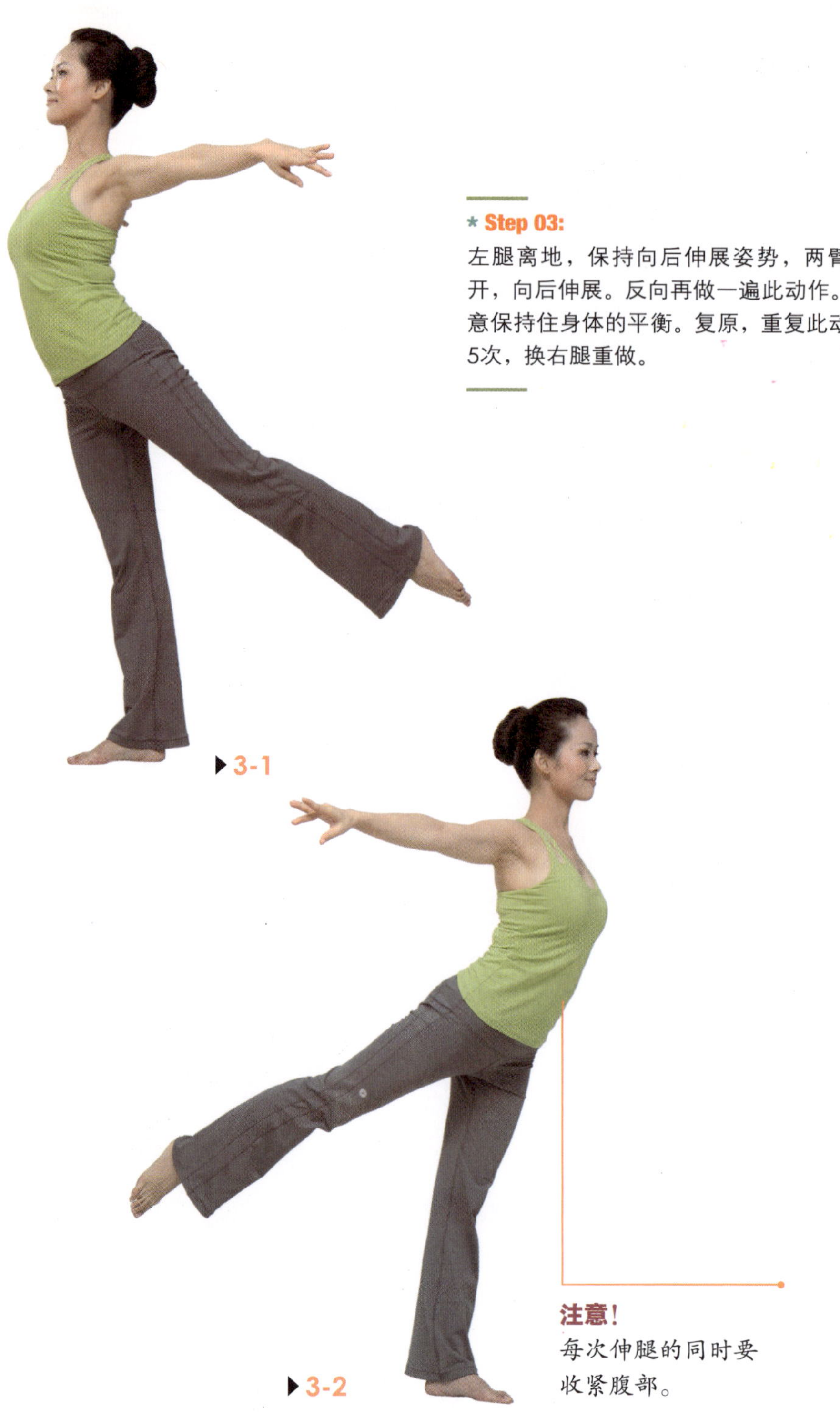

3-1

3-2

*** Step 03:**

左腿离地，保持向后伸展姿势，两臂分开，向后伸展。反向再做一遍此动作。注意保持住身体的平衡。复原，重复此动作5次，换右腿重做。

**注意！**

每次伸腿的同时要收紧腹部。

## 04 桑巴旋风美臂步骤

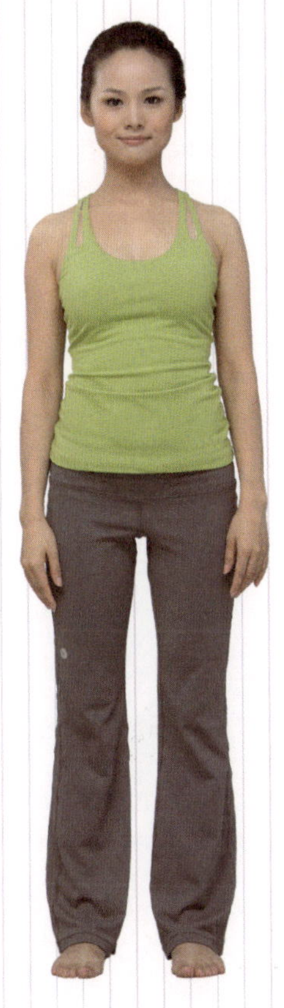

* **Step 01:**

取站式，双腿分开，比肩稍宽。

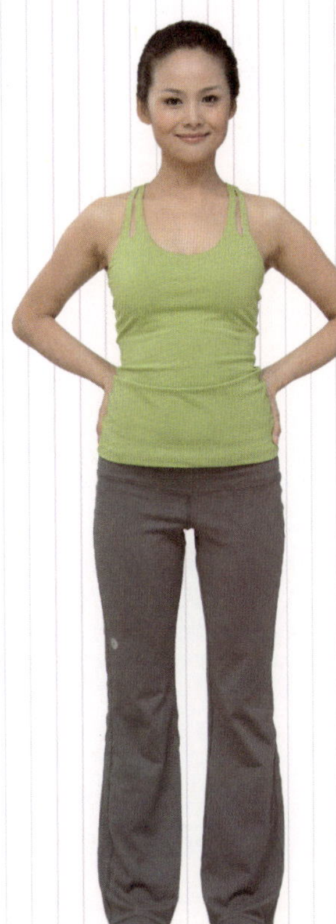

* **Step 02:**

双手放在臀部上，将臀部大幅度旋转。

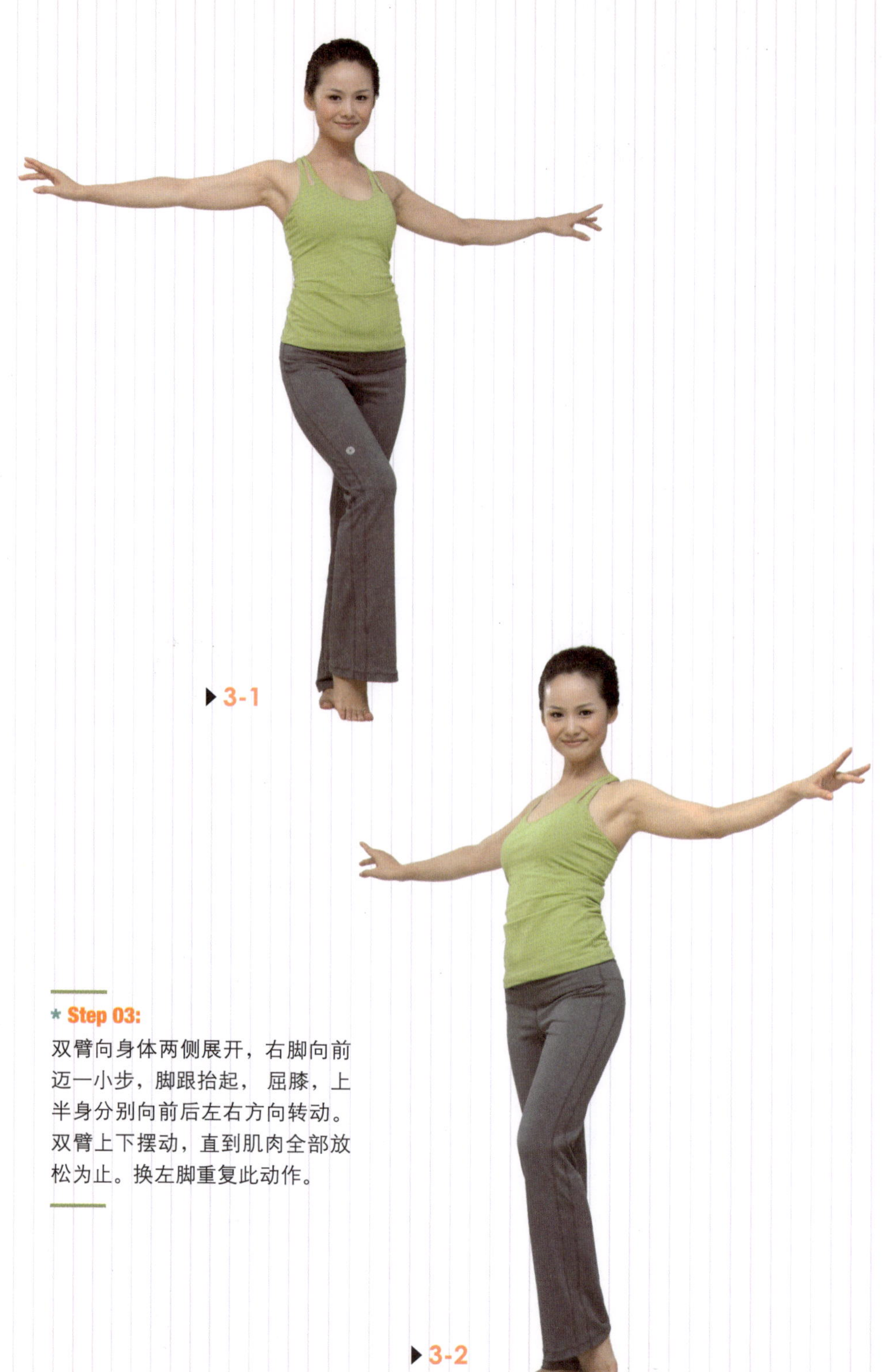

▶ 3-1

▶ 3-2

*** Step 03:**

双臂向身体两侧展开，右脚向前迈一小步，脚跟抬起，屈膝，上半身分别向前后左右方向转动。双臂上下摆动，直到肌肉全部放松为止。换左脚重复此动作。

04／

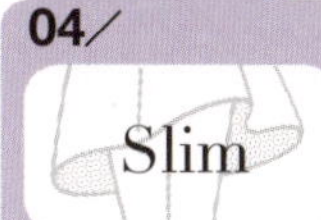


# 地板上的翘臀四部曲

臀部脂肪的堆积，让你的身材总是差那么一点点。不要小瞧这一点点差距，它会让你因此丧失很多魅力指数哦！所以，要重视局部塑形运动，要每时每刻抓住一切可以利用的机会进行塑形运动，只有这样，你才可能变身无敌魅力美女。这时家里的地板可有作用了，它不仅美化了家居，还能用来当做美臀的道具。

**美臀指数：**★★★★☆

**美臀道具：**垫子、哑铃。

## 01 左右侧卧举腿美臀步骤

*** Step 01:**

在垫子上保持右侧卧式，弯曲上侧腿，脚在身体前侧着地，伸直下侧腿。换左侧卧式，再做1次。

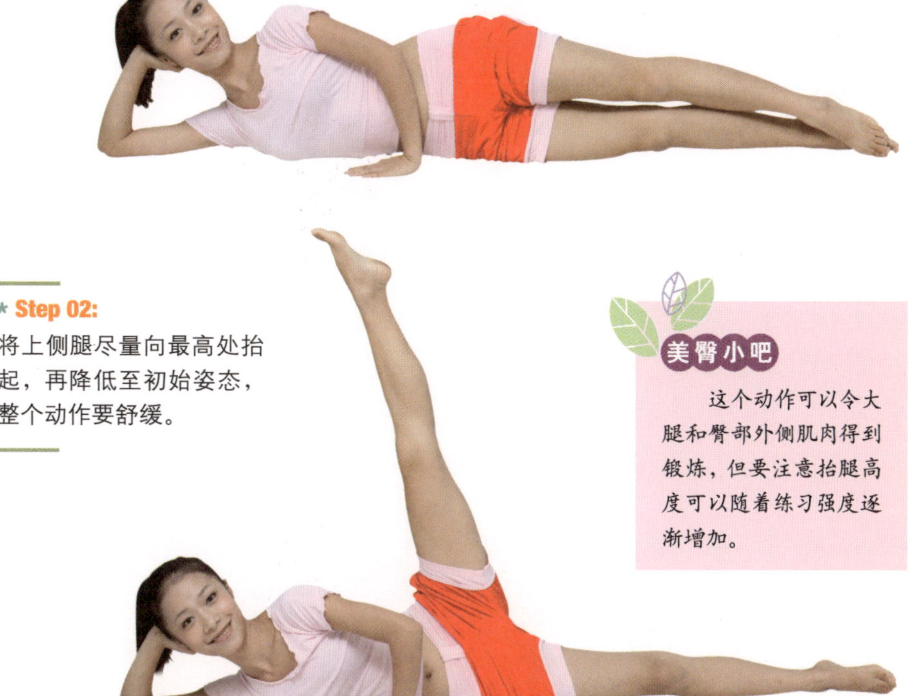

*** Step 02:**

将上侧腿尽量向最高处抬起，再降低至初始姿态，整个动作要舒缓。

**美臀小吧**

这个动作可以令大腿和臀部外侧肌肉得到锻炼，但要注意抬腿高度可以随着练习强度逐渐增加。

## 02 弓箭步下蹲美臀步骤

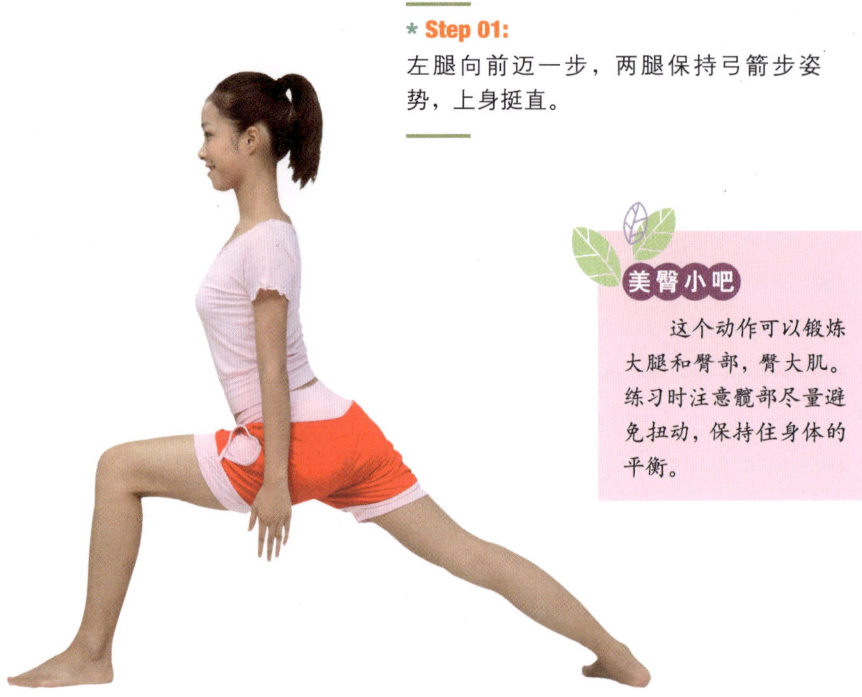

*** Step 01:**

左腿向前迈一步，两腿保持弓箭步姿势，上身挺直。

**美臀小吧**

这个动作可以锻炼大腿和臀部，臀大肌。练习时注意髋部尽量避免扭动，保持住身体的平衡。

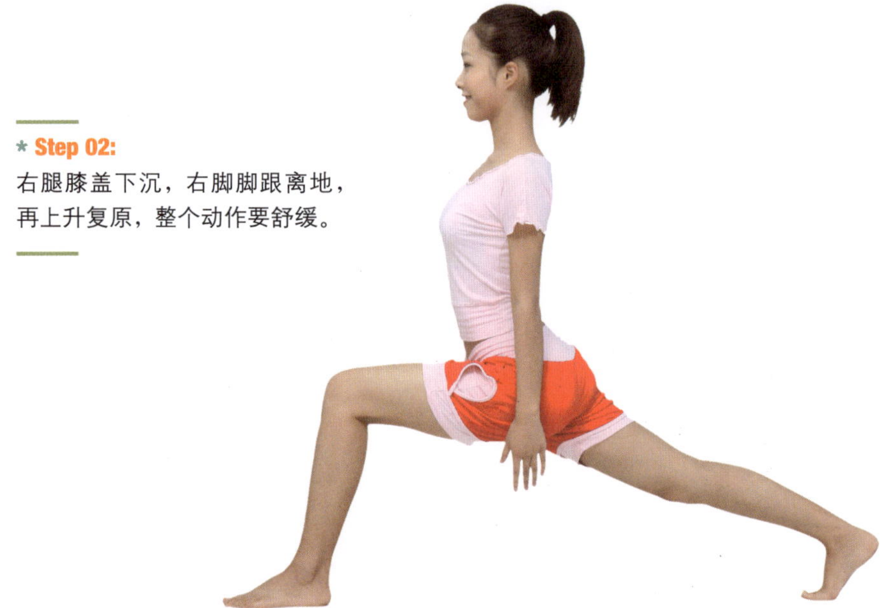

*** Step 02:**

右腿膝盖下沉，右脚脚跟离地，再上升复原，整个动作要舒缓。

## 03 仰卧举臀美臀步骤

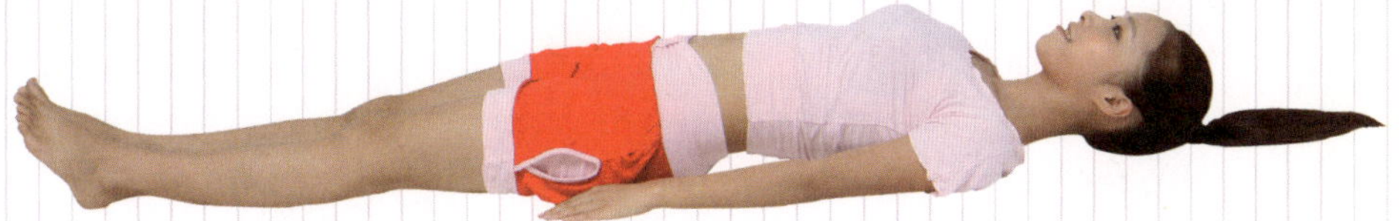

* Step 01:
保持仰卧姿势，弯曲双腿，双手自然放于身体两侧，两脚平放。

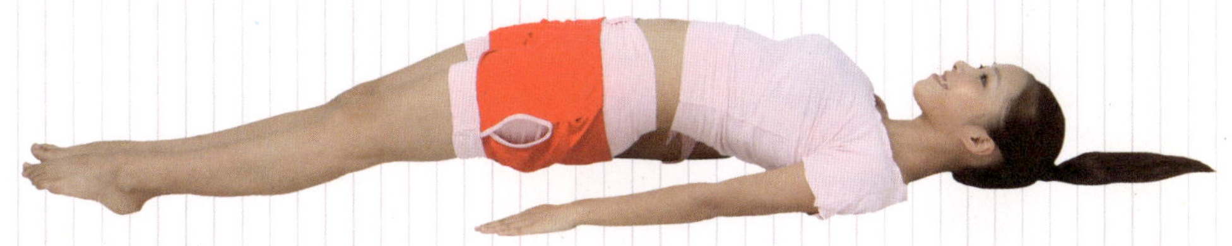

* Step 02:
脚跟用力，将臀部抬起，再降低复原。

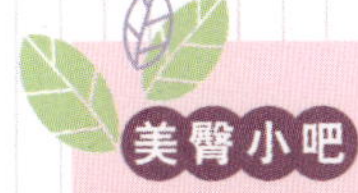

美臀小吧

此动作锻炼部位主要是背部、臀部、臀大肌、竖脊肌，做这个动作时一定要舒缓，避免过度用力造成肌肉损伤。

05/

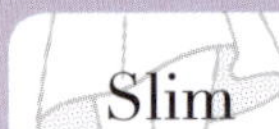


# 爬楼梯悄悄做有氧提臀操

现如今，很多白领“横向移动有汽车，上下移动有电梯”，方便得很！可却没有想到自己丧失了最便捷的运动锻炼机会。肌肉长时间得不到应有的运动训练，基本处于“英雄无用武之地”的状态，久而久之，肌肉也会“变懒”，乏力的感觉越来越严重，臀部自然也随之下垂了。不妨学习一下这组有氧提臀操，在爬楼梯时悄悄提臀不亦乐乎！

美臀指数：★★★★☆

## 01 爬楼梯美臀步骤

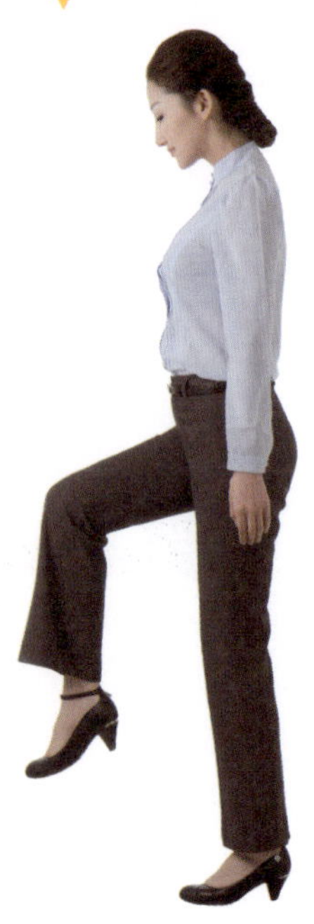

**Step 01:**

身体在台阶左侧，右脚踩在台阶上，左脚踩在地面上。微微下蹲全身，弯曲膝盖，注意避免超过脚尖。

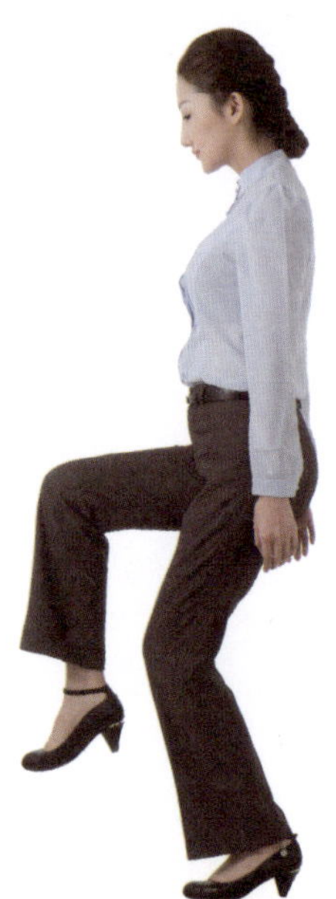

**Step 02:**

将重心置于左脚支撑身体的重量，双手稍向后甩。令右腿向外侧抬高，尽可能抬高，保持5秒。将右脚放回地面，重复练习，换左脚再做。

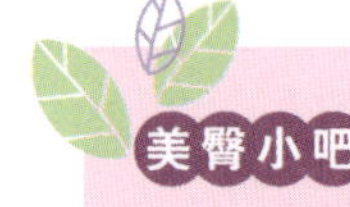

**美臀小吧**

练习此套动作至少20次，且每次要记得收紧臀部，绷紧腿部，这样才能更好地美化小腿、收紧臀部。

## 02 日常走路美臀动作

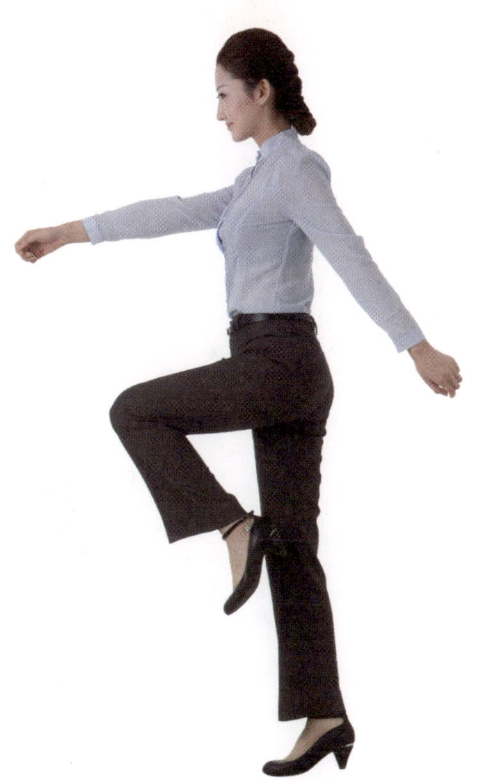

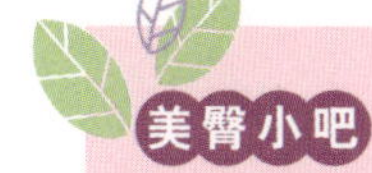

**美臀小吧**

爬楼梯不宜过快过急，应根据个人体质来灵活安排时间，开始时宜采取慢速度，只要能坚持，同样能达到美臀的目的。过于急躁或剧烈的运动会增加心肺负担，反而不利减肥和提臀。

*** Step 01:**

大幅摆动双走，大步快速上楼梯。双手呈大幅摆动姿势，这样可运动到臀部肌肉，起到美化修饰臀部曲线的作用。

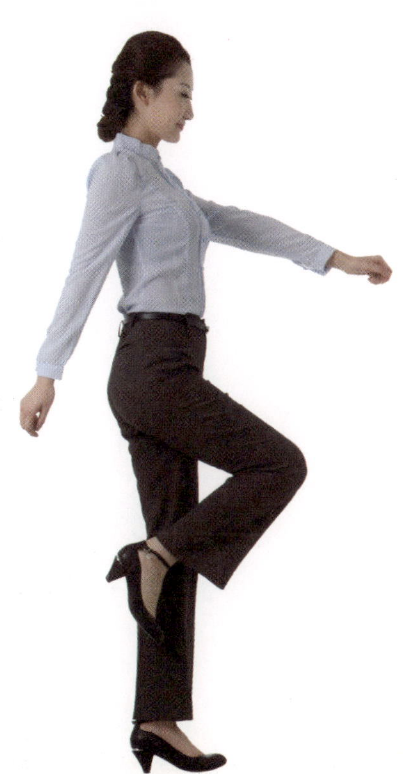

*** Step 02:**

爬楼梯时，建议大步跨越两个阶梯。一次跨越两个阶梯更能起到锻炼臀部及下半身的效果。

06/

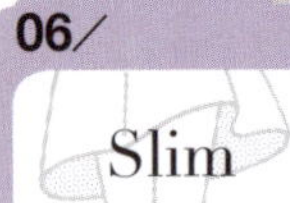


# “曲线救臀”，看我美腿出招

美臀动作进行得如火如荼，但效果却似乎没有想象中明显，这时不妨尝试下“曲线救臀”——通过瘦腿的方式塑造臀部完美曲线。要知道腿部线条柔美了，也会令臀部看起来精神很多。另外，通过腿部的运动，加速了下半身的血液循环，令体内代谢旺盛，自然不会有赘肉光顾你的下半身了！

美臀指数：★★★☆☆

## 01 甲级瘦腿提臀步骤

**Step 01:**
坐在地上，双腿并拢，臀部与脚跟要尽量拉开，上半身向后倾，双手轻搭在双腿上。

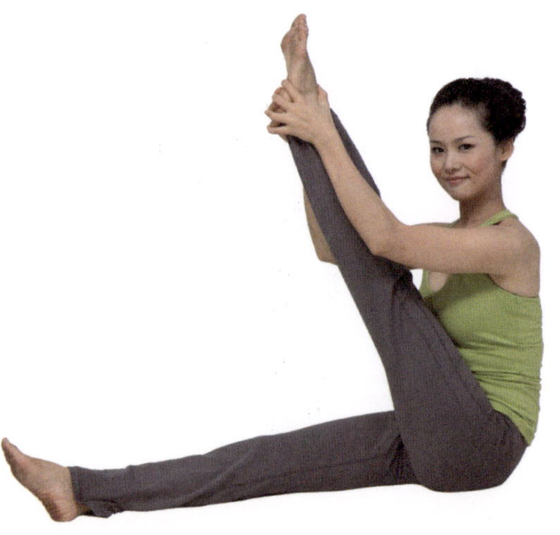

**Step 02:**
上半身向前倾，抬起左腿，尽量将大腿贴向上半身，维持5秒，反方向重复做此动作，每天做3次，每次做10下。

## ⑫ 乙级瘦腿提臂步骤

*** Step 01:**

站立式，脚尖向外分开双腿，脚尖向外，两手放于胸前。

*** Step 02:**

将背肌挺直，边吐气边缓慢将膝盖弯曲。

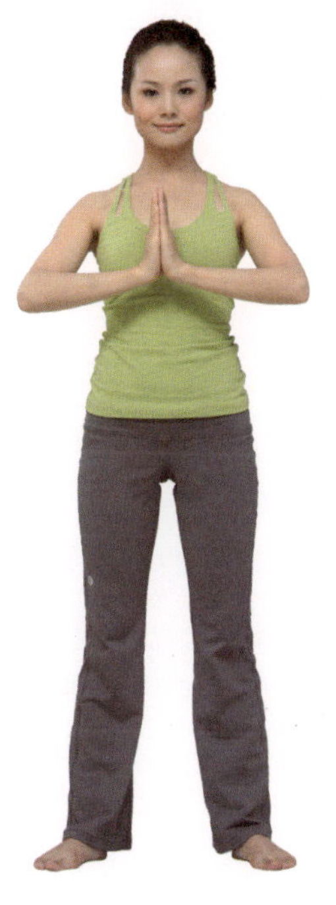

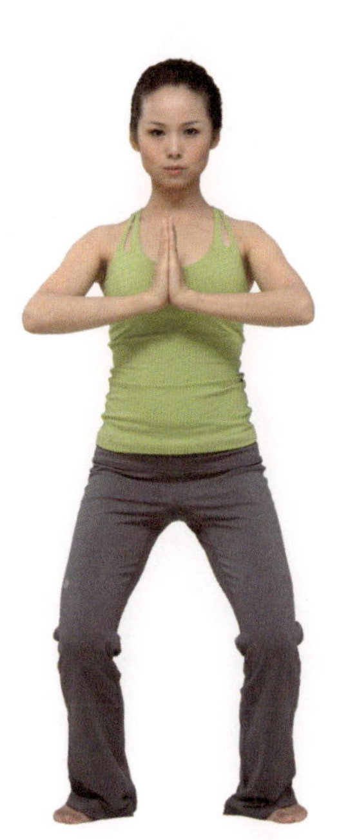

*** Step 03:**

保持膝盖弯曲状态，保持臀部向下坐的姿势，弯曲大腿，使其尽量与地面保持平行。动作要舒缓，慢慢回复原位。每天3次，每次10下。

07/

## Slim 甩掉臀部赘肉，做家务有大功劳

你是不是将家务劳动看成一个占用时间又了无生趣的任务了呢？让钟点工或保姆解决家务问题？其实居家劳动绝对可以作为一个不错的塑形运动，不仅令屋子干净整洁，而且达到了你美臀的初衷，痛痛快快甩掉了臀部的大块赘肉，这等好事何乐而不为？

**美臀指数：**★★★★☆

**美臀道具：**拖把一个

### 01 伸拉美臀步骤

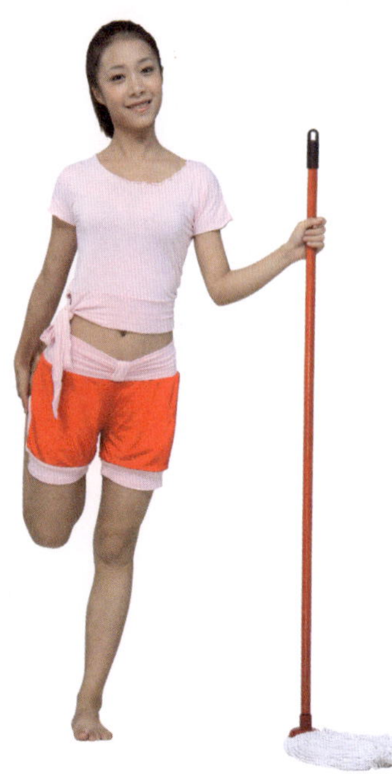

*** Step 01:**

左手扶拖把，用左脚支撑身体，右手扶右侧脚踝。

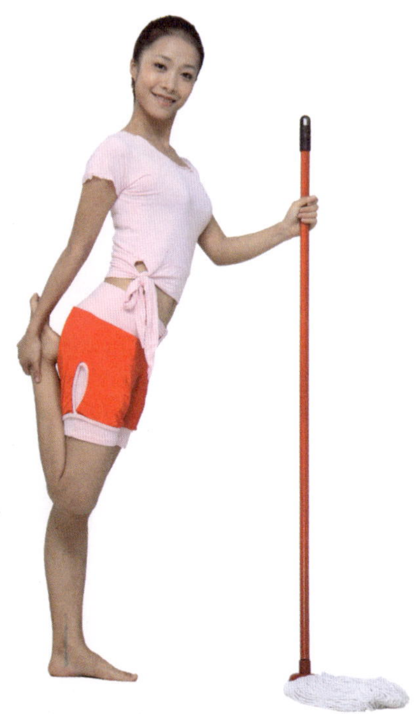

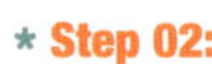

*** Step 02:**

身体前倾，用力将右腿小腿向臀部拉近，尽量靠拢双腿膝盖，保持好身体平衡。换脚继续重复做。

## 02 箭步蹲美臀步骤

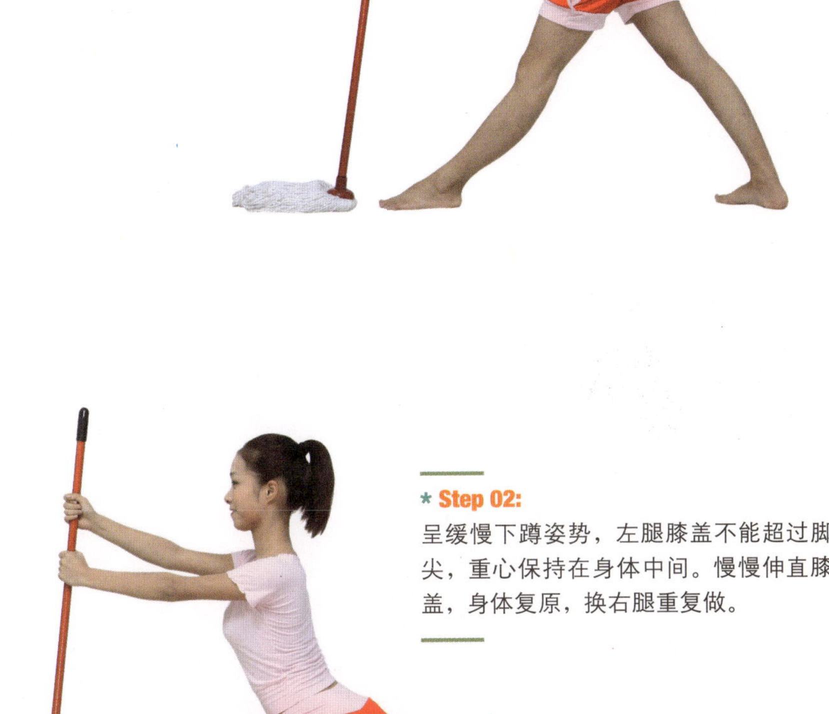

* **Step 01:**

保持双脚前后开立姿势，收腹挺胸，后面的脚掌点地。

* **Step 02:**

呈缓慢下蹲姿势，左腿膝盖不能超过脚尖，重心保持在身体中间。慢慢伸直膝盖，身体复原，换右腿重复做。

## 03 小腿伸拉美臀步骤

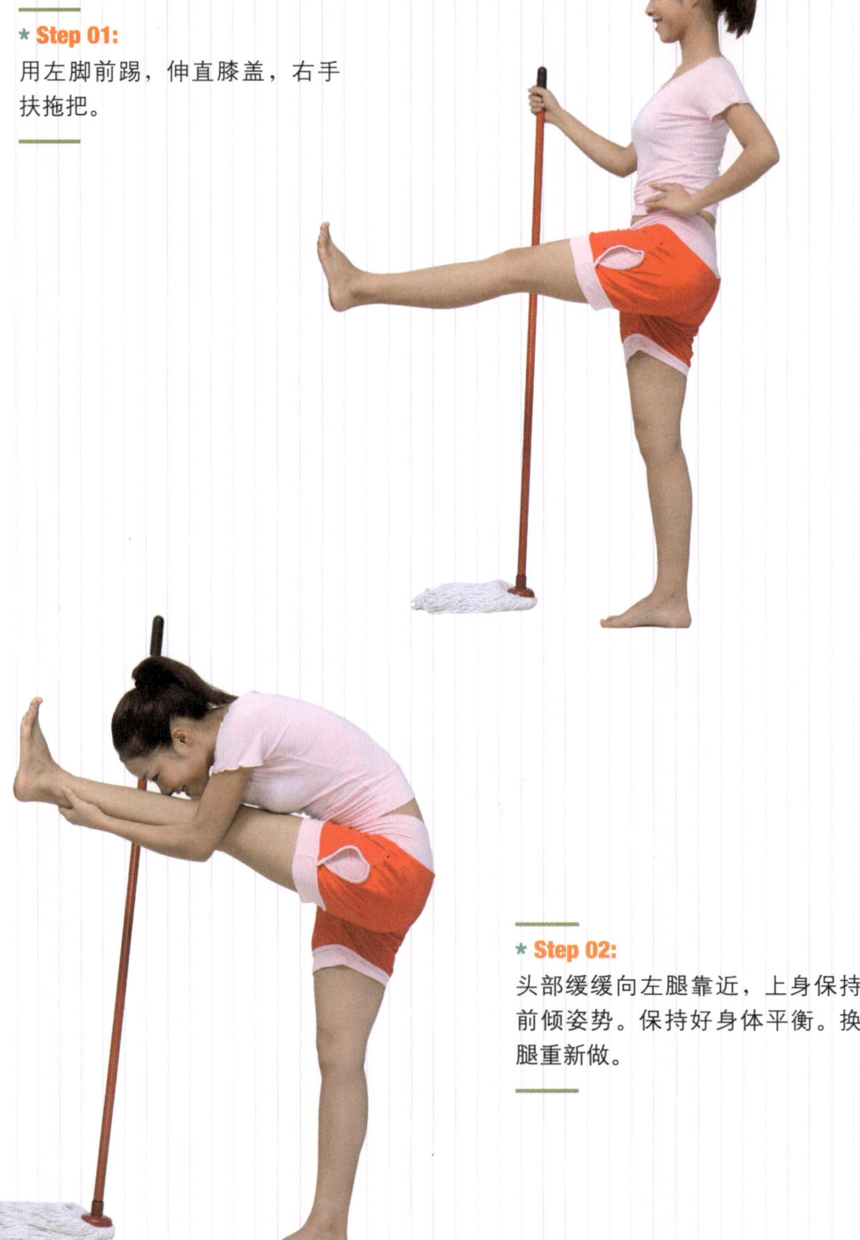

* **Step 01:**

用左脚前踢，伸直膝盖，右手扶拖把。

* **Step 02:**

头部缓缓向左腿靠近，上身保持前倾姿势。保持好身体平衡。换腿重新做。

## 04 深蹲美臀步骤

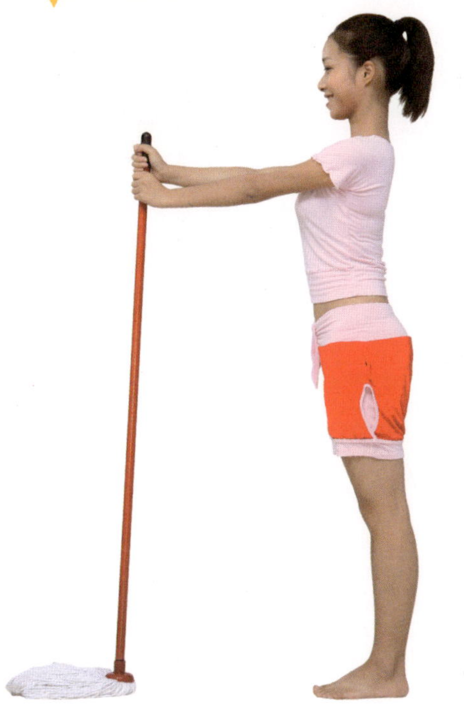

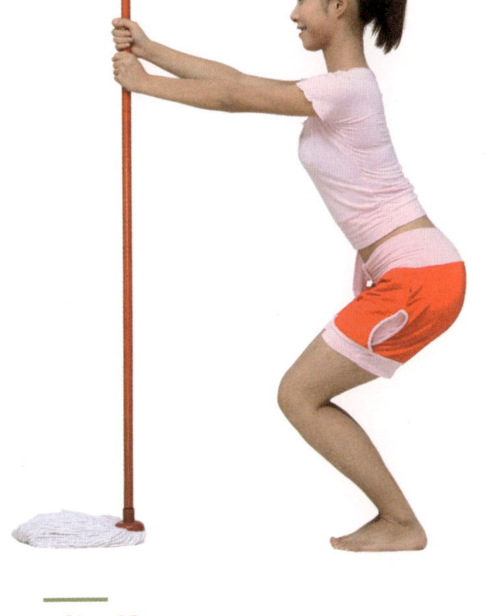

**Step 01:**

双手握好拖把，并拢双脚。

**Step 02:**

膝盖呈慢慢下蹲姿势，不要超过脚尖。

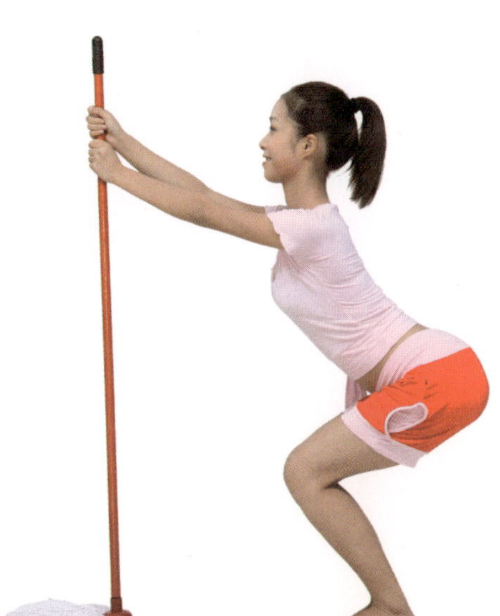

**Step 03:**

臀部向后倾，缓慢伸直膝盖，臀部慢慢复原。

## 05 后举美臂步骤

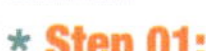

*** Step 01:**

左腿支撑，左手握拖把，右手扶住右脚踝。

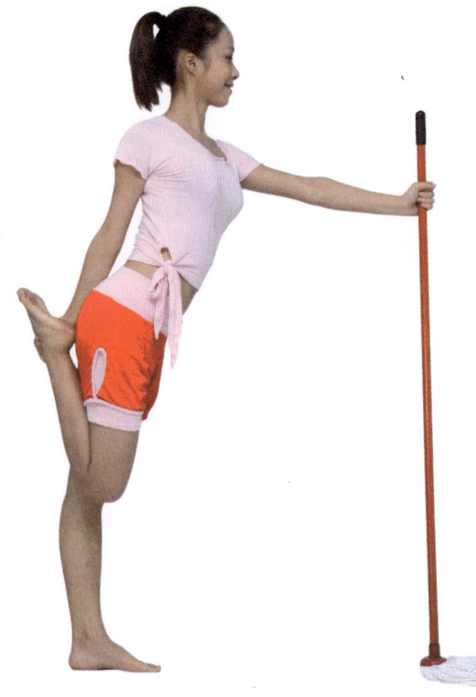

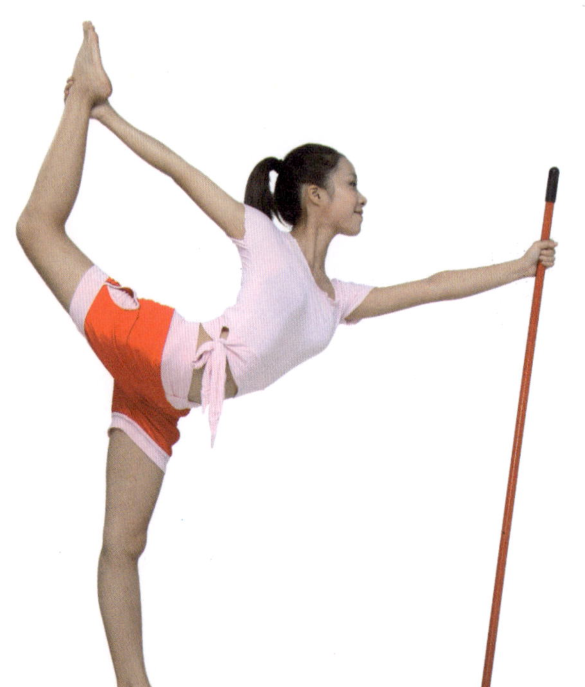

*** Step 02:**

身体保持略向前倾姿势，右腿慢慢抬高，脚尖朝上，保持好此动作5秒。回复原位，换右腿重做。

## 06 臀部伸拉美臀步骤

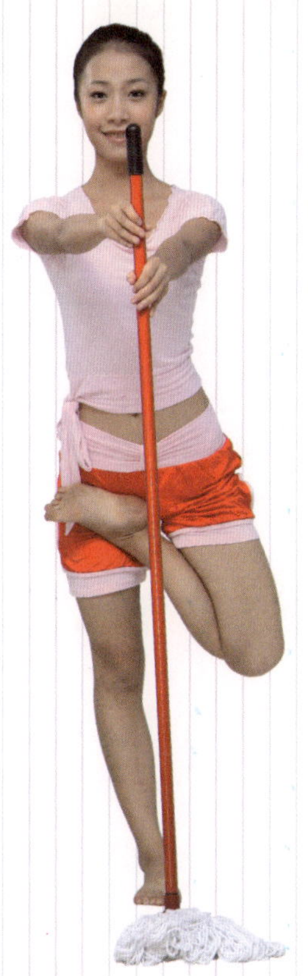

* **Step 01:**

保持臀部肌肉放松状态，右腿支撑，双手握住拖把，左腿弯曲如图。

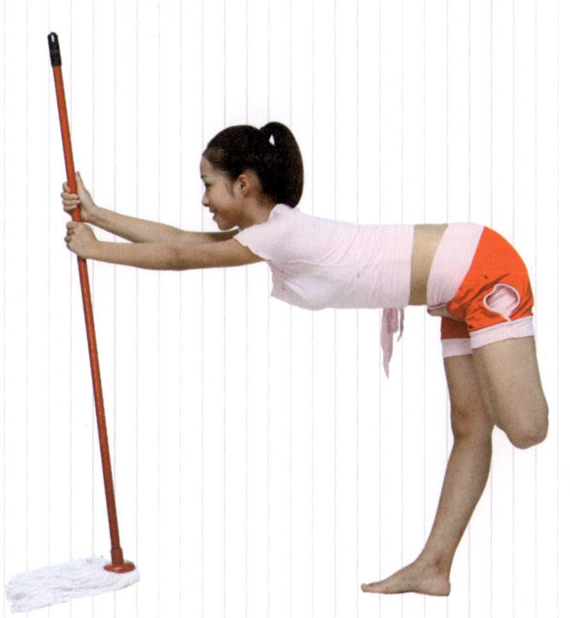

* **Step 02:**

左腿搭在把持重心的右大腿上，臀部后倾，保持好身体平衡。

### 美臀小吧

据统计，按1小时消耗热量计算，扫地可消耗1004焦耳热量；手洗衣服可消耗795焦耳热量；熨烫衣服可消耗84焦耳热量；擦玻璃窗可消耗1255焦耳热量。而在做家务时，灵活地加上适当小动作来调节，就可以起到很好的美臀作用。

08/

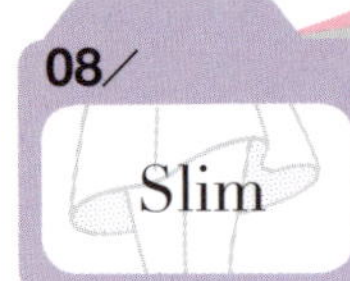


# 瞬间魔鬼翘臀，塑造性感身形

圆润、挺翘、富有弹性又不失紧致，这样的臀部就是魔鬼翘臀！这种臀型可谓是臀部中的极品了！再看看自己的臀部，唉，怎么差距这么大呢？下决心练就富有超级魔力的魔鬼翘臀，这才是臀部修身的终极目标！心急了吧？偷偷教你几招吧，假如你能坚持将这套动作做下去，不仅可以让你的腿部变得纤细，还会有效塑造性感臀部，令臀部翘起来！

美臀指数：★★★★☆

## 01 抬腿弯腰运动美臀步骤

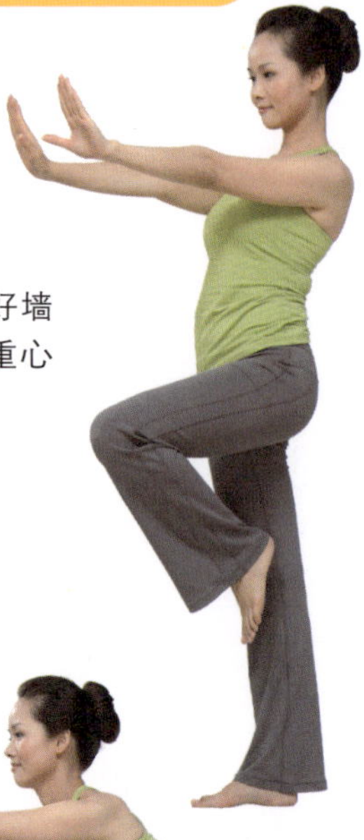

* **Step 01:**
伸直双臂，扶好墙壁，抬左脚，重心移向右脚掌。

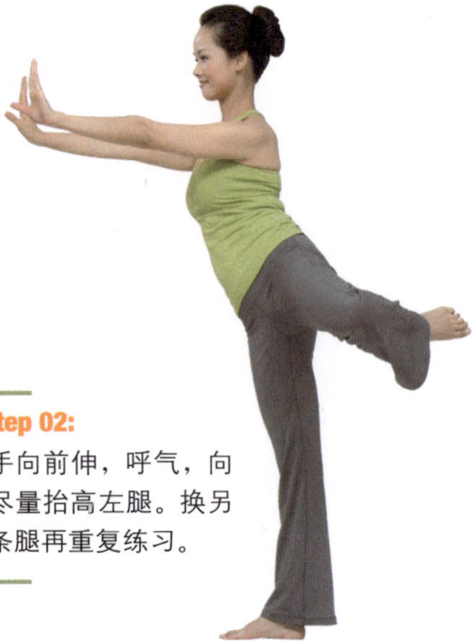

* **Step 02:**
双手向前伸，呼气，向右尽量抬高左腿。换另一条腿再重复练习。

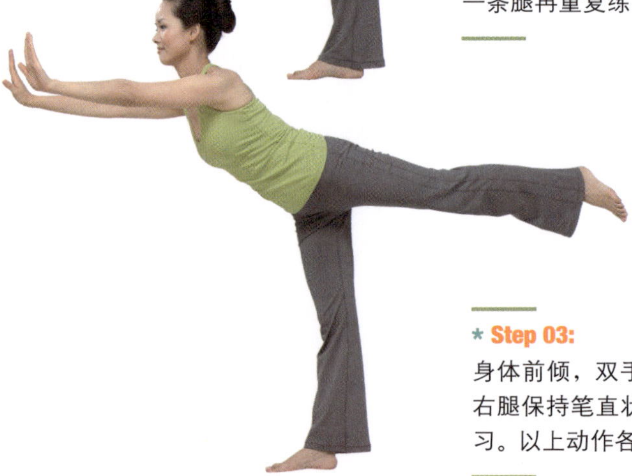

* **Step 03:**
身体前倾，双手向前伸，左腿向后伸直，右腿保持笔直状态。换另一条腿再重复练习。以上动作各做15次。

## 02 引体上升运动美臂步骤

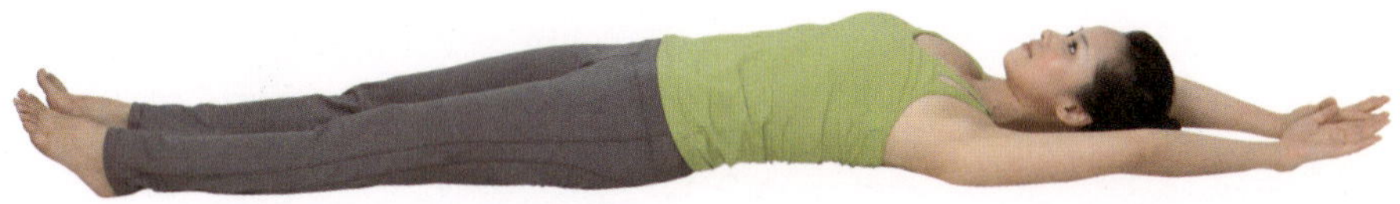

* Step 01:

平躺在地上，双手平放于头部两侧。

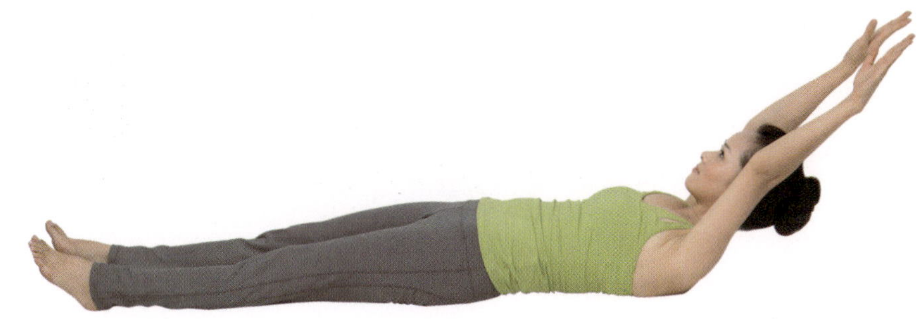

▶2-1

* Step 02:

腰部用力，做引体向上。保持这个动作5秒后，复原。重复动作15次。

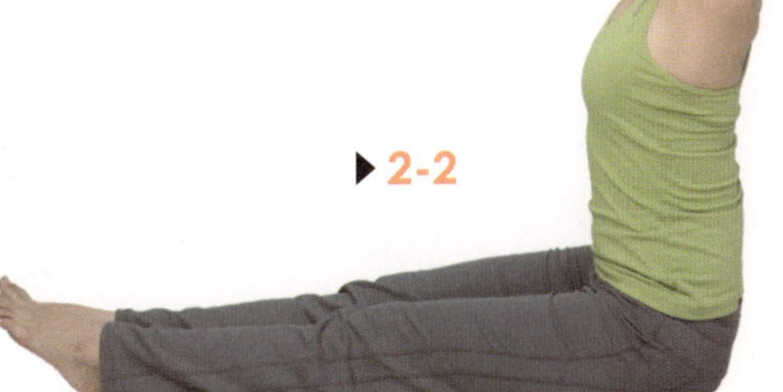

▶2-2

## 03 举腿美臂运动步骤

*** Step 01:**

在床上保持仰卧姿势，伸直双腿，双臂自然垂于身体两侧。

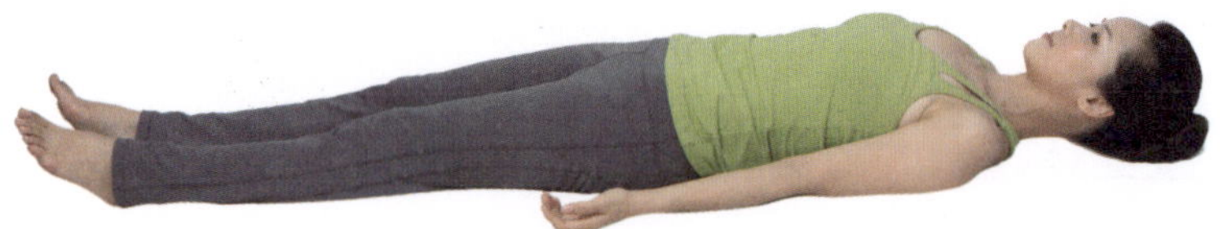

*** Step 02:**

左腿向上抬起，与身体呈90度，左脚尽量碰到左手指，身体慢慢向右手边转移。伸直右腿，右手保持水平状态。

## 04 弯身美臂运动步骤

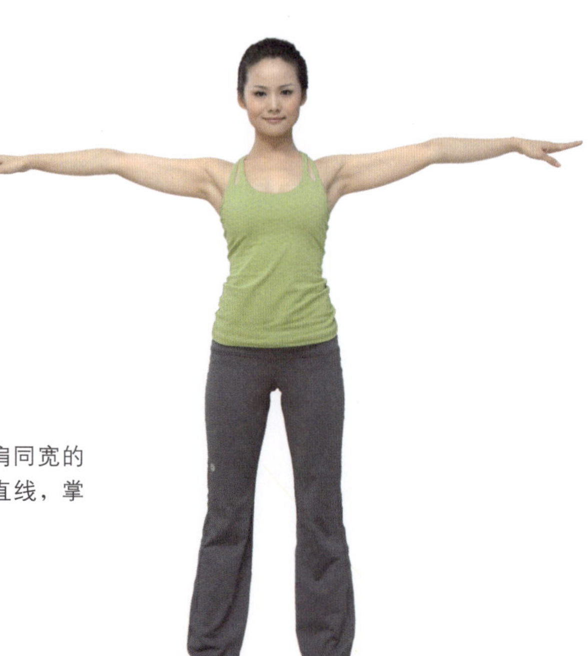

*** Step 01:**

取站式，双脚分开，保持与肩同宽的距离，两臂侧平举，成一条直线，掌心向下。

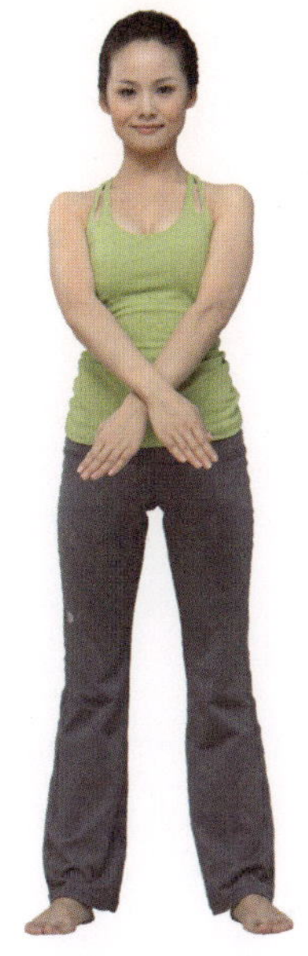
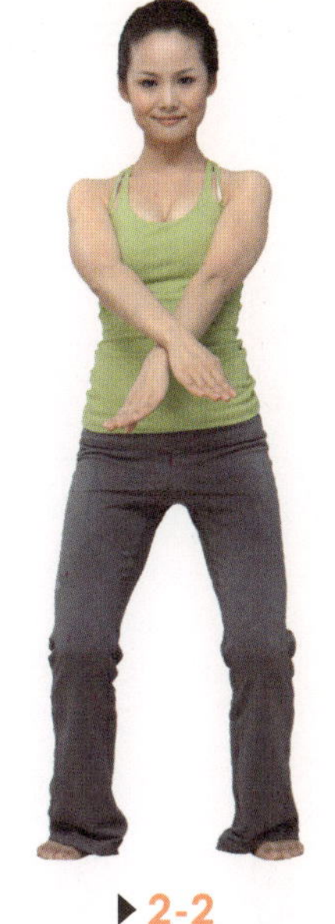

*** Step 02:**

双臂向下，到腹部位置保持交叉姿势，同时弯曲膝盖，腿微向下蹲。保持5秒后，复原。

▶2-1 ▶2-2

## 05 外侧伸展美臂运动

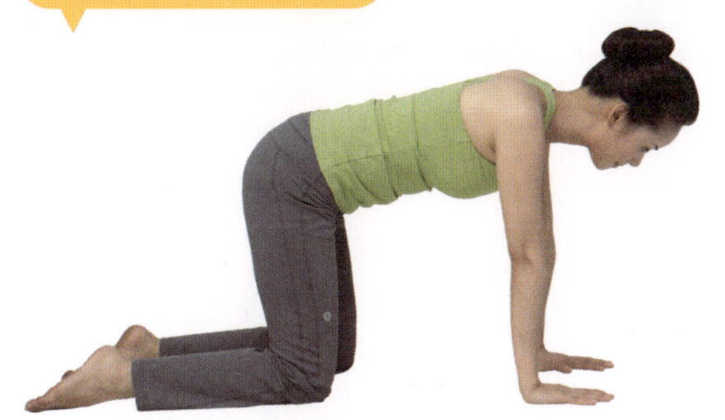

*** Step 01:**

呈跪地式，用双手撑住地面，身体呈四角式。

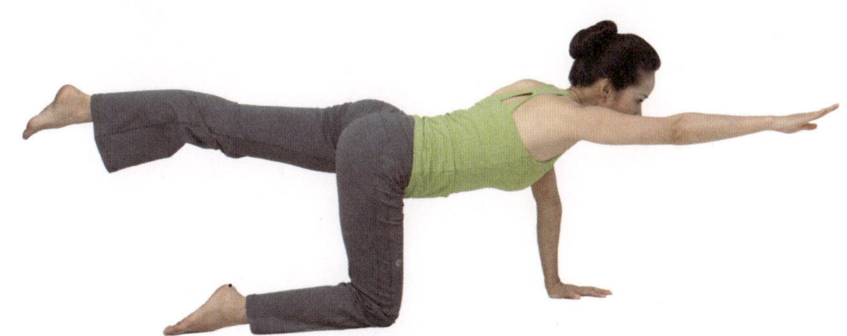

*** Step 02:**

左臂撑住地面，右臂向前伸直，左腿向后伸直，与身体保持水平。左右腿轮流做20次。

Chapter 04 5 minutes everyday

# 5分钟终极美腿秘诀

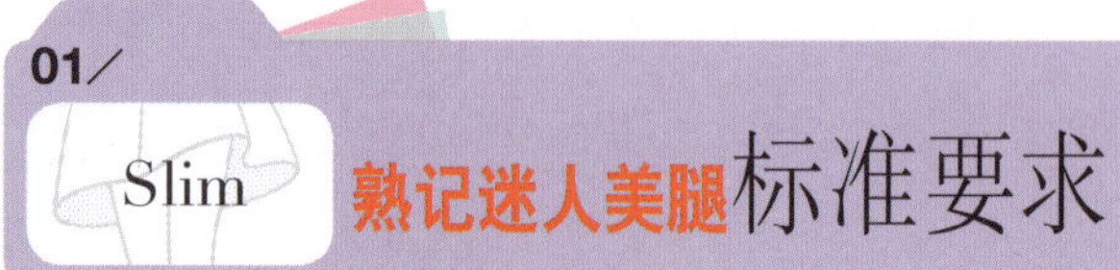

## 01／ Slim 熟记迷人美腿标准要求

拥有修长美腿是每个女人的梦想，但有些人即便腿部减肥成功，但腿形依然不够美观。为什么呢？因为她们没有找到美腿的具体标准，导致腿部减肥重点部位把握不当。什么样的腿才能称得上美人腿呢？

首先，不妨对照美腿计算器自测一番。

| 身高（厘米） | 腿总长（厘米） | 大腿围（厘米） | 小腿围（厘米） | 脚踝围（厘米） |
|---|---|---|---|---|
| 150 | 68.3 | 46.5 | 30.0 | 18.0 |
| 153 | 69.6 | 47.4 | 30.6 | 18.4 |
| 155 | 70.5 | 48.1 | 31.0 | 18.6 |
| 157 | 71.4 | 48.7 | 31.4 | 18.8 |
| 160 | 72.8 | 49.6 | 32.0 | 19.2 |
| 163 | 74.2 | 50.5 | 32.6 | 19.6 |
| 165 | 75.1 | 51.2 | 33.0 | 19.8 |
| 167 | 76.0 | 51.8 | 33.4 | 20.0 |
| 170 | 77.4 | 52.7 | 34.0 | 20.4 |
| 173 | 78.7 | 53.6 | 34.6 | 20.8 |

其次，找准美腿的三大黄金分割点。

所谓美腿的三大黄金分割点，分别是指分割大小腿部位的膝盖，纤长腿部的腿肚，及美化腿部线条的脚踝。

膝盖是美腿的首要标准，因为穿短裙站立时，最引人注目的就是膝盖部位；腿部纤长的关键在于腿肚处最粗部位，如果小腿肚高，就能从视觉上拉伸小腿，让腿形变得更完美、笔挺；而脚踝处脂肪堆积，也会影响腿部的整体美观。

02/

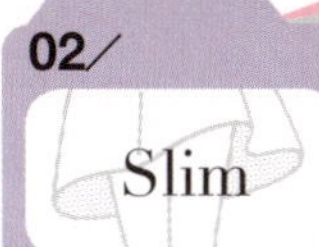


# 午间十分钟 练练瘦腿操

白领一族由于工作时间紧张忙碌，因此想要瘦腿就要抓住每一个能锻炼的机会，分秒必争，才会令魔鬼身材及早诞生。比如每次上班、逛街前，都可以做上几个小运动，能让自己时时刻刻处在更健康、更美丽的进程中。

别小看了貌似很简单的动作，美腿其实就在这不起眼的一举一抬之间。俗话说“不积跬步，无以至千里”，再好的美腿方法不坚持都是起不到任何效果的。既然决定要做纤腿的白领一族，就要加把劲努力再努力。

美腿指数：★★★★☆

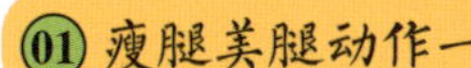

## 01 瘦腿美腿动作一

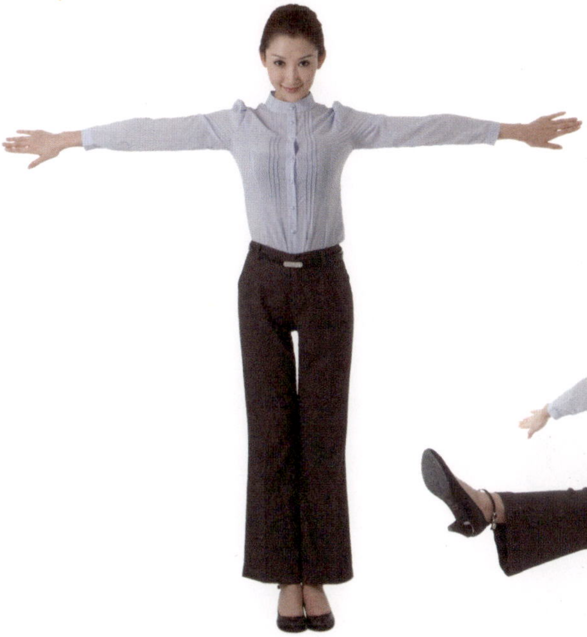

*** Step 01:**

背对着墙站立，双臂伸平，与肩同高，手心贴墙，保持住身体平衡。

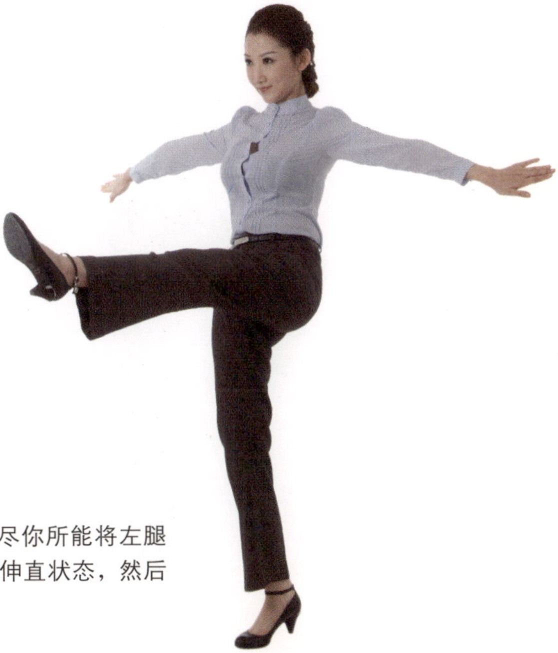

*** Step 02:**

左腿向前方抬起，直到与腰同高。尽你所能将左腿向右移，注意抬移时膝盖一直保持伸直状态，然后复原，换右腿重复再做。

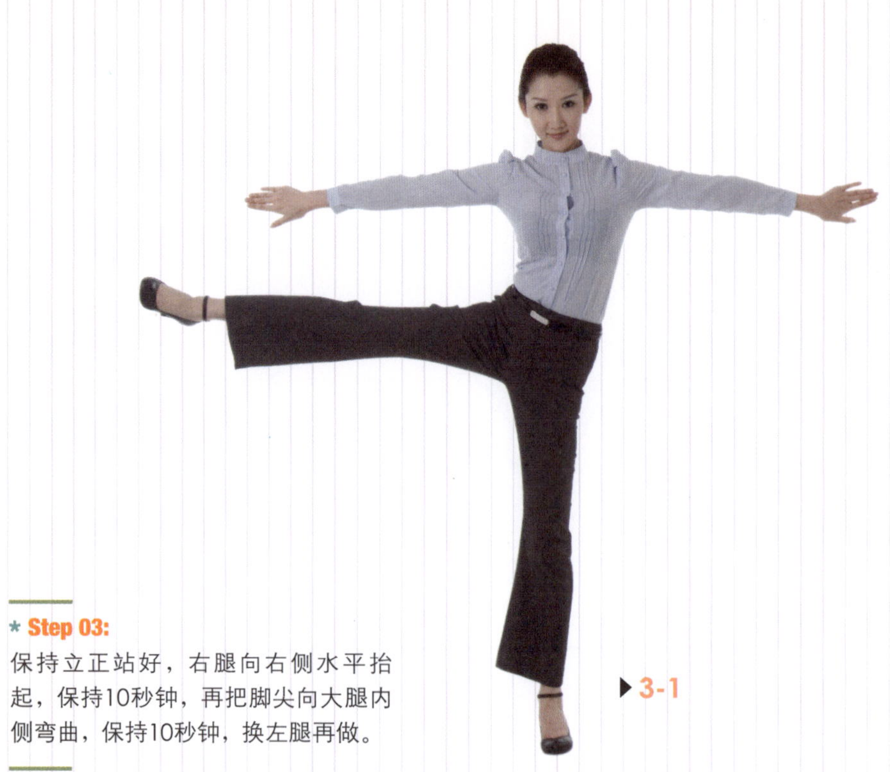

▶ 3-1

* **Step 03:**

保持立正站好，右腿向右侧水平抬起，保持10秒钟，再把脚尖向大腿内侧弯曲，保持10秒钟，换左腿再做。

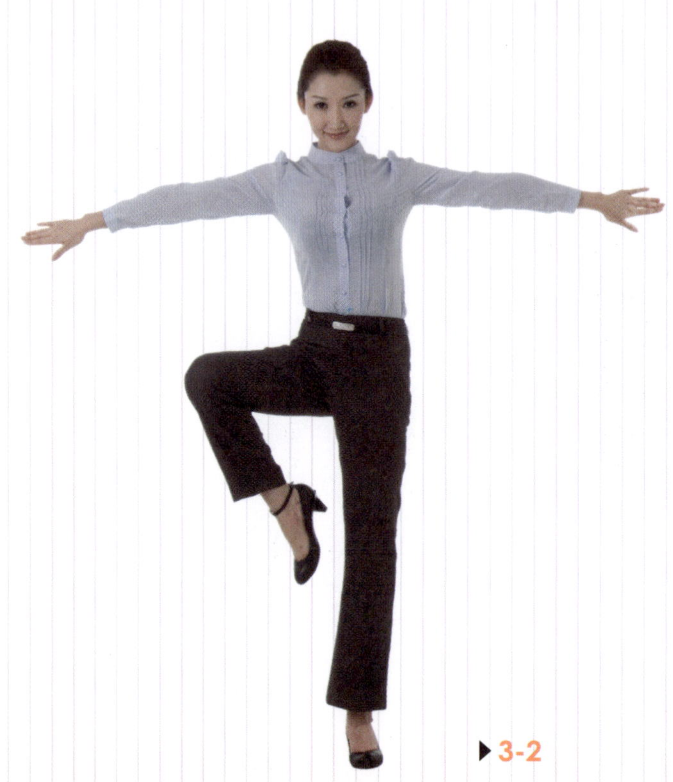

▶ 3-2

## 02 瘦腿美腿动作二

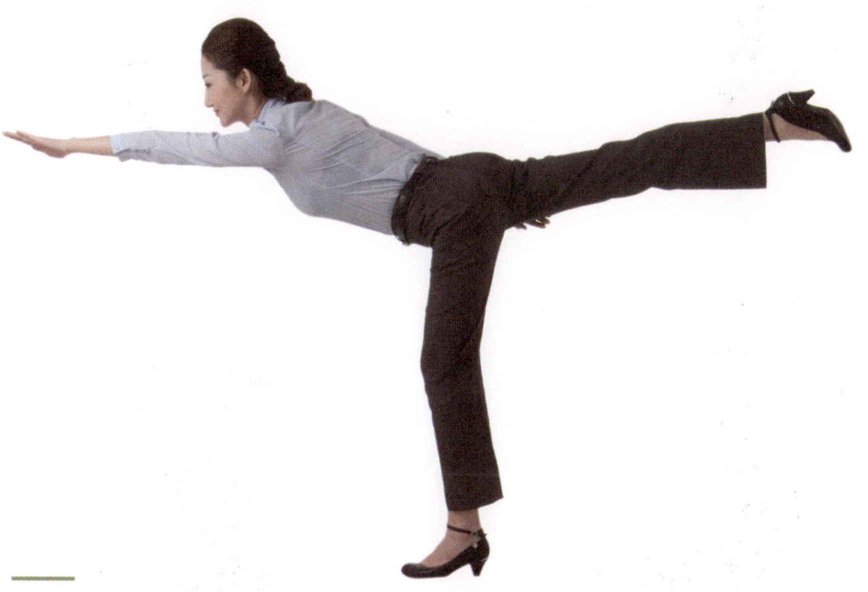

*** Step 01:**

身体保持前倾，左手向前水平伸直，右手与身体平行，右腿向后抬起。保持住身体平衡，坚持数秒后复原。

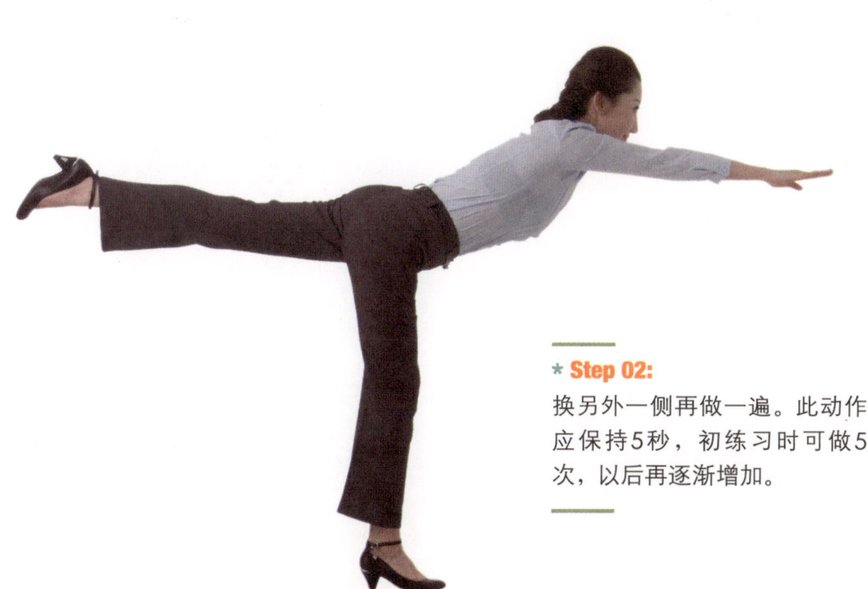

*** Step 02:**

换另外一侧再做一遍。此动作应保持5秒，初练习时可做5次，以后再逐渐增加。

## 03 瘦腿美腿动作三

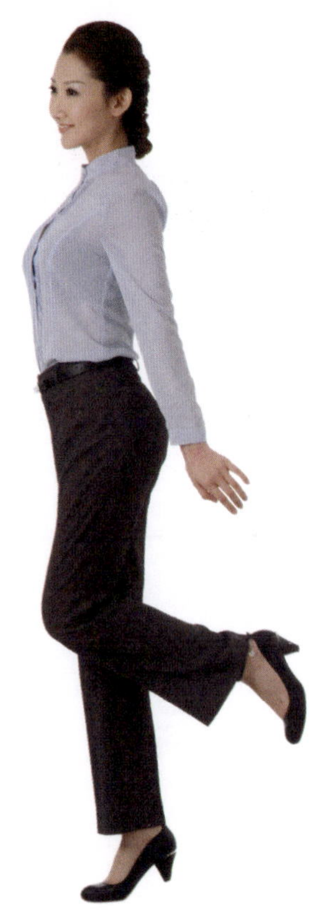

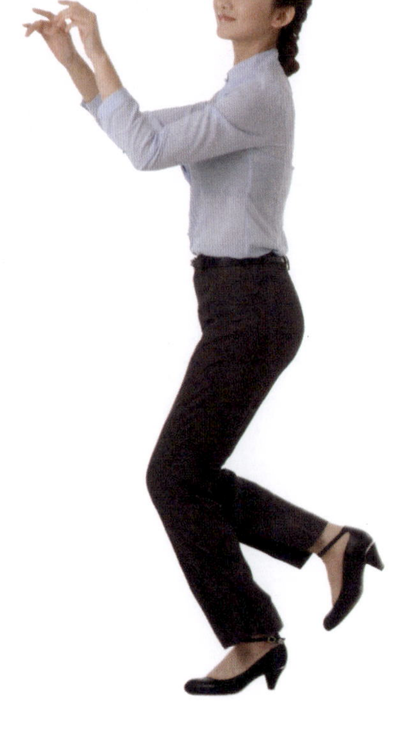

*** Step 01:**

取站式，做抖脚运动，抖到脚有点发热、发痒的感觉就可以停止了。

*** Step 02:**

将双臂抬高，配合双脚抖动，直到双臂有酸胀感为至。复原，全身放松。

### 美腿小吧

1.多吃含钾的食物，例如香蕉、大豆、菠菜、紫菜等，这样有助于将多余的水分排出体外。避免过多食用含盐糖量高的食物，以免引起脂肪堆积和水肿。

2.每天坚持用温水泡脚，同时最好能够按摩大小腿部位5分钟。可以令肌肉放松，增加弹性。

## 03/ Slim 金鸡独立 **修炼挺拔“铅笔腿”**

日常生活中，我们除了经常听到女性对腿粗的抱怨外，也常听到她们对长腿的火热追求。是啊，在拥有纤细美腿的同时，笔直的外型，也是一双美腿必不可少的因素。下面就介绍几种让腿部笔直的好招式。这套动作的要领就是让双腿尽量绷直，尽量让指尖接近地面。只要勤加练习，假以时日你就会拥有一双细长笔直的美腿。

**美腿指数：**★★★☆☆

### 01 美腿步骤动作一

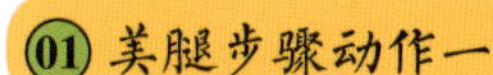

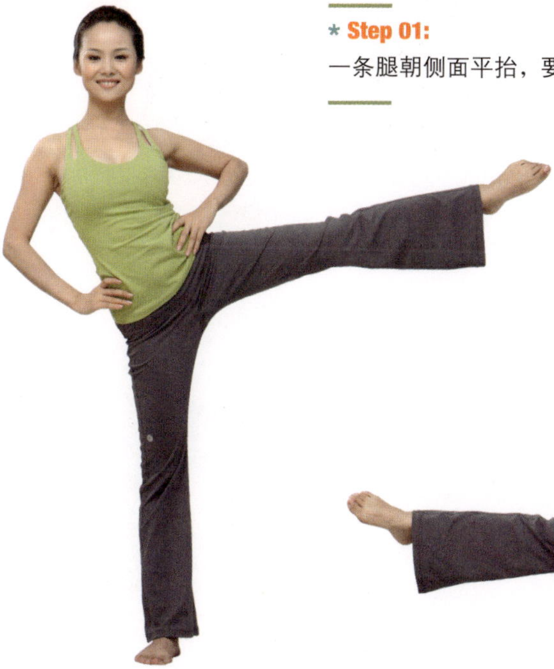

*** Step 01:**
一条腿朝侧面平抬，要尽可能地抬高。

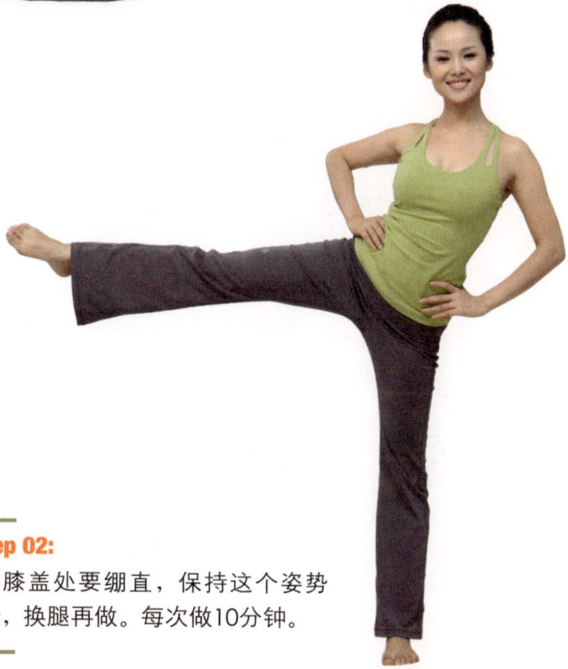

*** Step 02:**
腿部膝盖处要绷直，保持这个姿势10秒，换腿再做。每次做10分钟。

## 02 美腿步骤动作二

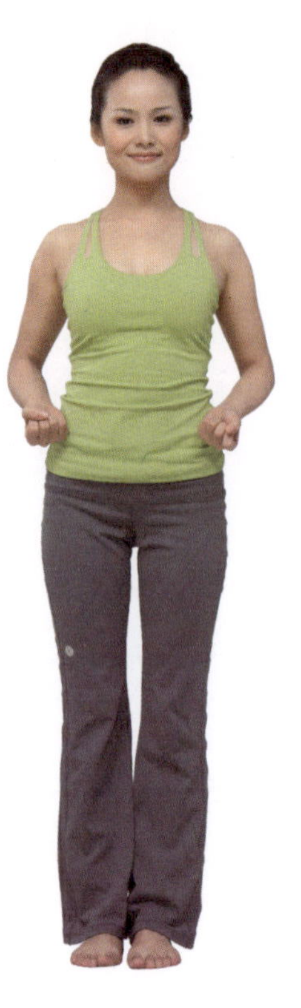

*** Step 01:**

取站式，身体直立，脚尖向前，两手呈握拳姿势，自然放在腰两侧。

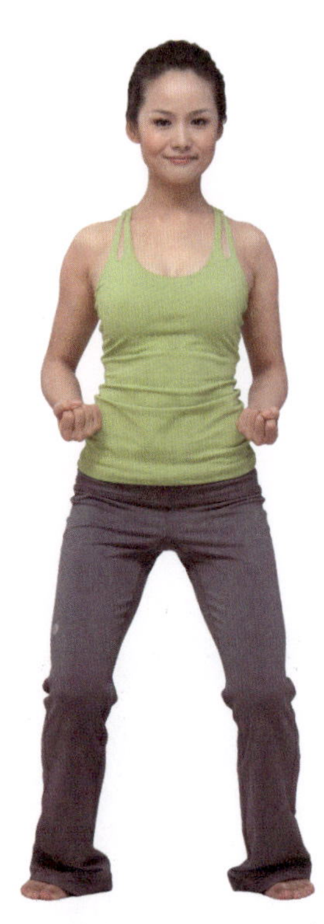

*** Step 02:**

下蹲至屈膝，膝盖弯曲处保持90度，保持5秒，直起腰，挺胸收腹。

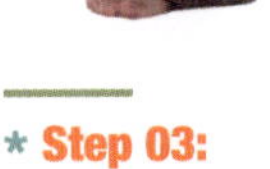

*** Step 03:**

前伸双臂，然后复原。连续做15次后，休息1分钟，做两组。

## 03 美腿步骤动作三

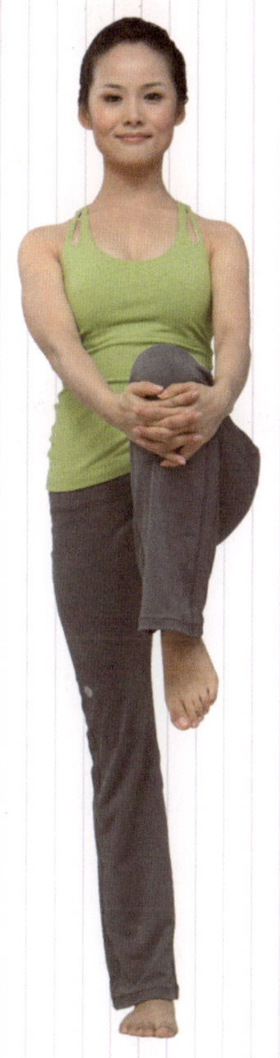

* **Step 01:**

取站式，提起左腿，双手抱膝。

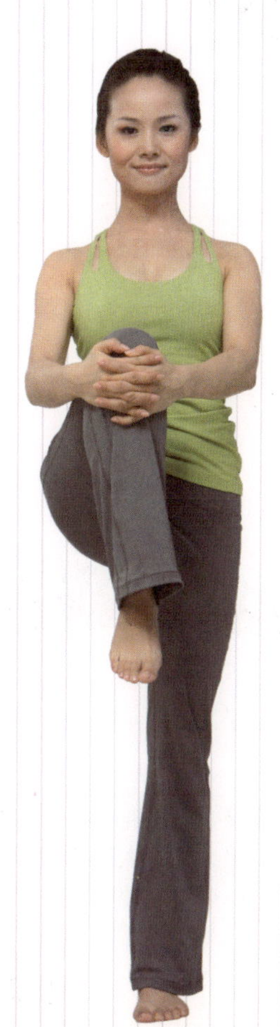

* **Step 02:**

换腿重复练习。20次一组，做两组。

## 04 美腿步骤动作四

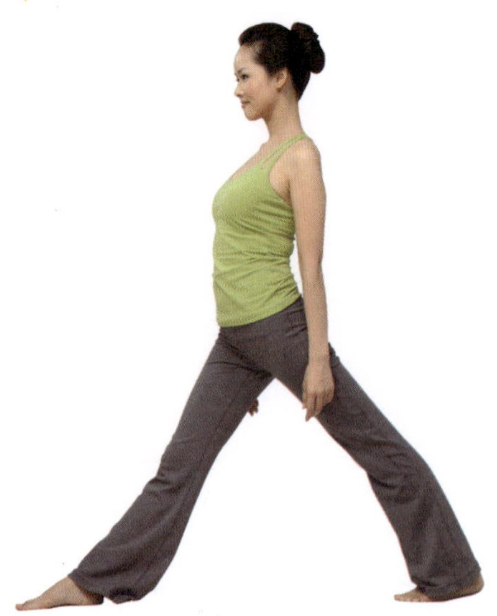

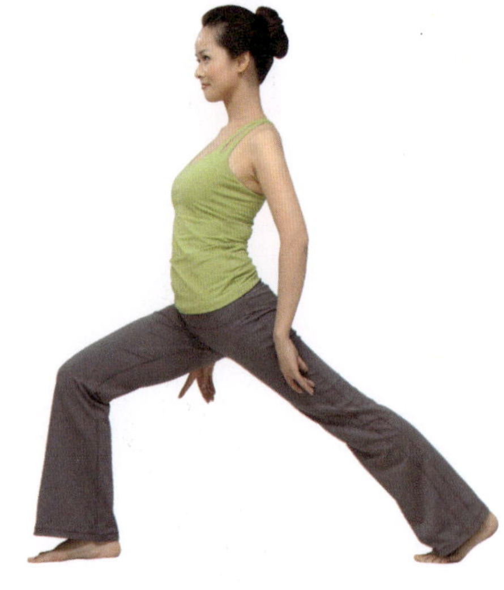

* **Step 01:**

取站式，保持两腿前后开立姿势，脚尖向前，稍屈膝盖，将重心保持在两腿之间，将腹部收紧。腰立起。

* **Step 02:**

下蹲，前腿呈直角弯曲。重复练习15次后换方向再做，做两组。

## 05 美腿步骤动作五

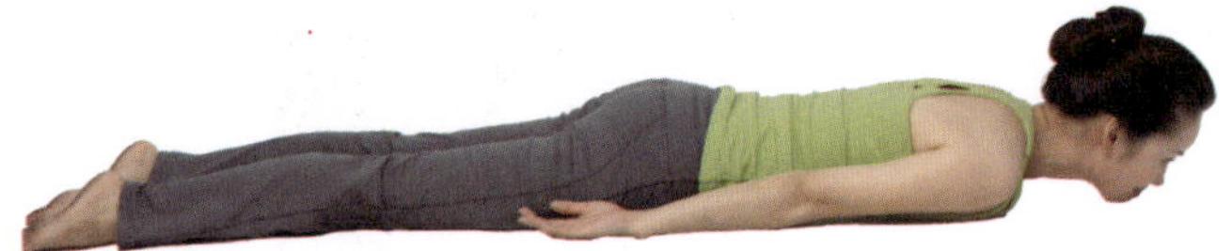

* **Step 01:**

身体俯卧，平躺，双腿与双臂尽量向后方伸直。

* **Step 02:**

身体保持俯卧姿势，将两手支撑住地面，弯曲两膝。用力收紧大腿后侧肌肉，重复练习20次后休息一分钟，做两组。

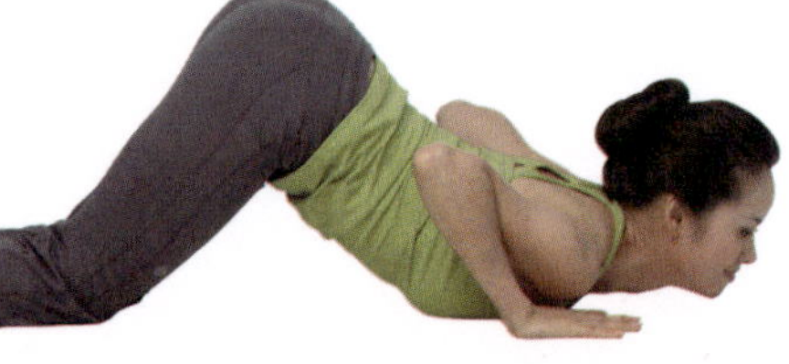

## 06 美腿步骤动作六

**Step 01:**

身体保持左侧卧姿势，用手肘撑住地面，右腿放在左腿上方，伸直双腿。

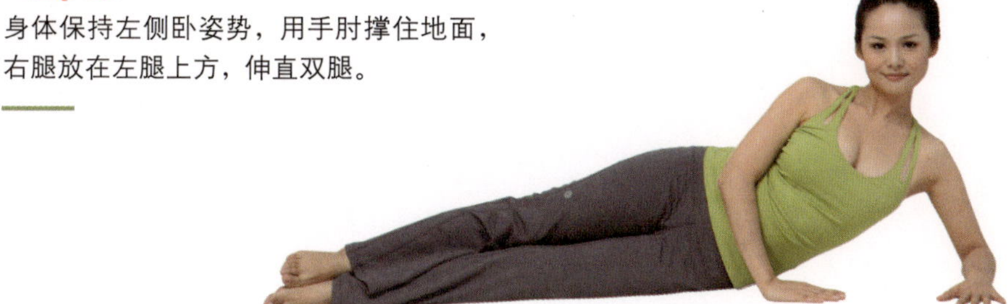

**Step 02:**

慢慢抬起右腿，直到感觉大腿外侧收紧为止，重复练习20次，做两组。

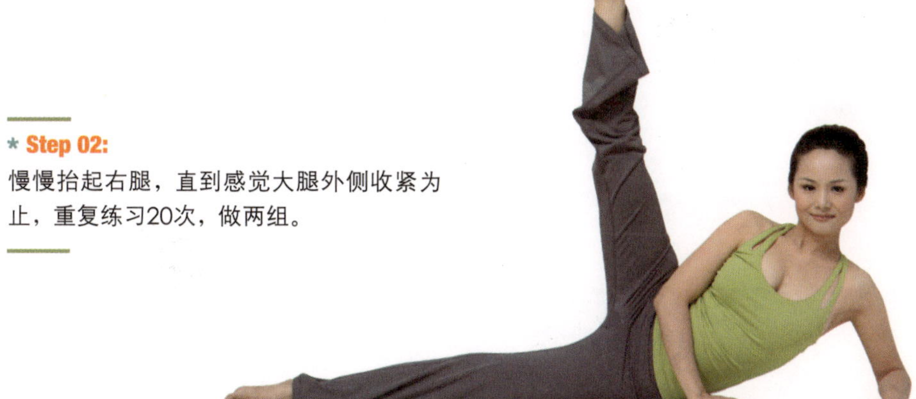

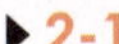

▶2-1

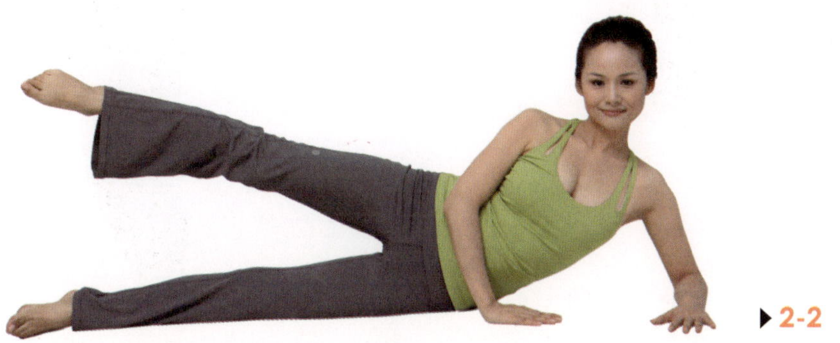

▶2-2

04/

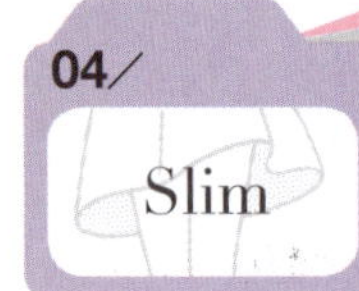


# 蹦蹦跳跳拉伸小腿肌肉

看到蹦蹦跳跳玩耍的小孩，会不会猛然发觉自己已好久没有蹦跳过了？是不是已经忘记了那种跳跃的感觉了呢？看着小孩们的朝气和活力，相比之下是不是感觉自己疲惫了很多？

其实是你的心态累了，赶快找回那份丢失的童真吧，不仅如此，还可以顺便拉伸你的小腿肌肉，起到瘦腿的作用！比如跳跳绳，这可是一个非常有效的家常瘦腿法，可以有效减少腿部脂肪，锻炼腿部肌肉，拥有一双紧实修长苗条的美腿不再是梦！

**美腿指数：**★★★★☆

**美腿工具：**跳绳一根

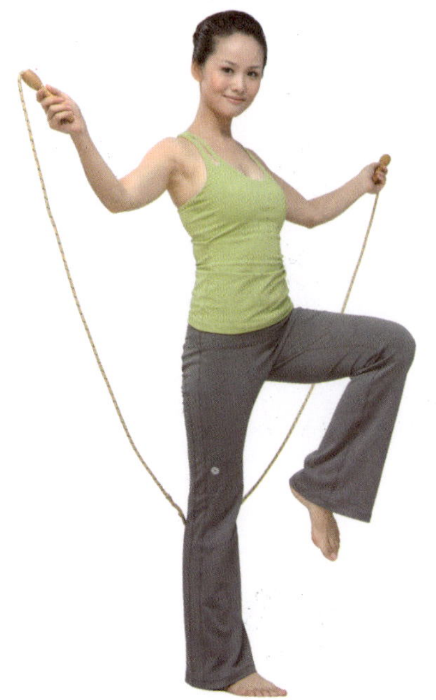

*** Step 01:**

抬高腿交替循环。两腿高抬，以交替的方式各跳两次。尽你所能地让脚掌向后，保持脚尖向下的姿势。这样可以伸展小腿肌肉。

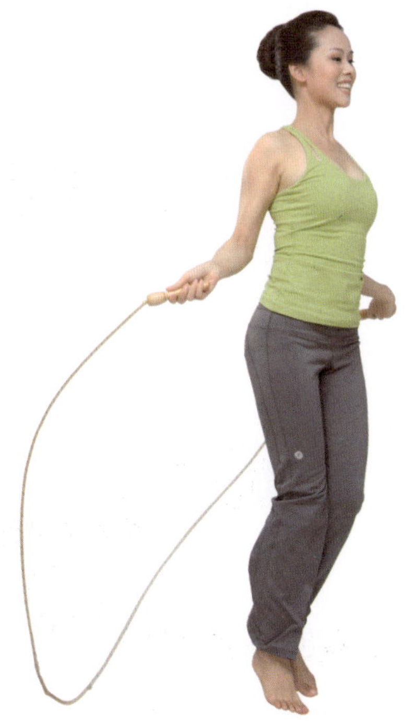

*** Step 02:**

双腿并拢蹦跳。并拢双脚跳动，尽你所能地将下肢向外侧扭。

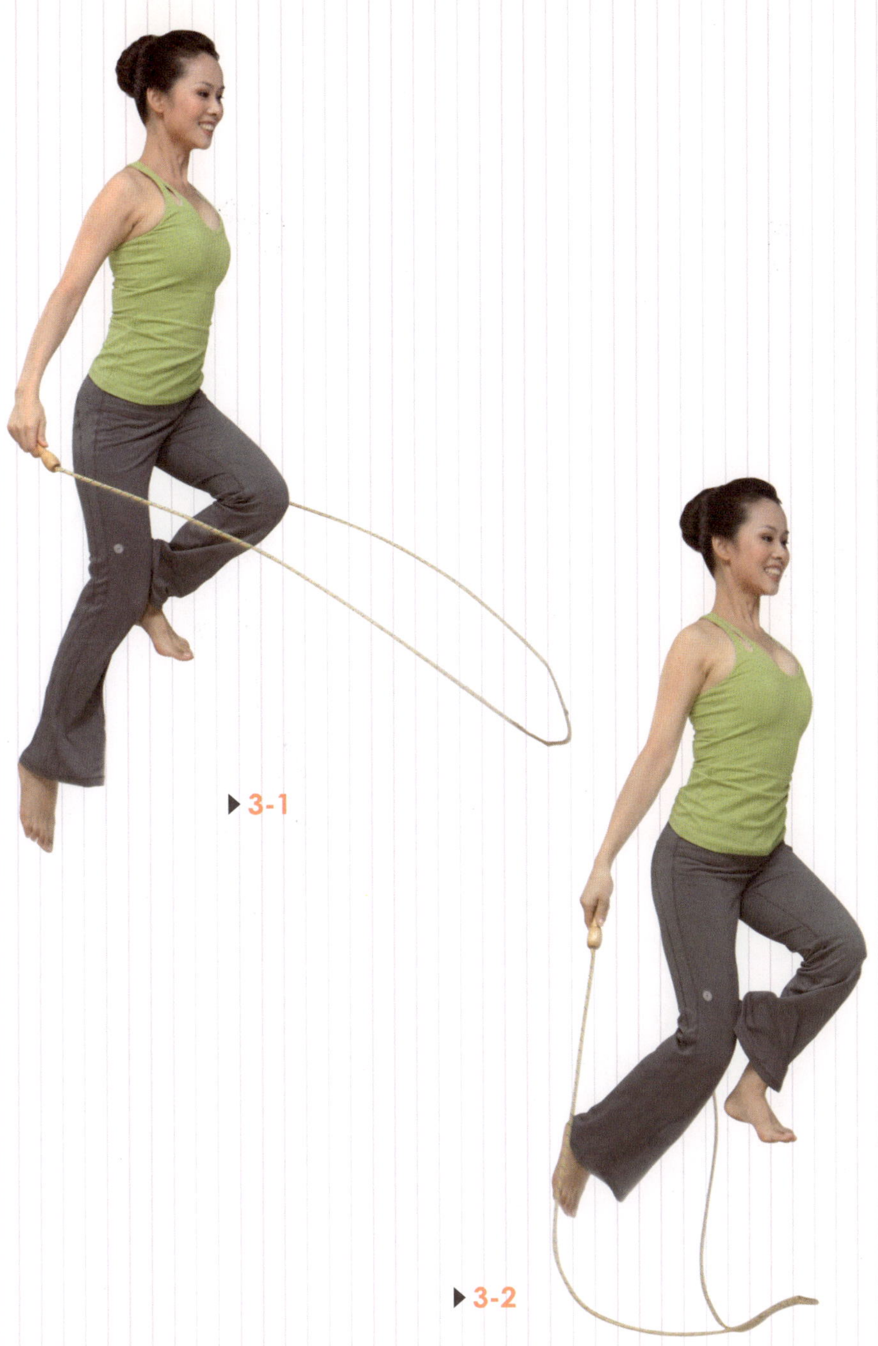

▶3-1

▶3-2

*** Step 03:**

左腿着地，右腿尽量蜷曲并抬高，跳10次。再换腿做此动作。

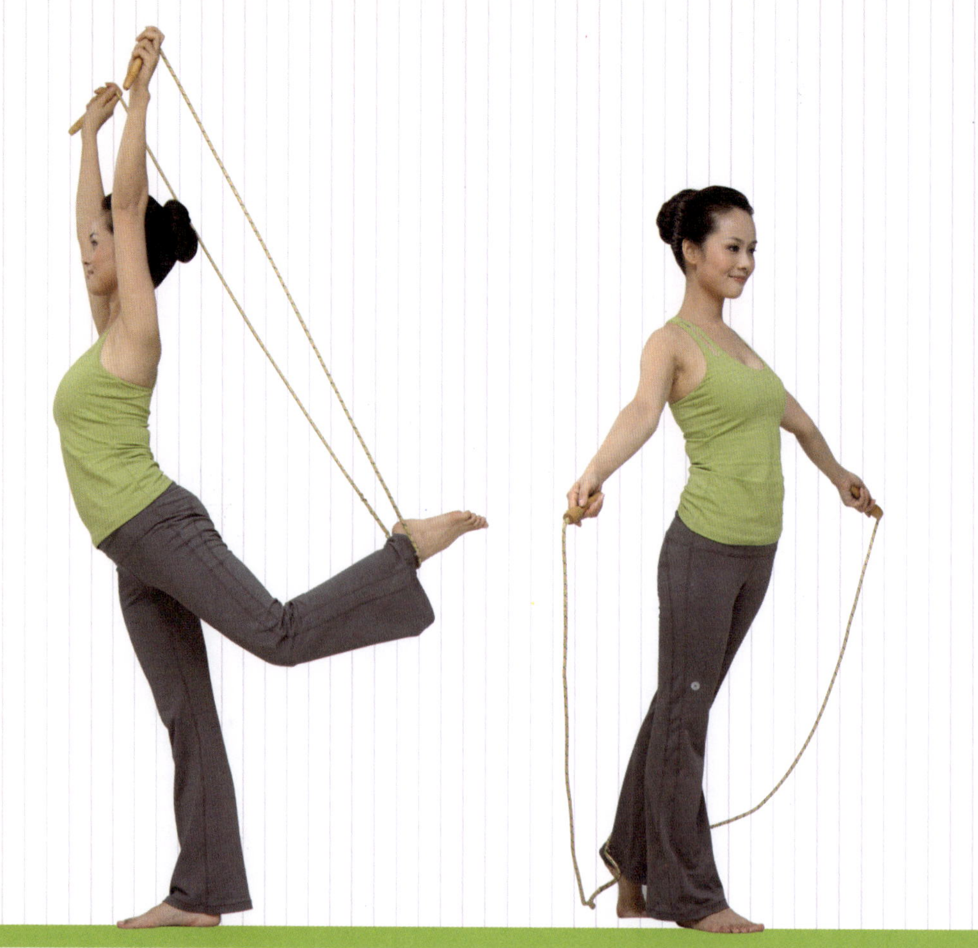

*** Step 04:**

高抬腿。一条腿在跳跃时尽量向后抬高，左右腿交换蹦跳。注意跳动时脚尖应向下。刚开始练习可能做不到连续换腿跳，可采取跳一次后原地轻颠一下，调整节奏后再继续跳的方式进行。

*** Step 05:**

双脚前后跳动。双腿呈并拢姿势，向后挥绳，跳过后再向前挥绳子跳过。可以先在地上画一条线，以这条线为界向前后跳来跳去。

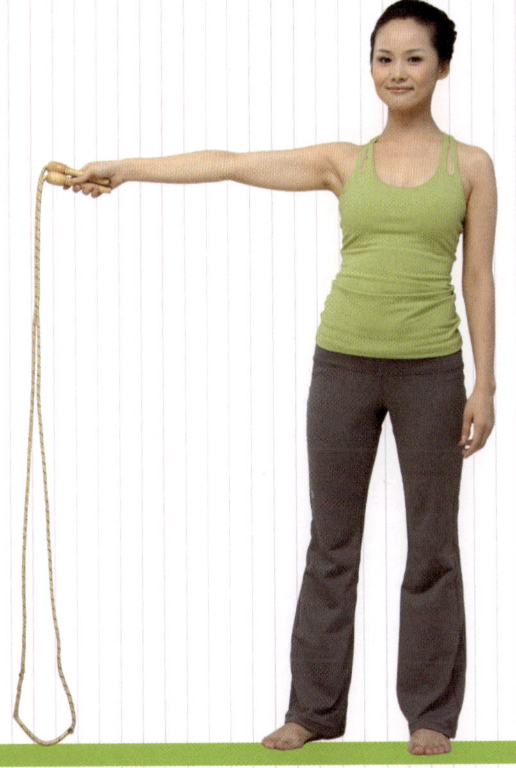

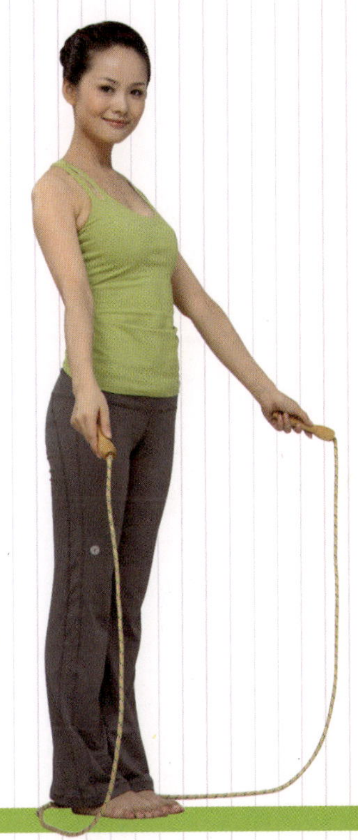

* **Step 06**

双腿张开跳跃，在跳的过程中，保持双腿呈张开状态。可依据自身体质，适当调节张开的角度。

* **Step 07:**

双脚呈并拢姿势，保持抬头挺胸，在跳的过程中保持双腿并拢。

05/

## Slim 毛巾瘦腿操消灭晨起“大象腿”

别小看一条普通的毛巾，用它就可以做完美瘦腿小运动了。

其实，所谓毛巾操就是根据基本的“伸展运动”加工改造而来。通过做特定的拉扯动作，让人体各部位的肌肉和韧带得到伸展和收紧锻炼，优美的身体曲线自然而成。

现在开始，你只要准备一条长度为60厘米左右的毛巾就够了。家里和办公室都可以成为你的“毛巾瘦腿操”场所！

**美腿指数：**★★★★☆

**美腿工具：**毛巾一条

### 01 美腿步骤动作一

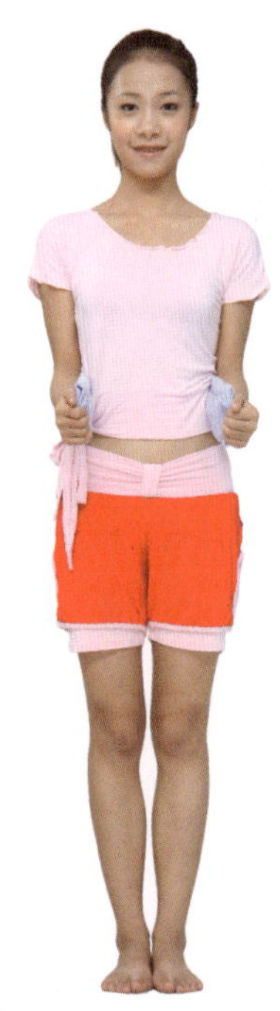

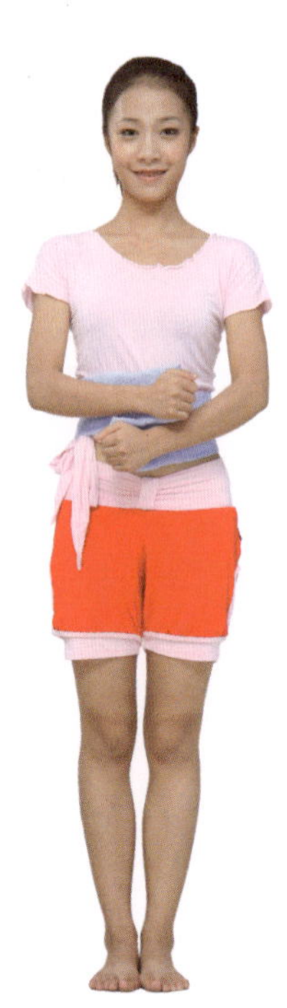

*** Step 01:**

保持站立姿势，双脚并拢，将毛巾缠在腰上，夹紧腋部。

*** Step 02:**

双臂用力拉紧毛巾，注意此时双臂应保持内交叉状态，保持这个动作8秒，然后放松。重复练习10次。

## 02 美腿步骤动作二

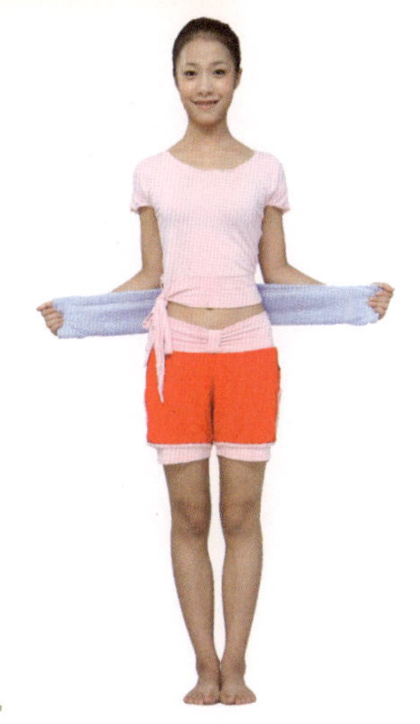

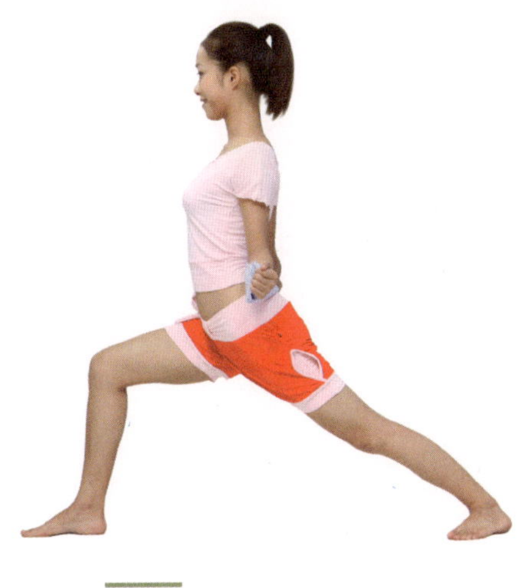

* **Step 01:**

身体呈站立姿势，双脚拢，将毛巾放于腰后，再向前缠到腰两侧，双手握紧毛巾两端。

* **Step 02:**

挺直背部，一条腿向前屈曲，另一条腿向后伸，保持弓字姿势。将身体重心向前面的脚压，再复原。左右腿轮流做10次，共做两组。

## 03 美腿步骤动作三

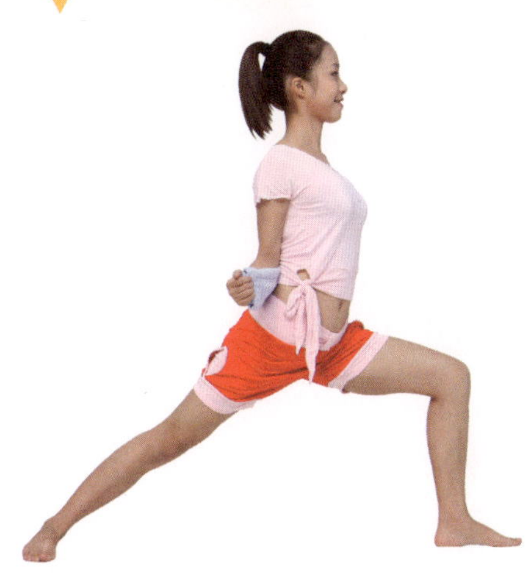

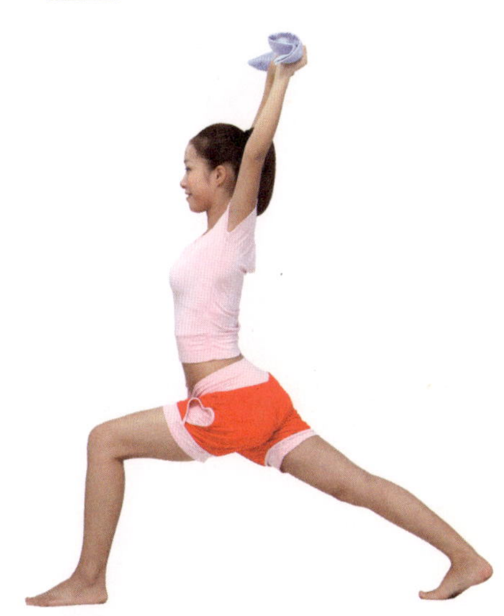

* **Step 01:**

毛巾从腰后部穿过，两手握好毛巾的两端。右腿向前跨一步，微弯膝盖，脚尖朝前。

* **Step 02:**

保持弓步姿势，将毛巾高举过头顶。上下反复做4次，保持8秒，换另外一条腿继续重复做。

## 04 美腿步骤动作四

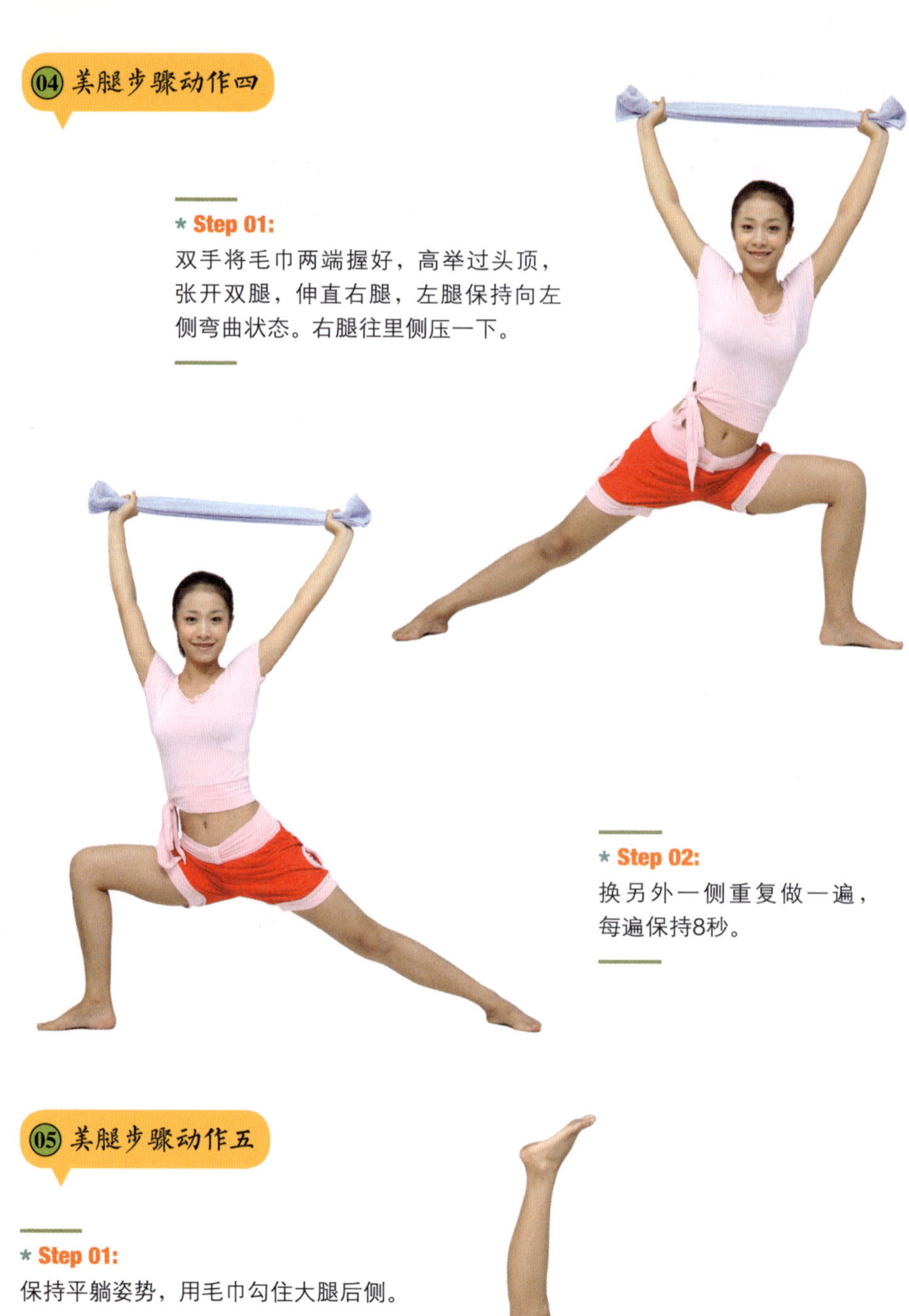

* **Step 01:**

双手将毛巾两端握好，高举过头顶，张开双腿，伸直右腿，左腿保持向左侧弯曲状态。右腿往里侧压一下。

* **Step 02:**

换另外一侧重复做一遍，每遍保持8秒。

## 05 美腿步骤动作五

* **Step 01:**

保持平躺姿势，用毛巾勾住大腿后侧。

* **Step 02:**

慢慢呼气，再利用毛巾拉伸小腿，尽最大限度地往胸部方向拉伸，保持这个动作5秒，然后换另一条腿重复做。

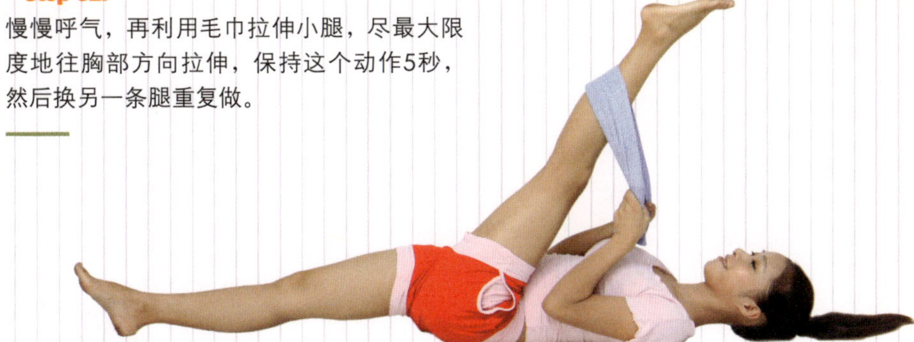

## 06 美腿步骤动作六

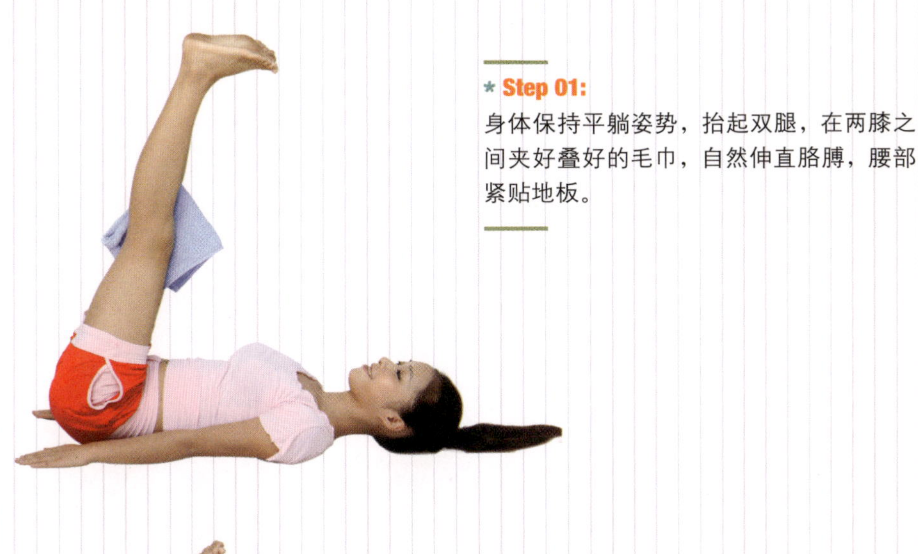

* **Step 01:**

身体保持平躺姿势，抬起双腿，在两膝之间夹好叠好的毛巾，自然伸直胳膊，腰部紧贴地板。

* **Step 02:**

慢慢呼气，提臀，膝盖与胸部在一条水平线时，慢慢放下，重复做15次。

## 07 美腿步骤动作七

*** Step 01:**

脸朝下身体趴在地板上，两手垫着下巴，将叠好的毛巾用两膝夹住。要注意双膝及脚踝都要紧贴，不能让毛巾掉下。

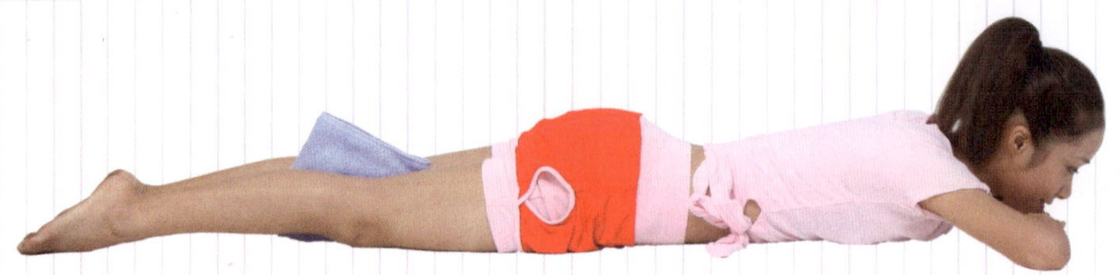

*** Step 02:**

令大腿紧贴地板，慢慢呼气，慢慢抬起小腿，重复20次。

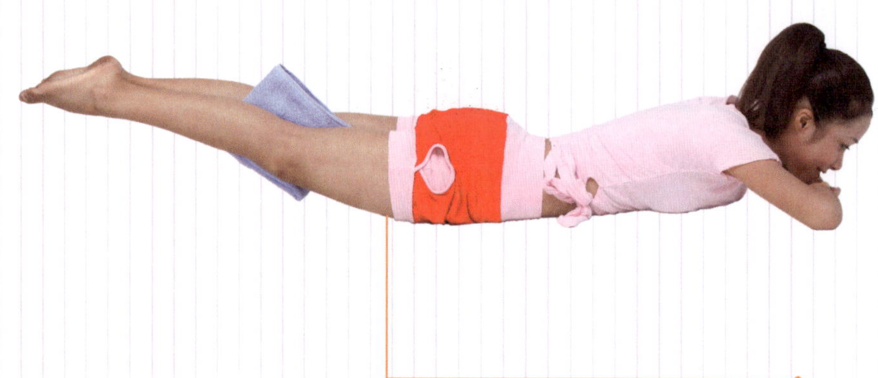

**注意！**

做这组动作时，如果腿向上呈直角抬起的话，两膝与脚踝都会分开，臀部力度也用不上。所以膝盖向上的角度保持在30～45度即可。

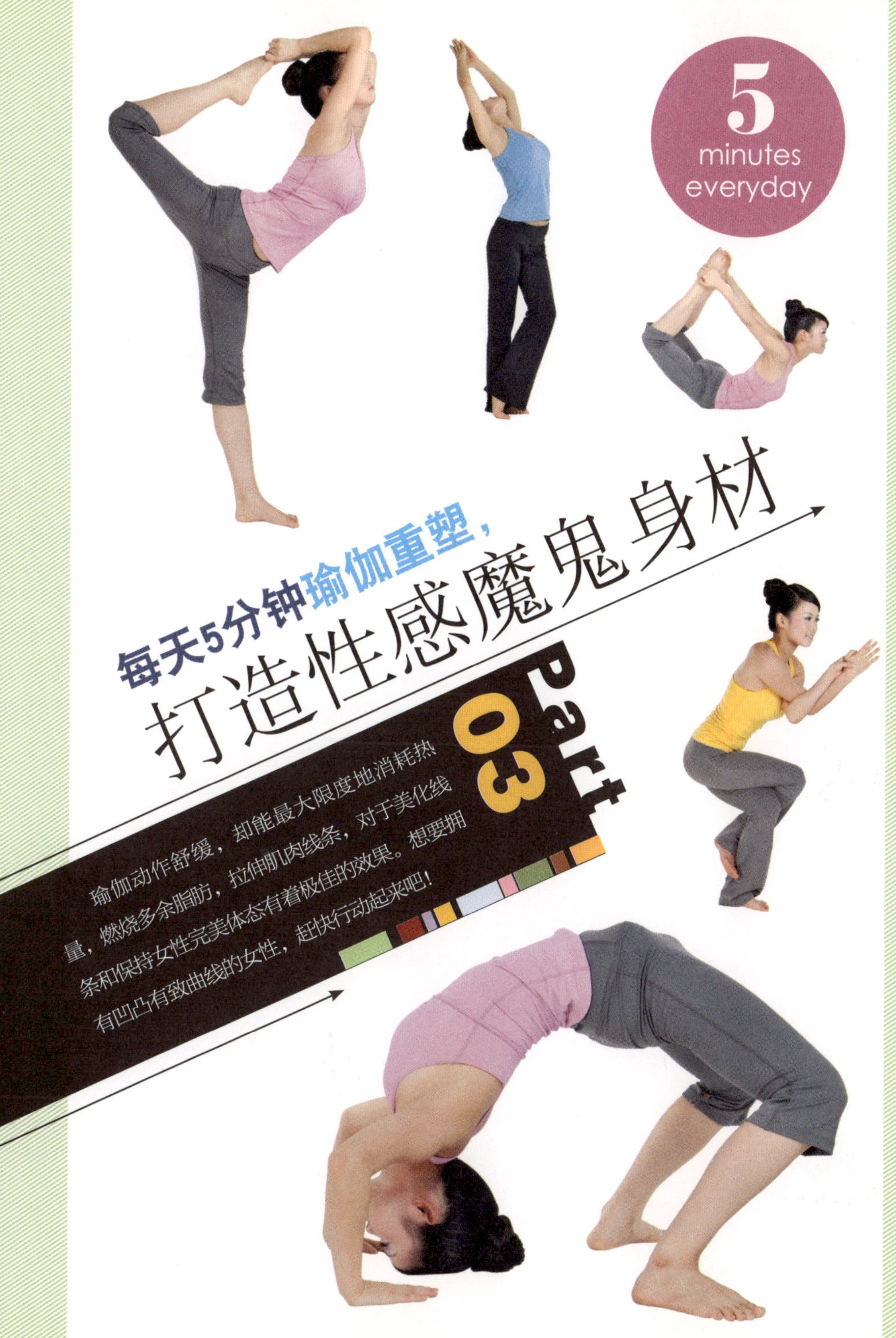


# 每天5分钟瑜伽重塑，打造性感魔鬼身材

part 03

瑜伽动作舒缓，却能最大限度地消耗热量，燃烧多余脂肪，拉伸肌肉线条，对于美化线条和保持女性完美体态有着极佳的效果。想要拥有凹凸有致曲线的女性，赶快行动起来吧！

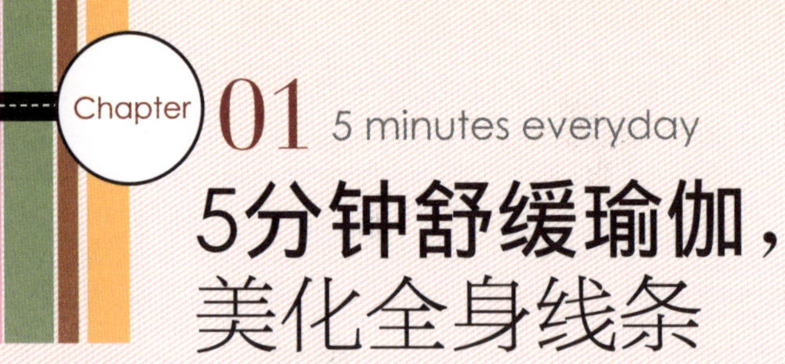


# 5分钟舒缓瑜伽，美化全身线条

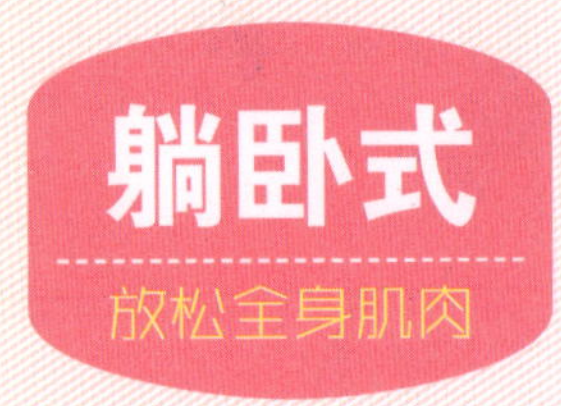


{重复次数}

双腿交换方向，重复3～5次

*** Step 01:**

平躺在垫子上，伸展脊柱，双臂放在身体两侧。

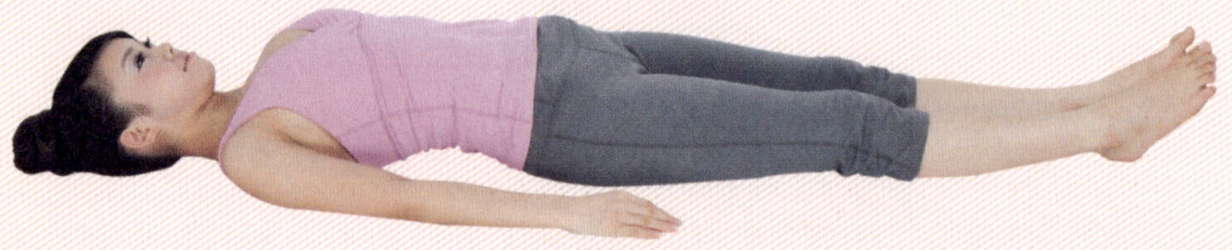

*** Step 02:**

弯曲左腿，左膝向腹部靠拢，左手食指钩住大脚趾，右腿保持不动。

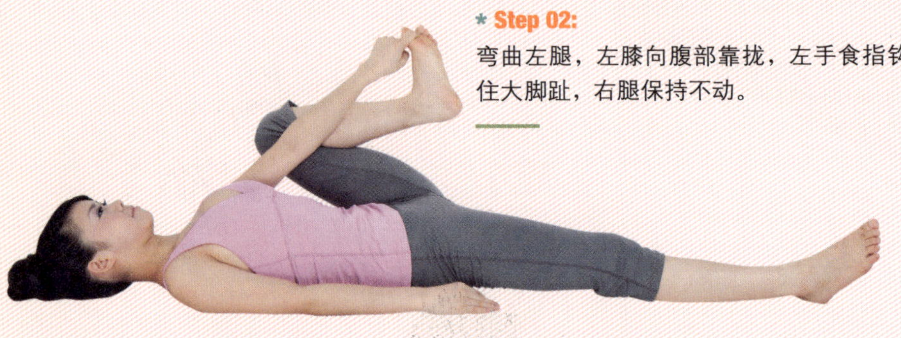

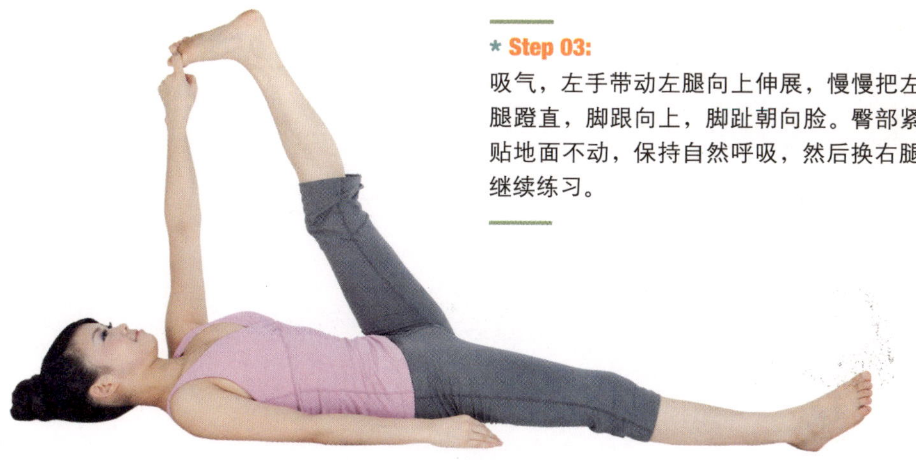

*** Step 03:**

吸气，左手带动左腿向上伸展，慢慢把左腿蹬直，脚跟向上，脚趾朝向脸。臀部紧贴地面不动，保持自然呼吸，然后换右腿继续练习。

**你也可以这样做！**

**Simple Movements**

**降低难度 一**

如果无法抓住脚趾，可以将瑜伽绳套在脚掌上，然后用手拉着绳头，重点是保持两脚都蹬直。

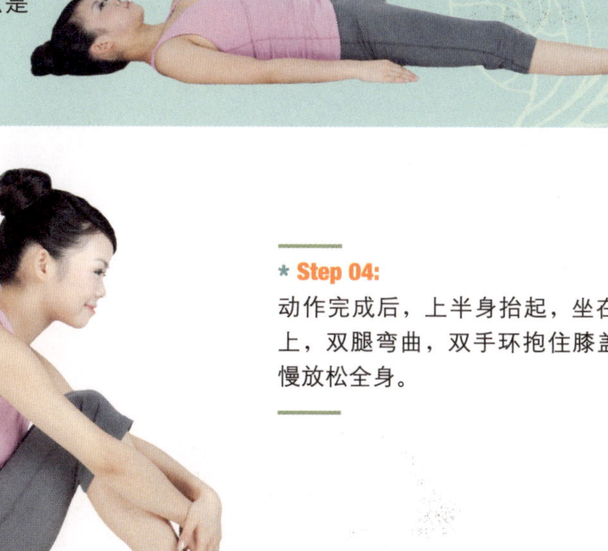

*** Step 04:**

动作完成后，上半身抬起，坐在垫子上，双腿弯曲，双手环抱住膝盖，慢慢放松全身。

# 轮式

保持全身柔韧性

{重复次数}

2次

* Step 01:

仰卧在垫子上，双腿自然分开，双手放于身体两侧。

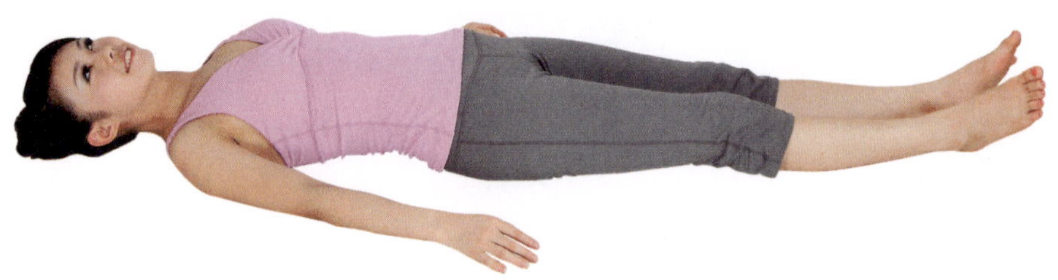

* Step 02:

弯曲双膝，双手将双脚跟拉近臀部，脚心着地。

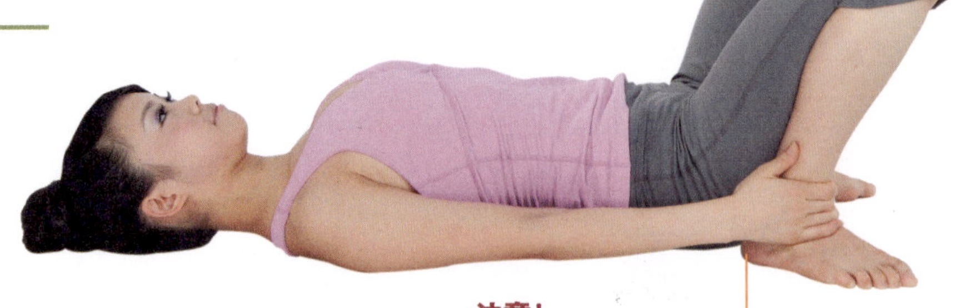

**注意！**

靠近臀部！两脚跟尽量靠近臀部，膝盖指向天空。

* Step 03:

抬起双手向后弯曲，使双臂放在头部两侧，掌心贴于垫子上，双手指尖朝向肩的方向，双肘指向天空。

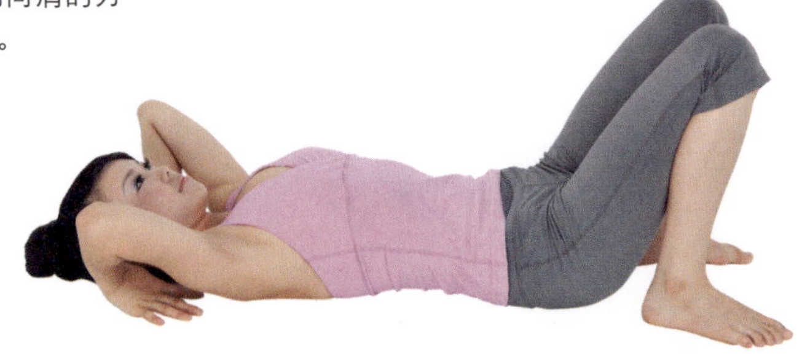

**健身小吧**

1.动作完成时身体的重心应该是放在双手、双脚上，不要将过多的重量压在头部。

2.身体下落时，首先应让腰背部落下，再让臀部落下，以免受伤。

Keep10秒

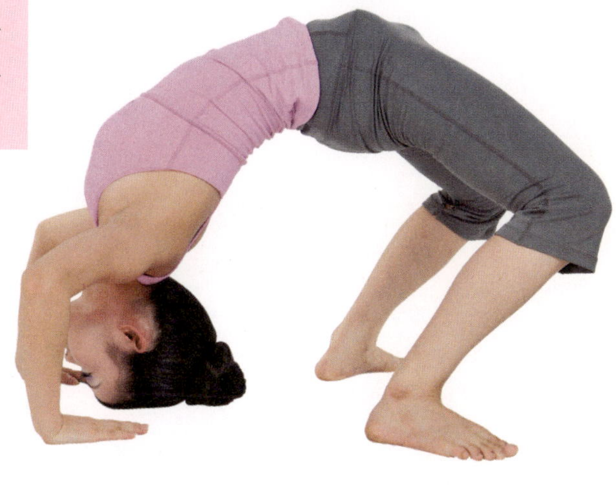



*** Step 04:**

吸气，用腰部力量拱起背部，抬高臀部。头顶贴地，双腿保持不动，重心落在双脚、双手和头顶。保持此姿势10秒，呼气，身体恢复仰卧，全身放松。

**你也可以这样做!**
Complicated Movements

**增加难度**

有经验者在练习时，也可以将重心放在双手和双脚上，继续抬高臀部，将头顶慢慢离开地面，双手完全撑直。

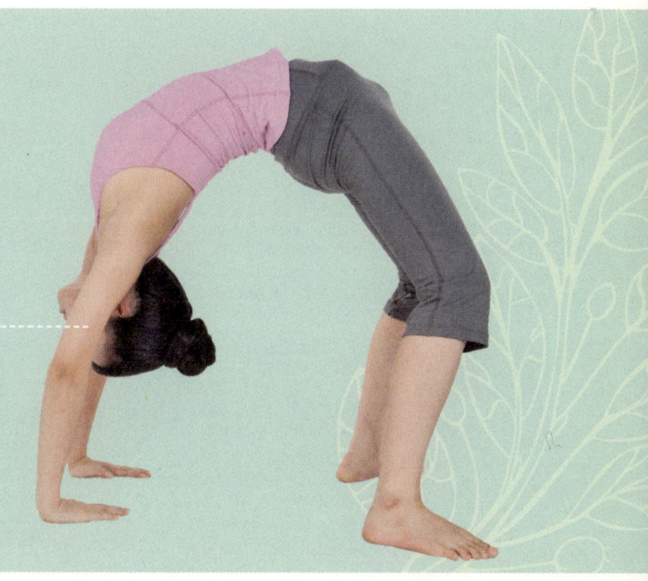

# 弓式

美化全身曲线

{重复次数}

2次

*** Step 01:**

俯卧于垫子上，双手放在身体两侧，手心贴地，双腿并拢，保持正常呼吸。

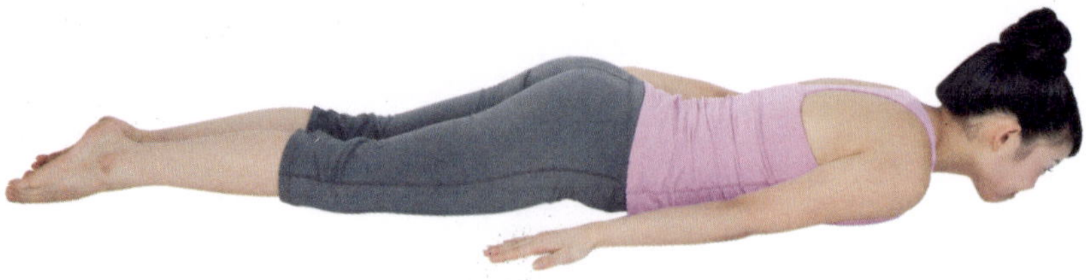

*** Step 02:**

向上弯曲双腿，脚跟接近臀部，双手向后侧伸展，分别抓住双脚脚背。

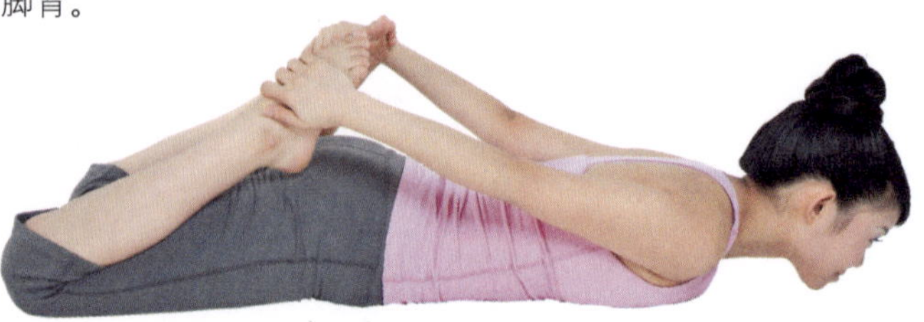

*** Step 03:**

吸气，向后拉动双腿，使胸部、颈部和头部依次抬离地面，大腿也离开地面。保持此姿势10秒，放松全身。

Keep 10秒

健身小吧

练习此动作时，一定不要用力过猛，不然容易拉伤腰部，拉伸后背时要尽量柔和、缓慢。

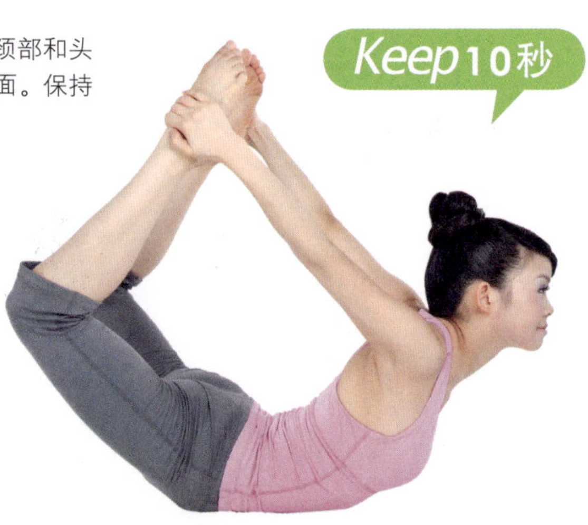

# 蝗虫式

加强全身韧带练习

{重复次数}

2次

* **Step 01:**

俯卧在垫子上，双腿并拢伸直，双手放在身体两侧，手心朝下，下巴贴在垫子上。

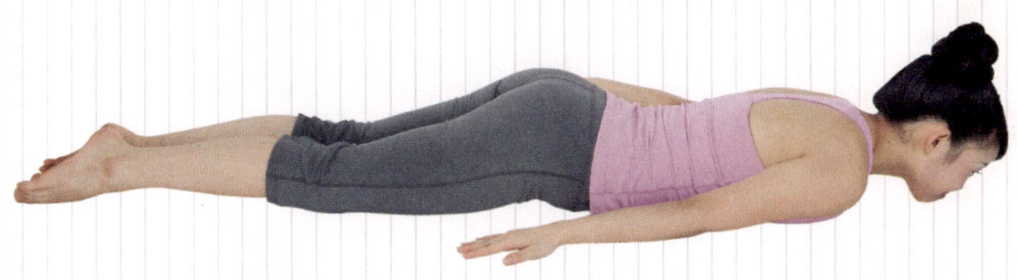

* **Step 02:**

调整呼吸，双腿稍微分开，利用腰部的力量将肋骨尽量向上抬。抬高手臂及两腿，让腹部着地，整个身体呈半圆弧，双眼平视前方。保持此姿势数秒，然后呼气，轻轻放下手和腿，调整呼吸。

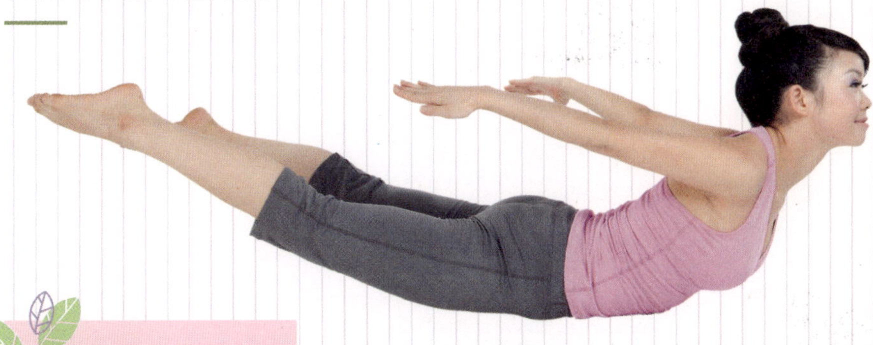

**健身小吧**

初学者在练习时，手和脚的高度可以略低一些，量力而行即可。此外，孕妇及背部受伤的人最好不要练习此动作，以免受伤。

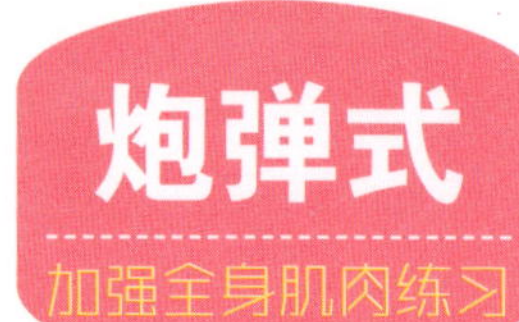


{重复次数}

3～5次

*** Step 01:**

仰卧，双腿并拢，双手放于身体两侧。

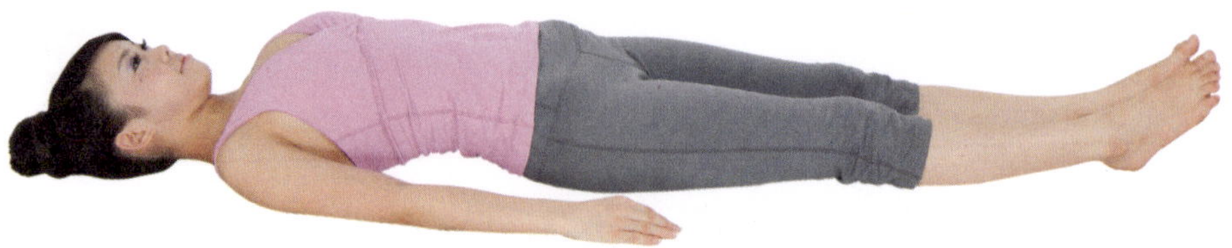

*** Step 02:**

吸气，双腿弯曲，使大腿尽量靠近腹部，脚背与小腿绷直，双手在胸前抱膝。

Keep 20秒

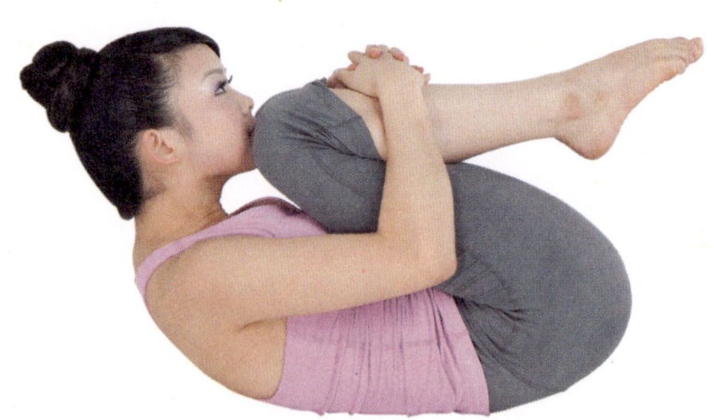

*** Step 03:**

呼气，将双腿尽量拉向身体，向上抬头，使头部离开地面，下巴碰到膝盖。保持此姿势20秒，然后慢慢将头部放回地面，双腿放松。

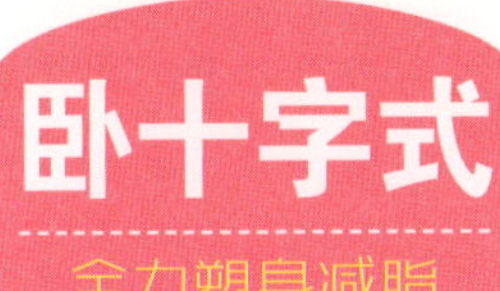

# 卧十字式

全力塑身减脂

{重复次数}

**双腿轮换，重复3次**

*** Step 01:**

仰卧在垫子上，双腿并拢向前伸直，双臂向身体两侧伸直，掌心贴在垫子上。

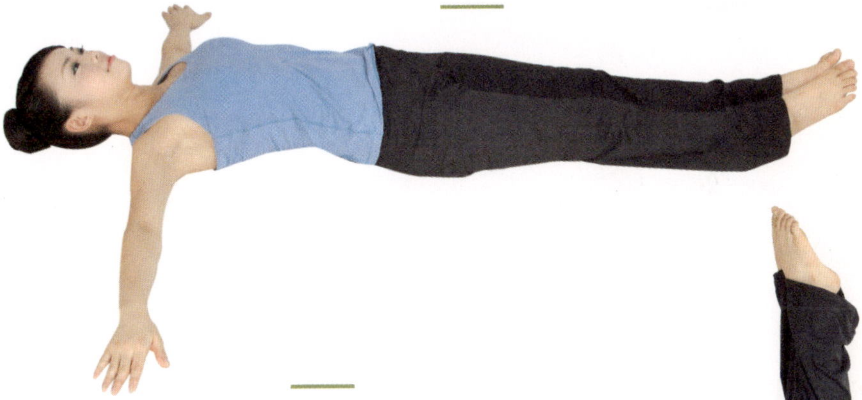

*** Step 02:**

吸气，缓缓地将双腿抬高与地面呈90度，眼睛注视着双脚。

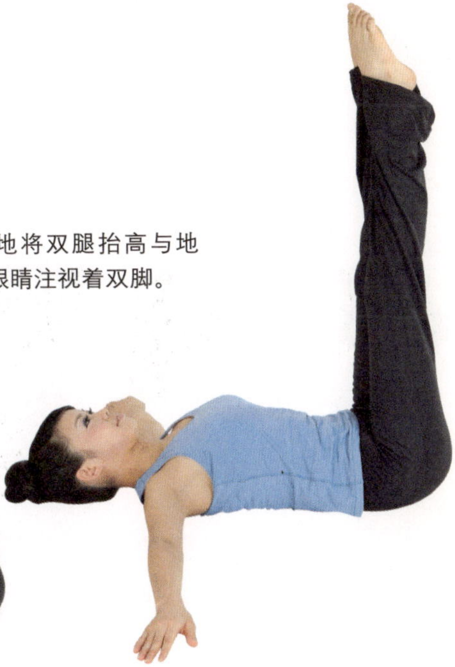

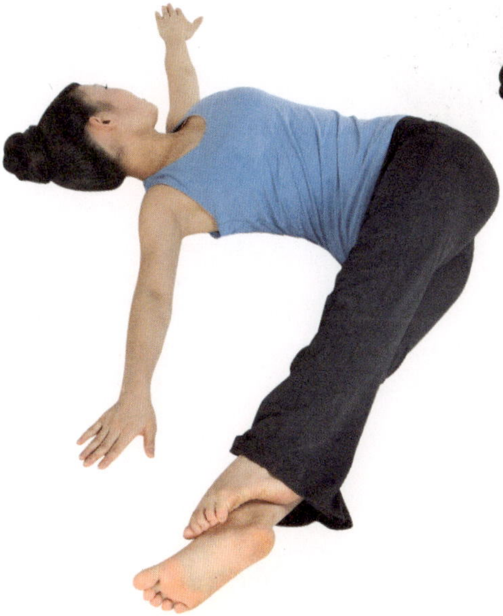

*** Step 03:**

呼气，慢慢将双腿向身体右侧落下，脚尖靠近右手，脸部转向左侧，双肩和双臂紧贴垫子。

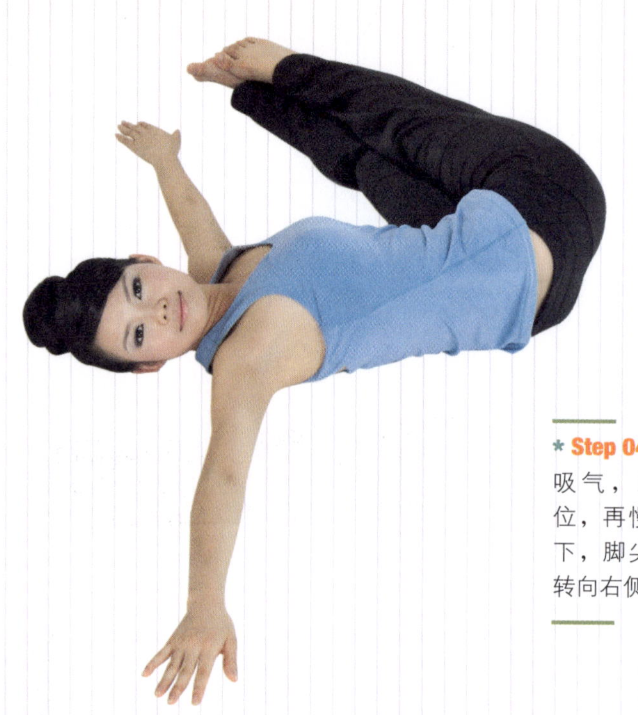

* **Step 04:**

吸气，双腿抬起恢复中位，再慢慢向身体左侧落下，脚尖靠近左手，脸部转向右侧。

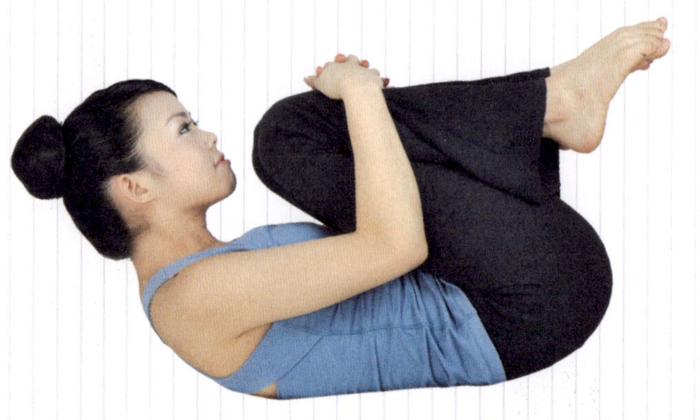

* **Step 05:**

下半身恢复正中位置，两腿弯曲到腹部，双手环抱住膝盖，头部向上抬，贴近膝盖，彻底放松紧张的肌肉。

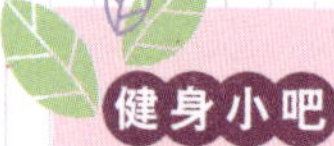



1.练习时一定要收紧腹部肌肉，充分挤压腹部。同时要保持双臂紧贴在垫子上，可以增强对腹部的锻炼。

2.此式还有提高自信心、纤腰、收紧臀部和大腿肌肉的效果。

# 摩天式

拉伸练习

{重复次数}

5次

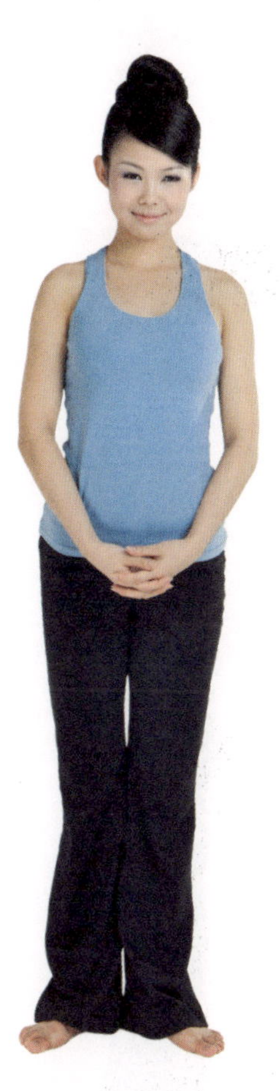

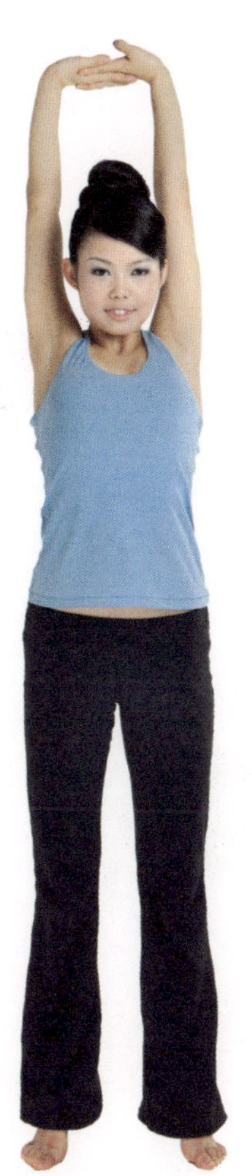

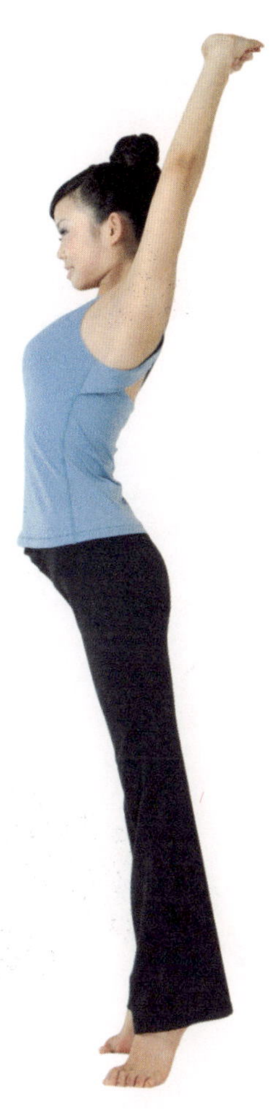

* **Step 01:**

站立在垫子上，两腿并拢，双手在身体前交握。

* **Step 02:**

吸气，双臂向头顶上方伸展，翻转手掌，掌心朝上。脚跟上提，手臂带动上身向上伸展，踮起脚尖。

* **Step 03:**

呼气，脚跟落回垫子。继续踮脚尖，保持脚尖着地的姿势，向前走动数秒，慢慢放下手脚，放松身体。

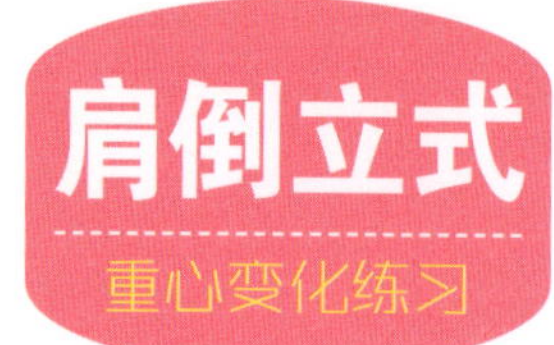


{重复次数}

3次

*** Step 01:**

全身放松，仰卧地面，两腿并拢伸直，两脚跟相靠，两臂在身体两侧自然打开，掌心向下。

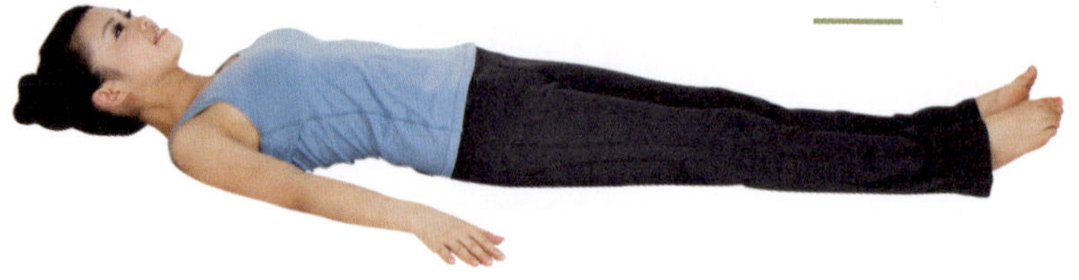

*** Step 02:**

两手按住地面，双腿慢慢抬高呈90度，然后向头部方向伸展，两脚尖在头顶前方着地。

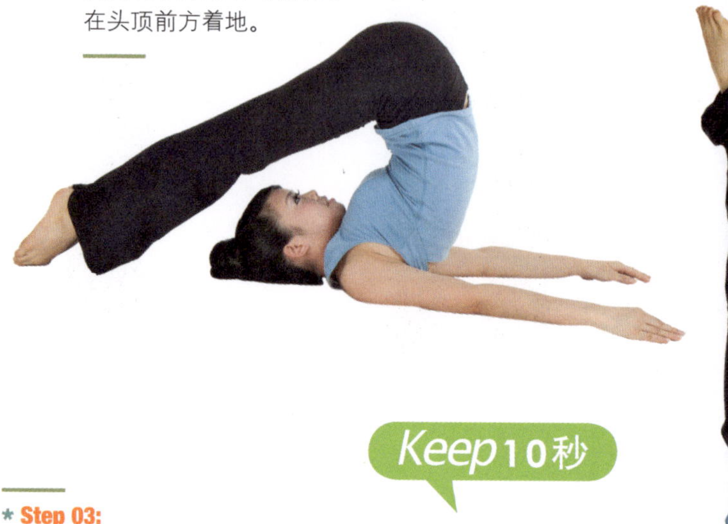

Keep 10秒

*** Step 03:**

吸气，双手扶腰，用力将腰部以下的部位抬起。膝盖伸直，使腿和躯体呈一直线，与地面垂直，双眼正视上方。屏住呼吸，保持此姿势10秒，双腿慢慢放回地面。

# 上犬式

增强全身灵活性

{重复次数}

3次

*** Step 01:**

俯卧在垫子上，双腿并拢，两脚稍分开，两手放在肩膀下面，手指指向前方。

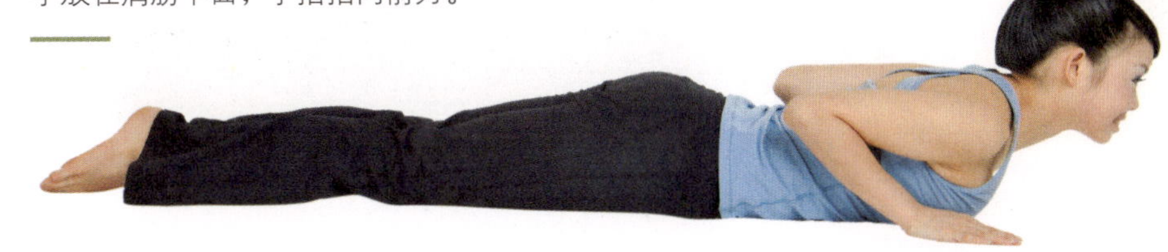

*** Step 02:**

吸气，慢慢抬高身体和头部，完全伸直手臂，让膝盖离开垫子，上半身、大腿、小腿应完全地伸展，重心放在手掌和脚背。保持这个姿势30秒，做深而长的呼吸。

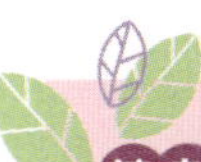

**健身小吧**

练习时一定要循序渐进，不可用力过猛，上半身应保持平稳的呼吸，慢慢向上抬起，否则容易拉伤手臂，且达不到锻炼效果。

# 摇摆式

全身减脂练习

{重复次数}

8～10次

* **Step 01:**

仰卧在垫子上，全身放松，双腿并拢伸直，双臂自然放在身体两侧，掌心向下。

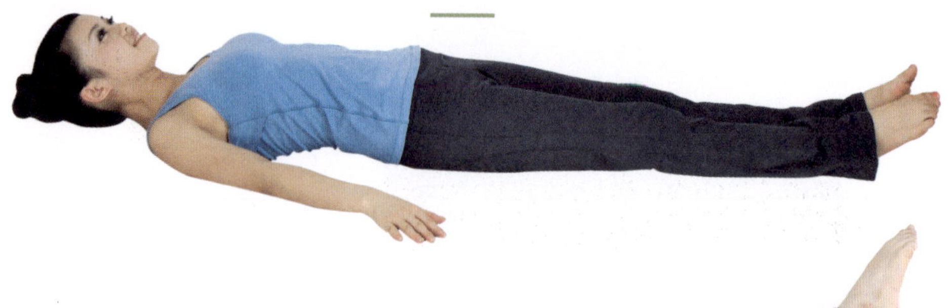

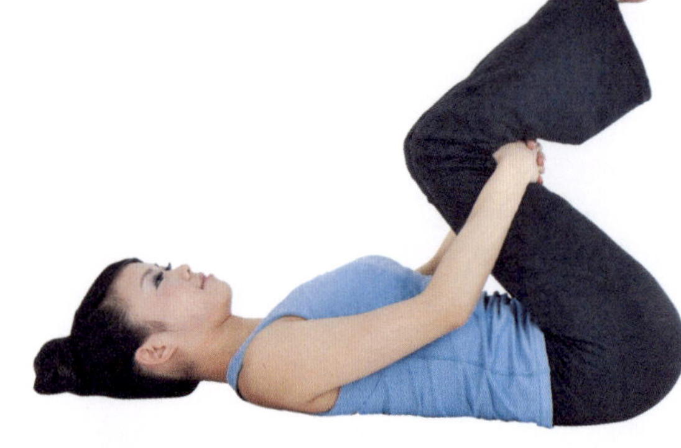

* **Step 02:**

吸气，弯曲双腿，小腿肚尽量靠近大腿后侧，双手抱着大腿上部，十指交叉，将大腿压向胸部。

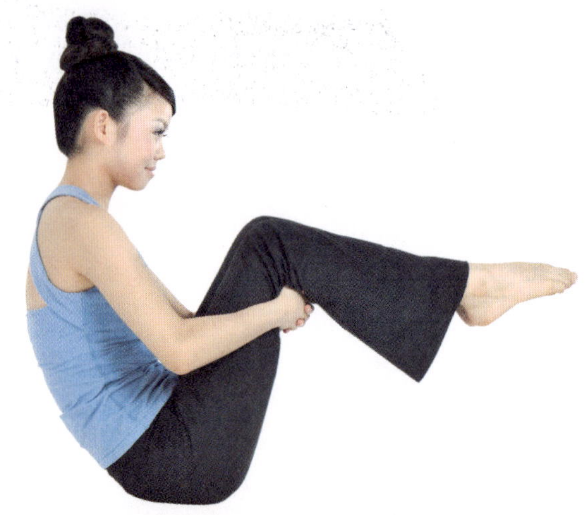

* **Step 03:**

呼气，抬头，尽力往上挺背，身体向前俯身，背部离开垫子，仅臀部着地。

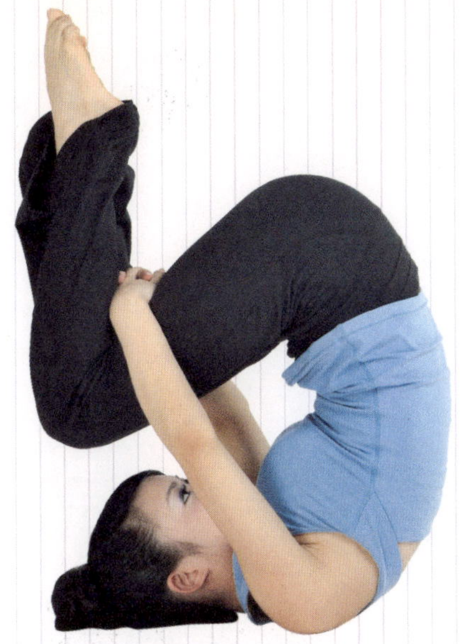

**Step 04:**

身体继续向前屈身，如同跷跷板一样，开始前后摇摆。

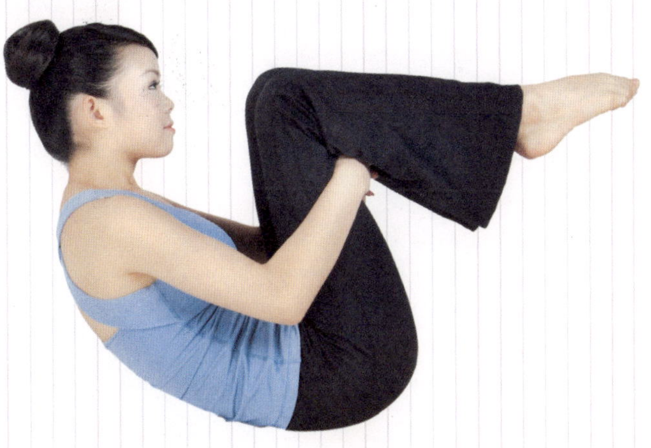

**Step 05:**

摇摆5次，随着惯性坐于垫上，两手抱膝，慢慢放松。

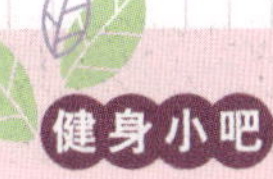

健身小吧

1.向后摇摆时，动作要轻缓，避免将头部压伤。

2.摇摆的次数可依据自己的体质来决定，初学者完成两三次摇摆后，要学会放松。

# 鸽子式

令全身充满活力

{重复次数}

8～10次

* **Step 01:**

挺直腰背坐在垫子上，双腿并拢伸直，双手放于身体两侧。

* **Step 02:**

右腿向右侧伸直，与肩平行；弯曲左膝，左脚跟抵住会阴处。左手放在左膝上，右手伸直，放在右腿膝盖外侧。

**注意!**

背部要始终保持挺直，头部也要向上抬高，增强对身体的拉伸。

**注意!**

右腿伸直并尽可能地打开，但小心不要拉伤大腿内侧肌肉或韧带。

**健身小吧**

此式能促进雌激素分泌，强化腿部肌肉，防止臀部下垂，塑造出完美身材。

Keep 15秒

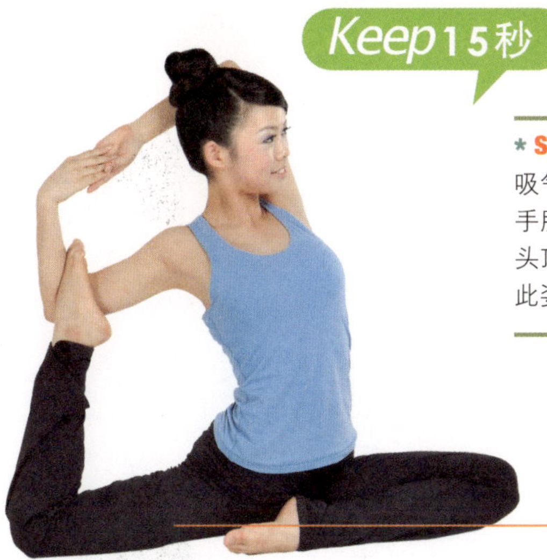

* **Step 03:**

吸气，弯曲右腿，使膝盖着地，弯曲右手手肘，用手肘内侧揽住右脚背。左手绕过头顶与右手相握，头部稍微向左转，保持此姿势15秒。

**注意！**

分开的两腿能够收缩腿部肌肉，让血液在骨盆充分回流，慢慢充溢全身。

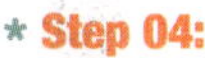

* **Step 04:**

慢慢放下双手和右脚。休息片刻，做另一侧的练习。

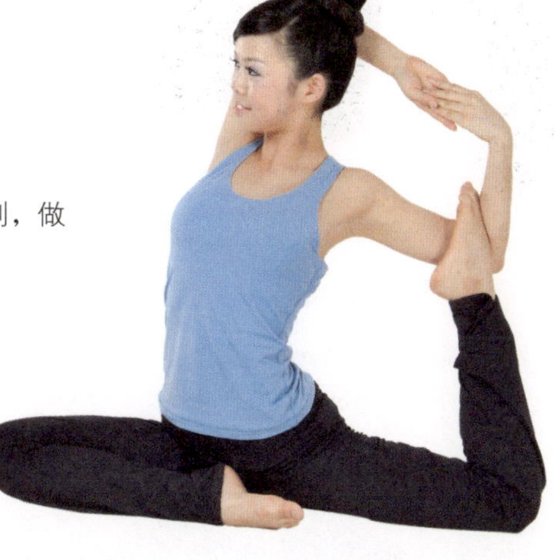

**你也可以这样做！**
Simple Movements

**降低难度** 一

如果双手在头顶相交有些困难，可以将双手在胸前相交。

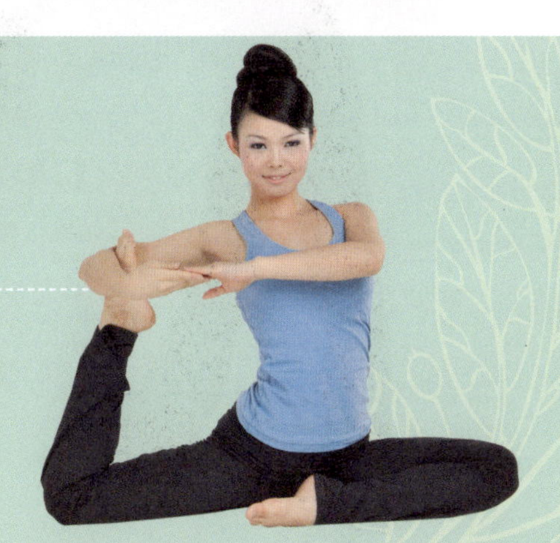

# 铲斗式

全身放松练习

{重复次数}

3次

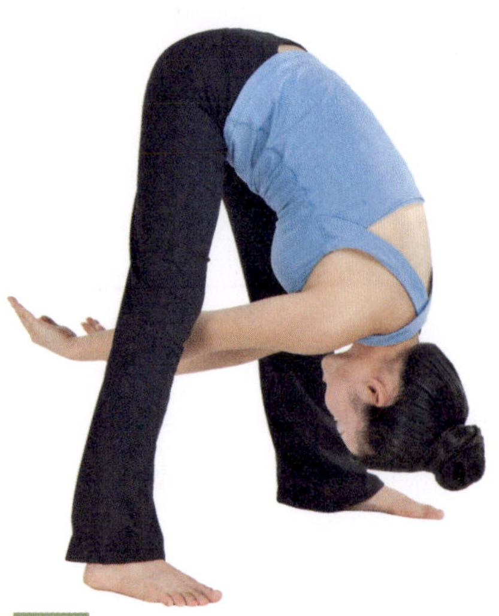

* **Step 01:**

站立在垫子上，两脚分开稍比肩宽，两臂向上伸直，放松手腕，两手手指自然向下伸。

* **Step 02:**

深深吸气，呼气时以腰为轴，上半身快速向下落，腰部带动两臂在两腿之间像掘土一样，前后摆动6次。

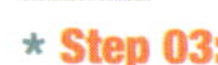

* **Step 03:**

吸气，以腰为轴，下背部、中背部、上背部、颈椎和头部依次向上抬起，恢复到初始姿势。

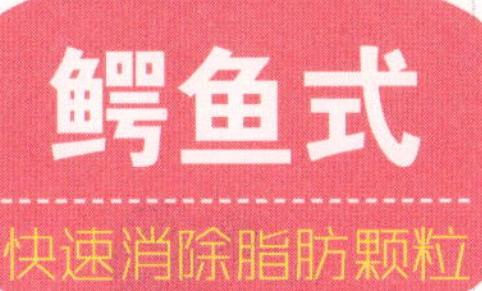


{重复次数}

3～5次



*** Step 01:**

俯卧在垫子上，双腿并拢，双手放在身体两侧，手心向下，下巴靠在垫子上。

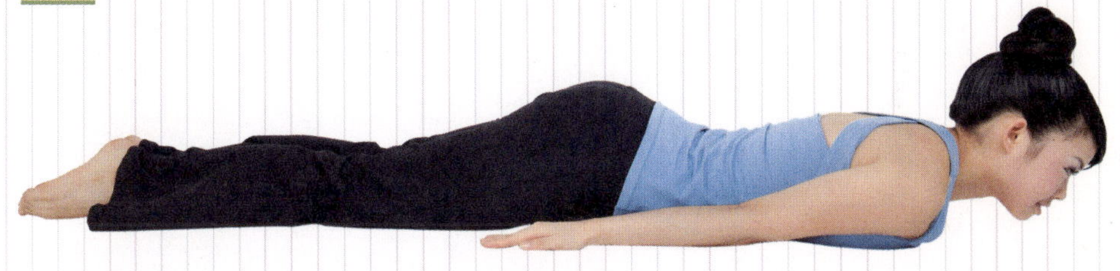

*** Step 02:**

吸气，双手在胸前并拢弯曲，双肘着地，两手腕相对，手指向外打开，将下巴放在手心内。

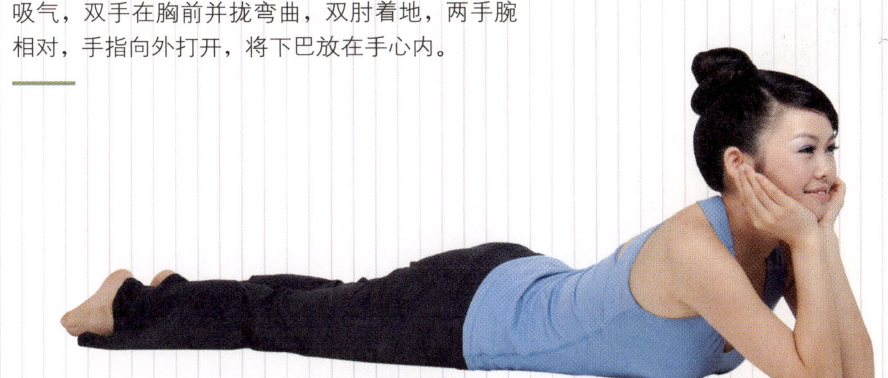

# 鹤禅式

身体心灵双重修炼

{重复次数}

2次

* **Step 01:**

挺直腰背站在垫子上，双手在胸前合掌，双眼正视前方。

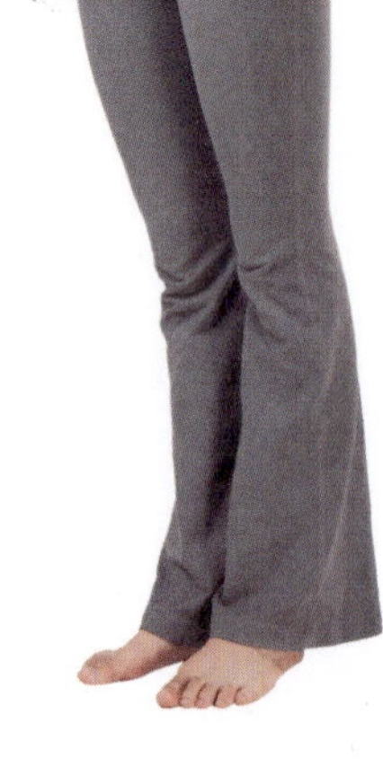

* **Step 02:**

双腿稍微分开，身体慢慢向下蹲，手部姿势不动，双肘放在双膝内侧。

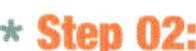

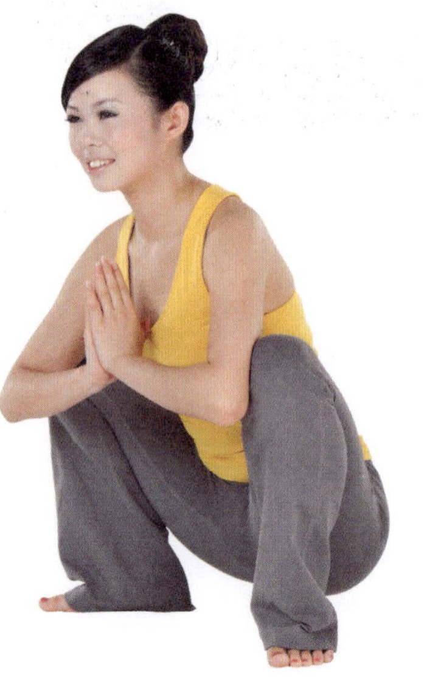

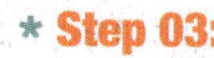

* **Step 03:**

吸气，用力向两侧撑开双肘，使双膝打开，双臂下垂，手心贴垫子，踮起脚跟，双眼平视前方。

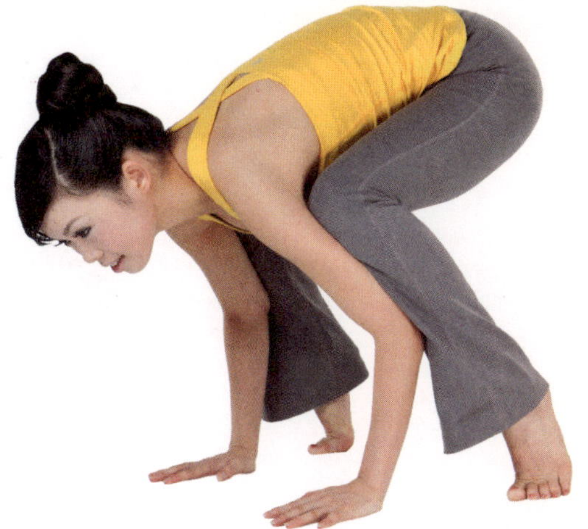

*** Step 04:**

呼气，身体向前倾，双肘贴向双膝，膝盖顶着腋窝，臀部翘起，身体的重量靠在手心和脚尖。

Keep10秒

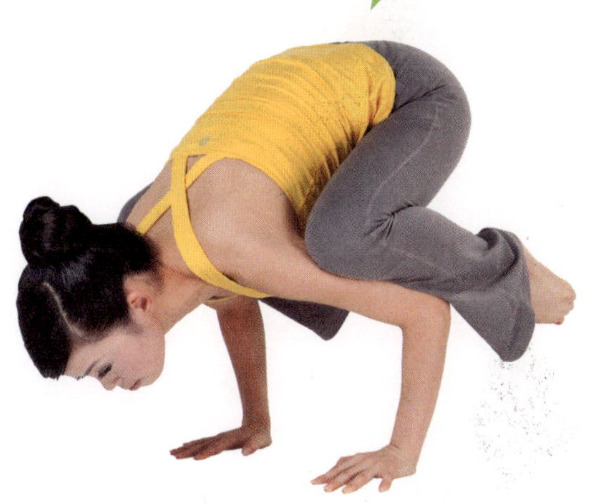

*** Step 05:**

吸气，头和上背尽量向前伸展，顺势抬起双脚离开地面，以双臂支撑全身重量。然后呼气，保持此姿势10秒，慢慢放松。

**健身小吧**

很多练习者认为练习鹤禅式需要很强的手臂力量，其实身体的控制能力和各肌肉群的配合起到决定性的作用，其中腰腹的力量也至关重要，包括手指的用力、肩膀的角度，呼吸的配合。一个看似困难的动作，用正确的方法练习，准确地理解动作，能够很大程度地提高练习效率。

# 三角扭转式

促进全身血液循环

{重复次数}

**双腿轮换，重复2次**

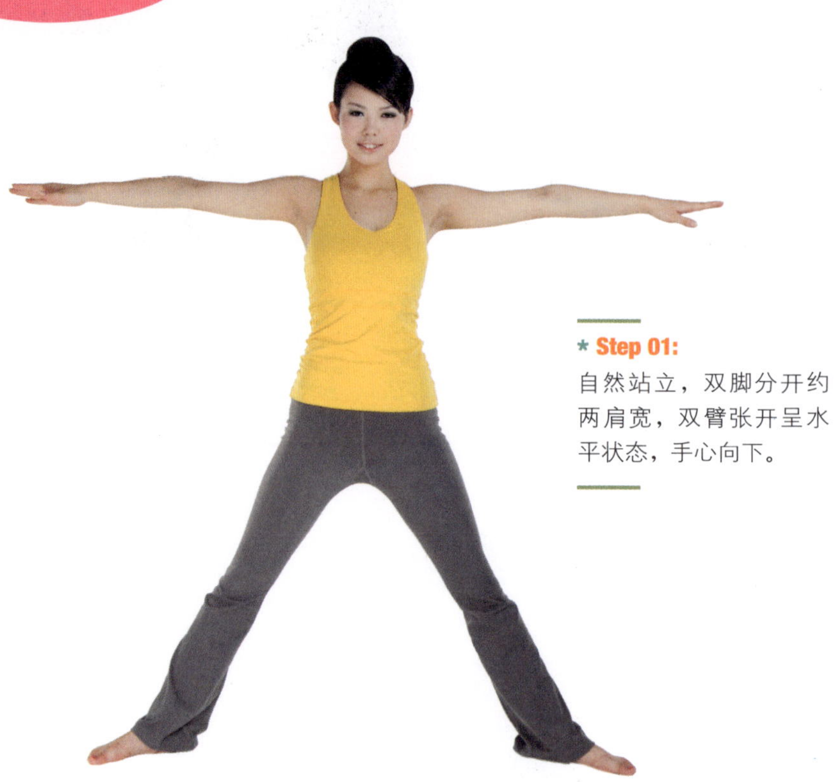

* **Step 01:**

自然站立，双脚分开约两肩宽，双臂张开呈水平状态，手心向下。

* **Step 02:**

调整呼吸，身体慢慢向前弯曲90度，背部与肩呈水平状态。

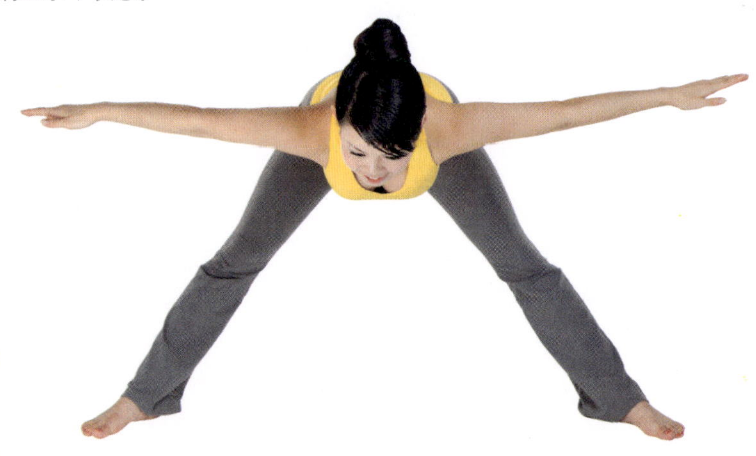

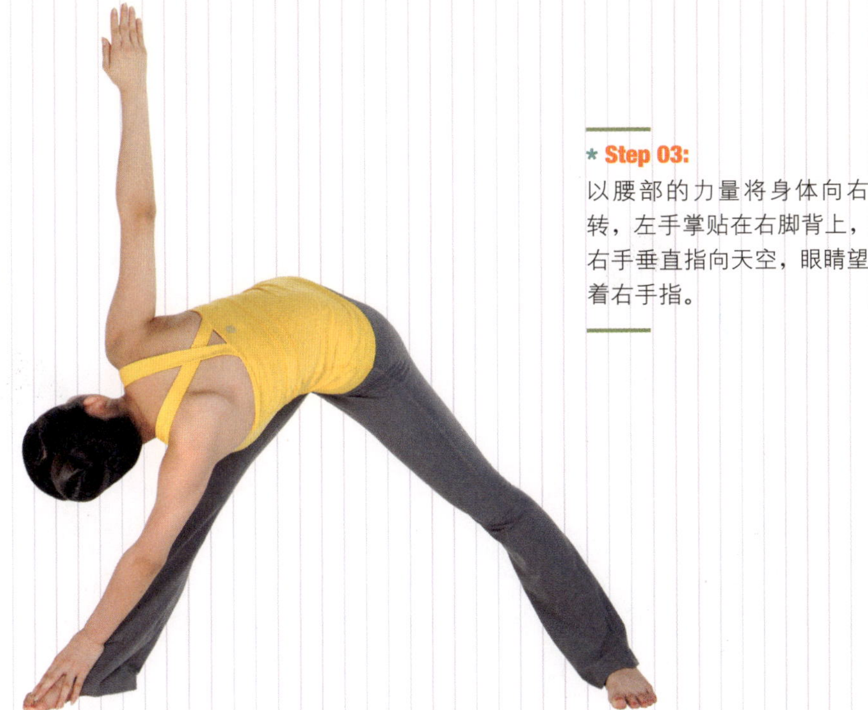

*** Step 03:**

以腰部的力量将身体向右转，左手掌贴在右脚背上，右手垂直指向天空，眼睛望着右手指。

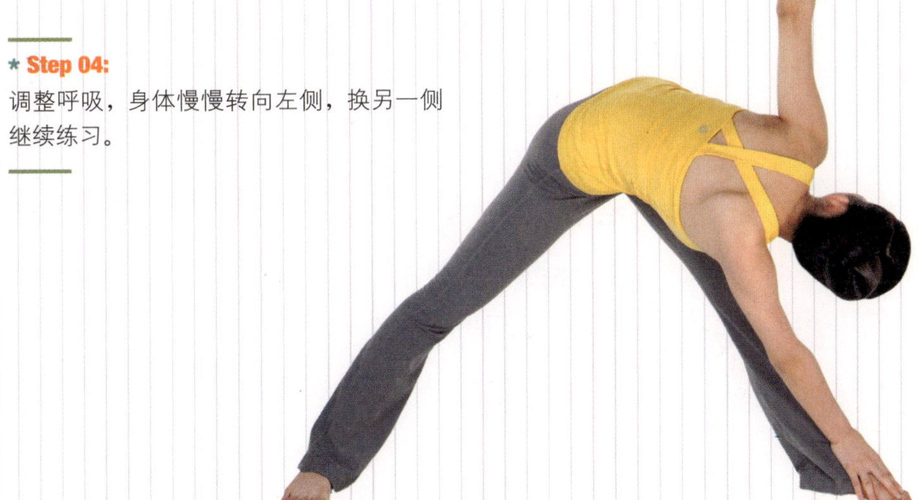

*** Step 04:**

调整呼吸，身体慢慢转向左侧，换另一侧继续练习。

# 敬礼式

平滑肩颈与大腿曲线

{重复次数}

3次

* **Step 01:**

站立在垫子上，双脚分开，稍比肩宽，脚尖朝向外侧，双手于胸前合掌。

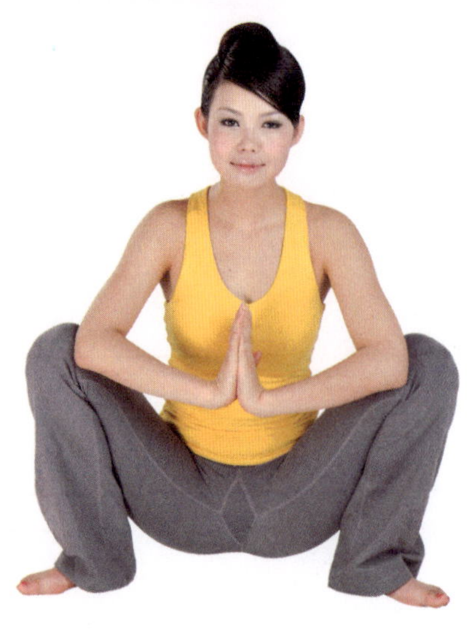

* **Step 02:**

深深吸气，呼气时，慢慢向下蹲，直到大小腿完全靠拢，上身始终保持直立。

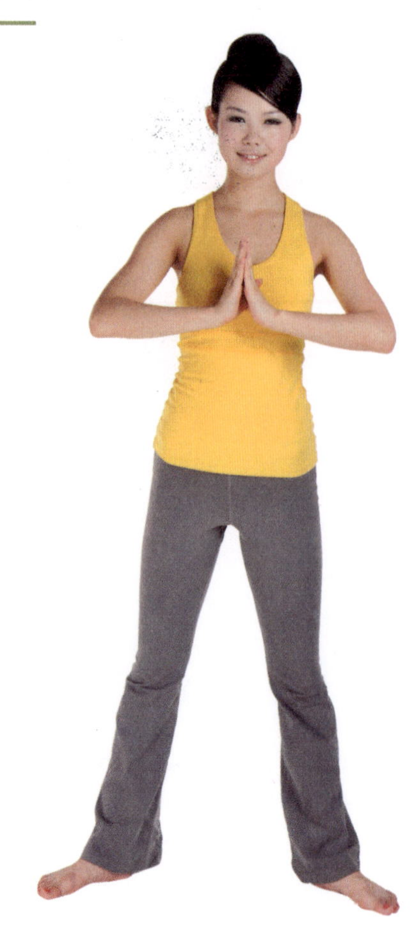

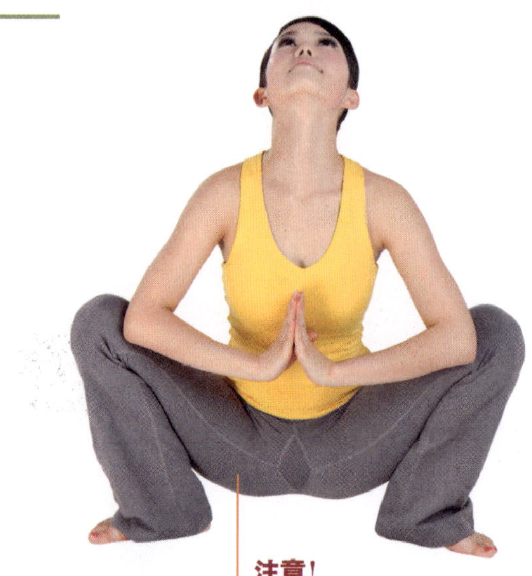

* **Step 03:**

双手依然合掌，双肘贴近大腿内侧，尽量向两侧撑开双膝。吸气，向上抬头，眼睛向上看，充分拉伸颈部前侧。顺畅地呼吸，保持此姿势10秒左右。

**注意!**

臀部不动！身体后仰时，臀部保持稳定。

# 大契合法

伸展全身肌肉群

{重复次数}

**交换双腿的位置，重复2次**

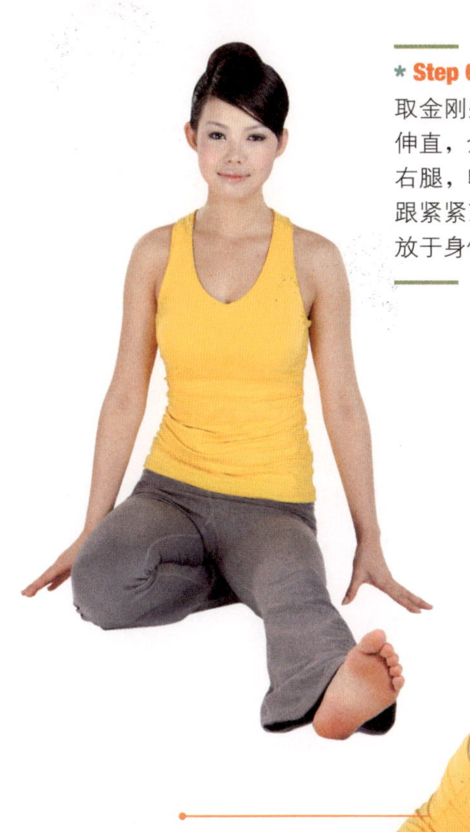

*** Step 01:**

取金刚坐姿，左腿向前伸直，全身的重量落在右腿，收缩肛门，右脚跟紧紧顶住肛门，双手放于身体两侧。

*** Step 02:**

身体略向前倾，双手抓住左脚趾。深深地吸气，然后屏息，收缩会阴，反复默念瑜伽语音。

**注意！**

呼气时身体保持前倾。

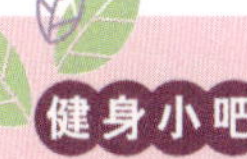

**健身小吧**

不同水平的练习者屏息时间长短不一致，以感到舒服为限，不要使双肺过于用力而疲劳。

**注意！**

觉得在伸腿和弯身时有困难的人，可以盘腿而坐，两个脚跟轮流顶住肛门，其他细节同上。

# 眼镜蛇式

消除上半身赘肉

{重复次数}

2次

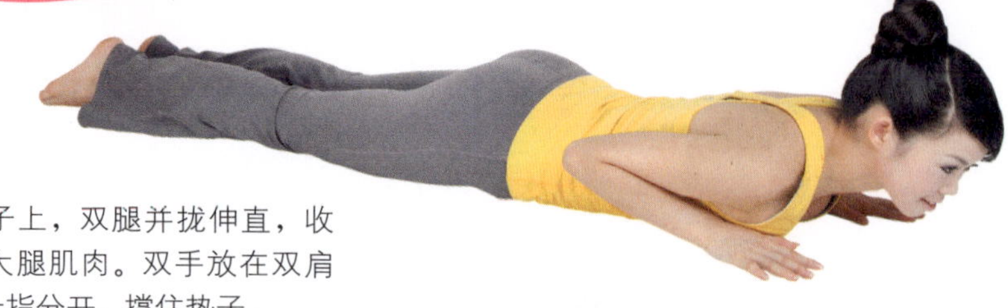

* **Step 01:**

俯卧在垫子上，双腿并拢伸直，收紧臀部和大腿肌肉。双手放在双肩正下方，十指分开，撑住垫子。

Keep30秒

* **Step 02:**

吸气，慢慢向上依次抬起颈、肩和腰腹部。呼气，抬头向上看，手肘弯曲。保持30秒左右。

* **Step 03:**

再次吸气，伸直双臂，最大限度地拉伸上半身，头部后仰。保持此姿势30秒。

**注意！**

双腿要始终保持伸直，同时要收紧臀部和大腿肌肉，以保护腰背部不受伤。

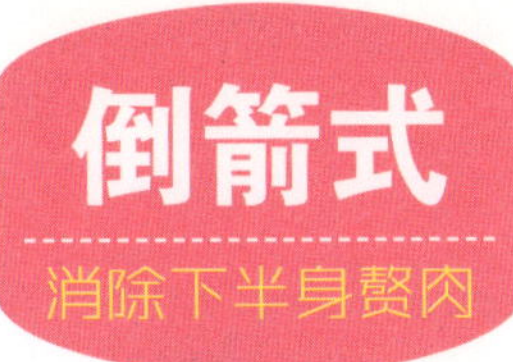

# 倒箭式

消除下半身赘肉

{重复次数}

2次

*** Step 01:**

仰卧，双腿并拢伸直，双手伸直放于身体两侧，掌心朝下。

*** Step 02:**

慢慢抬高腿部，使双腿垂直于地面，脚背绷直。

*** Step 03:**

双肘着地，双手撑起身体，使背部离开垫子，与地面呈45度。开始抖动双腿，然后逐渐加大幅度，抖动双脚，最后慢慢放松。

当瑜伽练习者把这个姿势做正确时，就会感到每节脊椎都获得伸展，一节一节地得到补养、增强。此套动作可令背部肌肉群得到伸展，消除上半身赘肉。

* **Step 04:**

慢慢放下身体，俯卧在垫子上，弯曲双肘，叠放在垫子上，脸部一侧放在手背上休息。

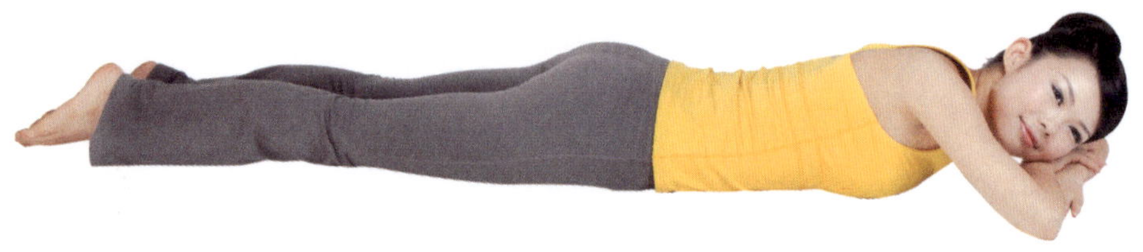

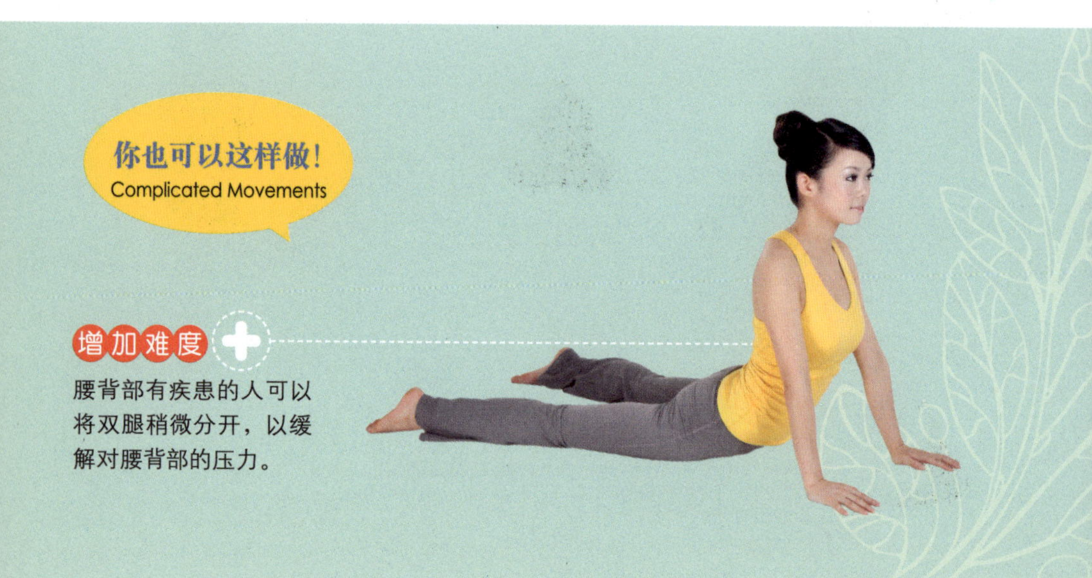


增加难度

腰背部有疾患的人可以将双腿稍微分开，以缓解对腰背部的压力。

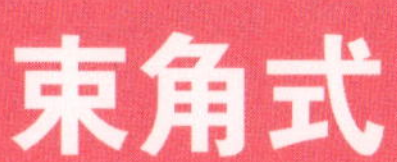


{重复次数}

2次

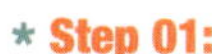


坐在垫子上，弯曲双膝，双脚脚心相对。

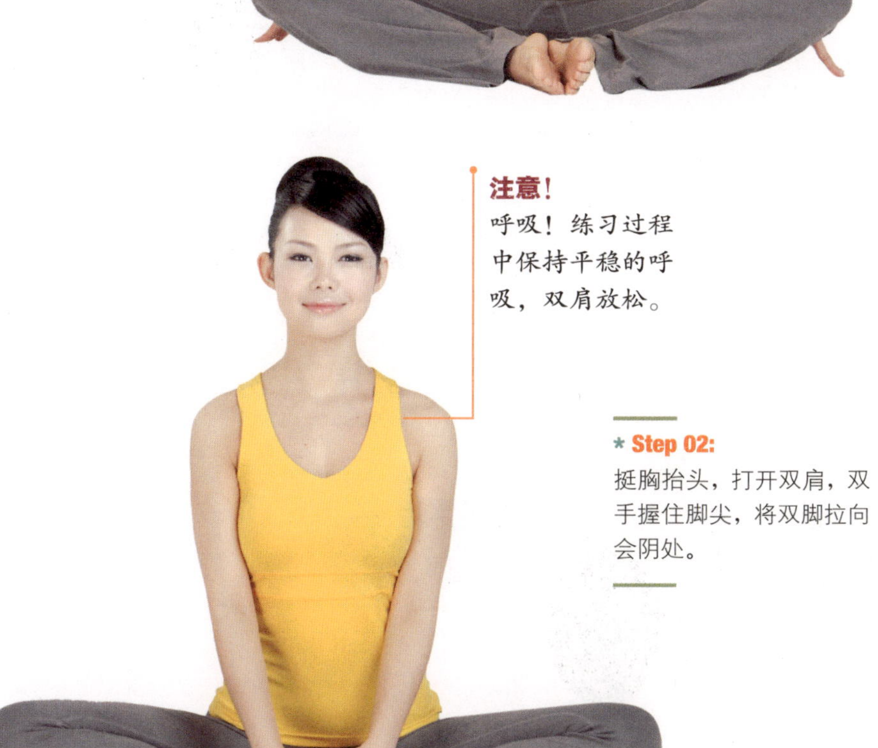

**注意！**

呼吸！练习过程中保持平稳的呼吸，双肩放松。

**Step 02:**

挺胸抬头，打开双肩，双手握住脚尖，将双脚拉向会阴处。

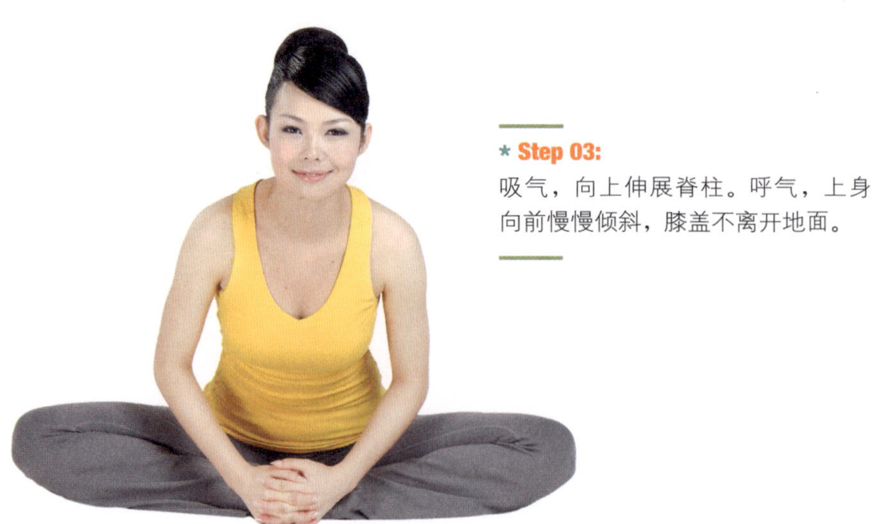

* **Step 03:**

吸气，向上伸展脊柱。呼气，上身向前慢慢倾斜，膝盖不离开地面。

* **Step 04:**

身体尽量前倾，直到腹部贴近双脚，双臂落在垫子上，眼睛正视前方。

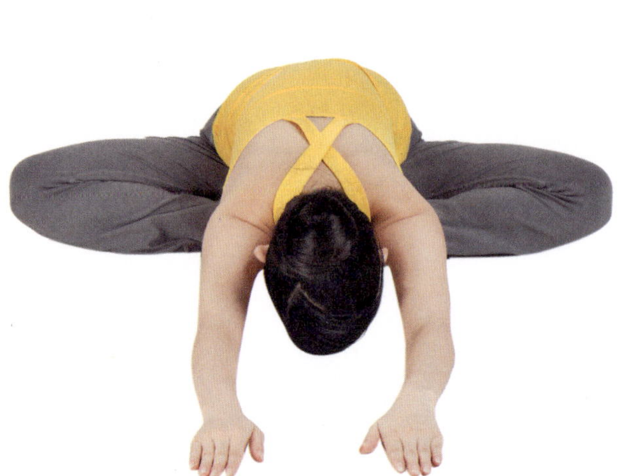

* **Step 05:**

双手松开，带动身休向前伸展，直到手心向下放在垫子上，额头贴至垫子上。

# 半蝗虫式

美化腿部与臀部曲线

{重复次数}

2次

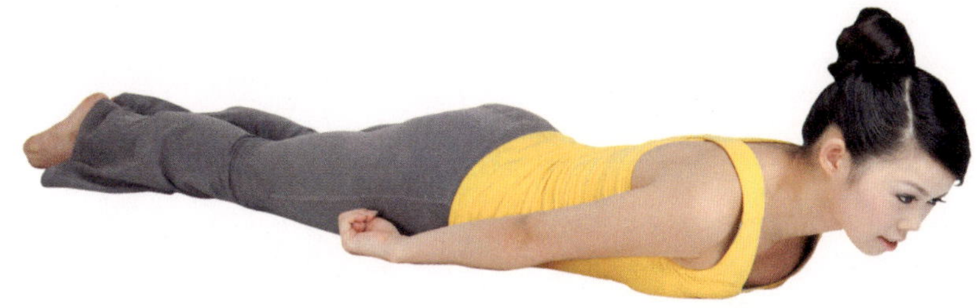

* **Step 01:**

俯卧在垫子上，双腿并拢向后伸直，双手握拳放在身体两侧，下巴贴在垫子上。

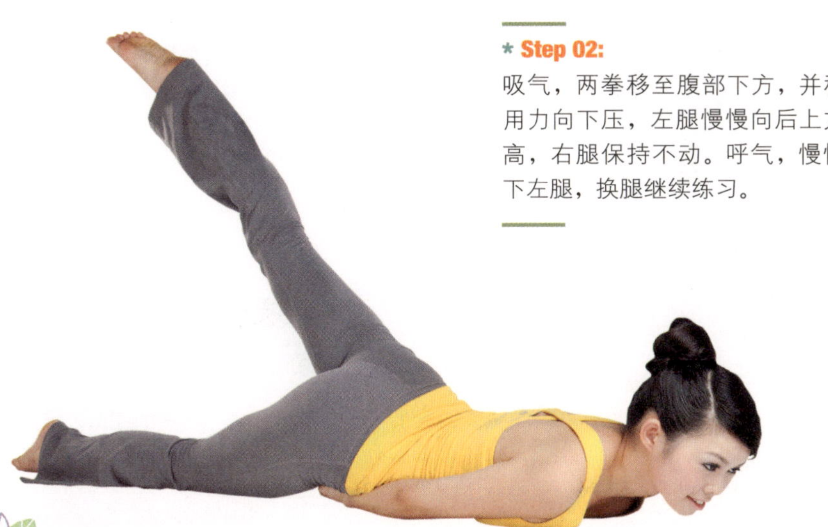

* **Step 02:**

吸气，两拳移至腹部下方，并稍微用力向下压，左腿慢慢向后上方抬高，右腿保持不动。呼气，慢慢放下左腿，换腿继续练习。

**健身小吧**

腿向上抬高时，胯部要紧贴在垫子上，下巴也不要抬起，膝盖要伸直，臀部肌肉要收紧。

# 上脊柱式

减脂提速运动

{重复次数}

2次

*** Step 01:**

挺直腰背坐于垫子上，双腿并拢，弯曲双膝向腹部靠拢，两手抓住脚踝。

*** Step 02:**

吸气，以尾椎骨作支撑，双手将双脚抬离地面，使小腿与地面平行。

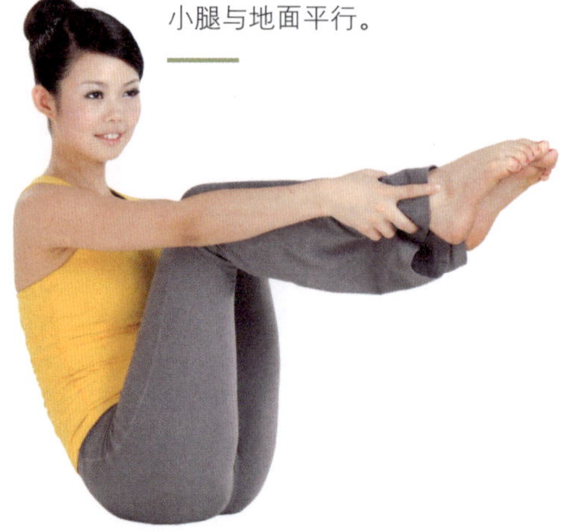

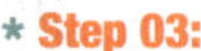

*** Step 03:**

呼气，用力将双腿膝盖绷直，脚趾指向天空，收紧腹部，眼睛望向脚尖方向。

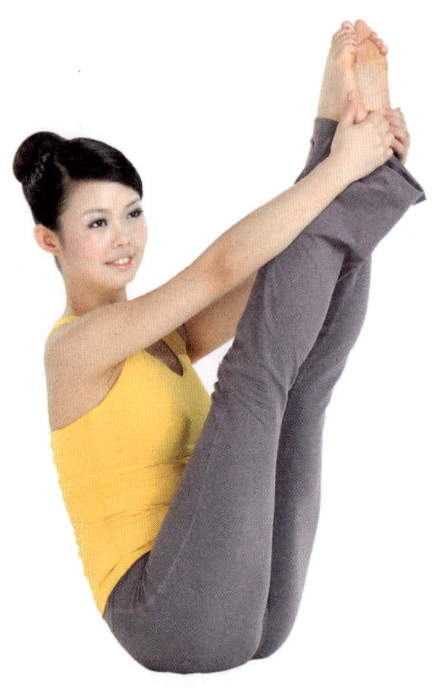

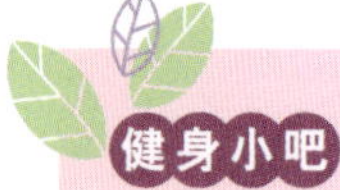

**健身小吧**

双腿向上伸展时全身的重量集中在尾椎骨，要注意保持身体的平衡，背部不要弯曲。

# 云雀式

全身美化练习

{重复次数}

**双腿轮换，重复4次**

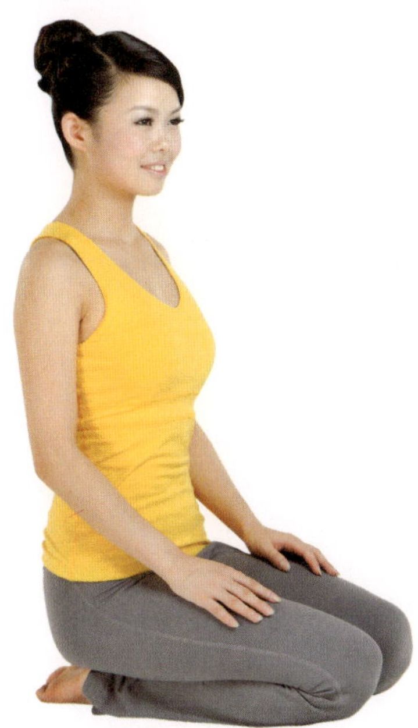

**Step 01:**

跪于垫子上，上身挺直，双手放于两大腿上。

**Step 02:**

右腿往后伸展，以脚背着地，左腿脚跟靠近会阴，左手放在左膝，右手放在右腿上。

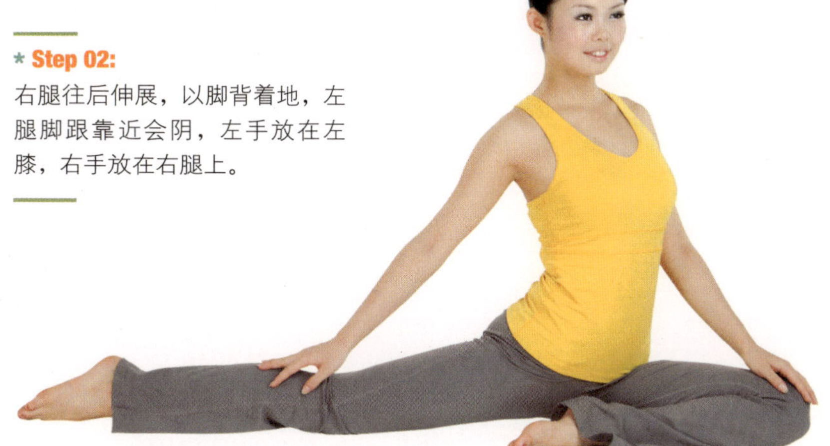

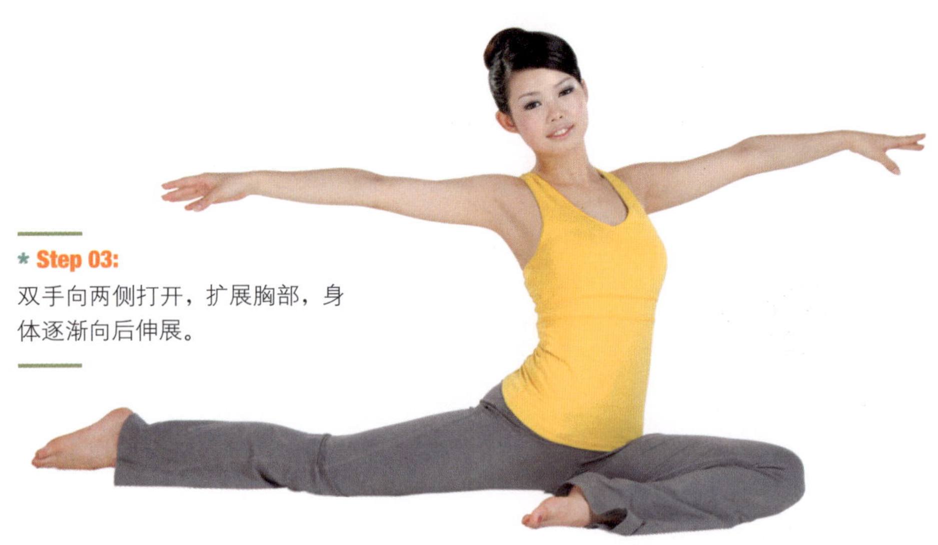

*** Step 03:**

双手向两侧打开，扩展胸部，身体逐渐向后伸展。

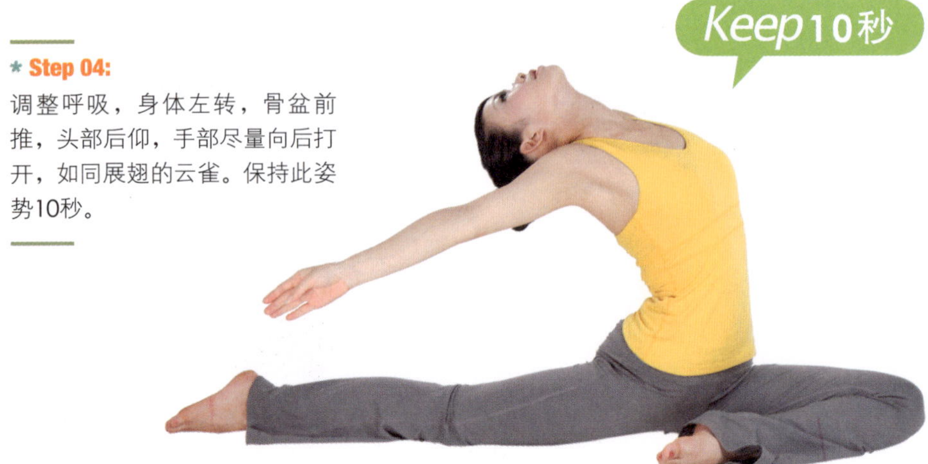


*** Step 04:**

调整呼吸，身体左转，骨盆前推，头部后仰，手部尽量向后打开，如同展翅的云雀。保持此姿势10秒。

*** Step 05**

手臂慢慢还原，身体向前倾斜，双手交叉叠放在垫子上，慢慢放松全身，然后换另一侧继续练习。

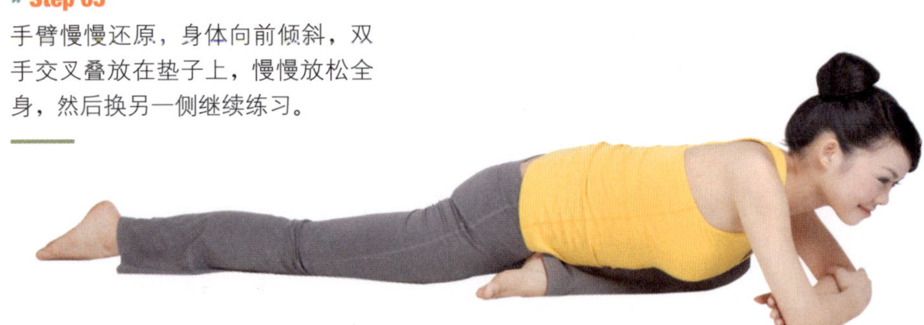

# 虎式

舒展下半身肌肉

{重复次数}

**双腿轮换，重复6次**

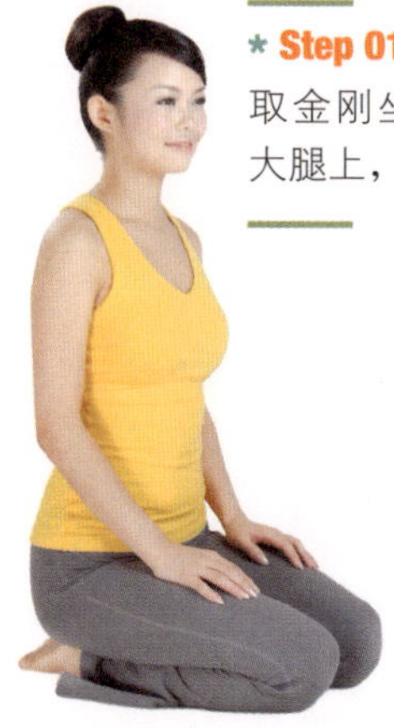

* **Step 01:**

取金刚坐姿，双手放于大腿上，全身放松。

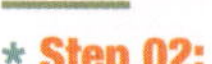

* **Step 02:**

两手撑地，身体向前俯身，臀部离开脚后跟。小腿紧贴地面，大腿垂直于小腿，做出爬行的姿势。

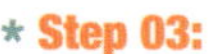

* **Step 03:**

吸气，脊柱下沉，让上身形成一条向下的弧线。同时抬高右腿并伸直，抬头挺胸，让眼睛正视前方。

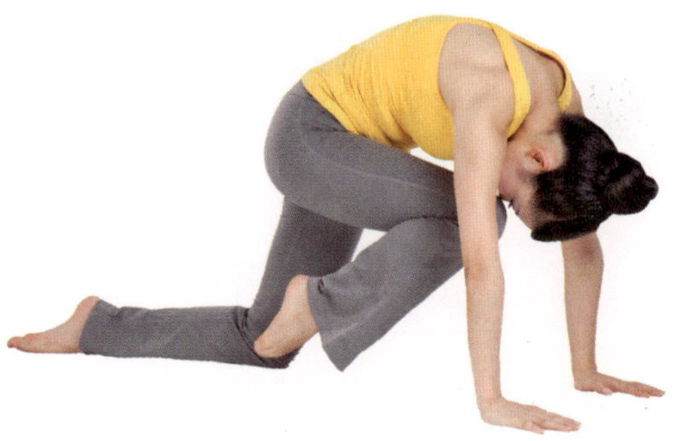

* **Step 04:**

右腿慢慢收回，屈膝移到臀部下。脊柱呈弓形，双眼向下看，鼻子碰着膝盖，脚趾略高于地面。保持此姿势10秒。

* **Step 05:**

调整呼吸，全身放松，臂部坐回足跟，上额着地，双手放在垫子上。保持此姿势10秒，彻底放松后，换左腿继续练习。

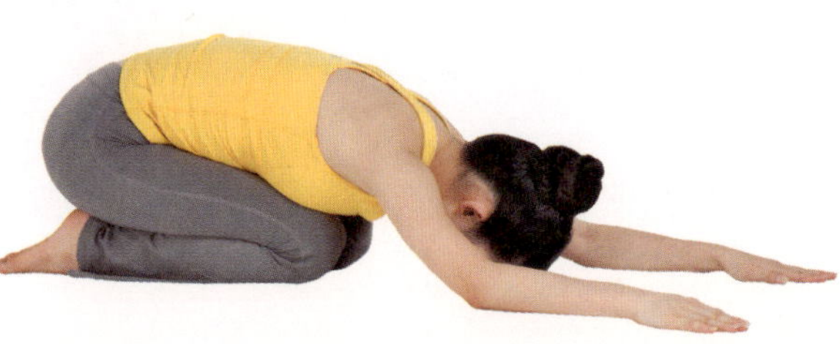

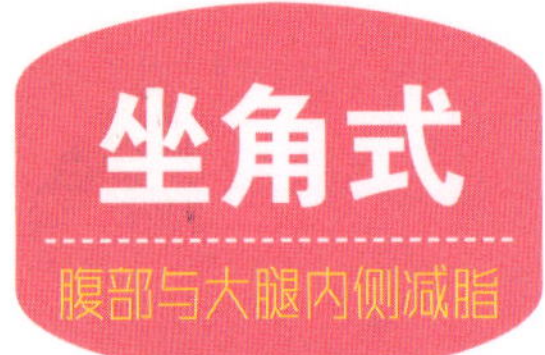


{重复次数}

2次

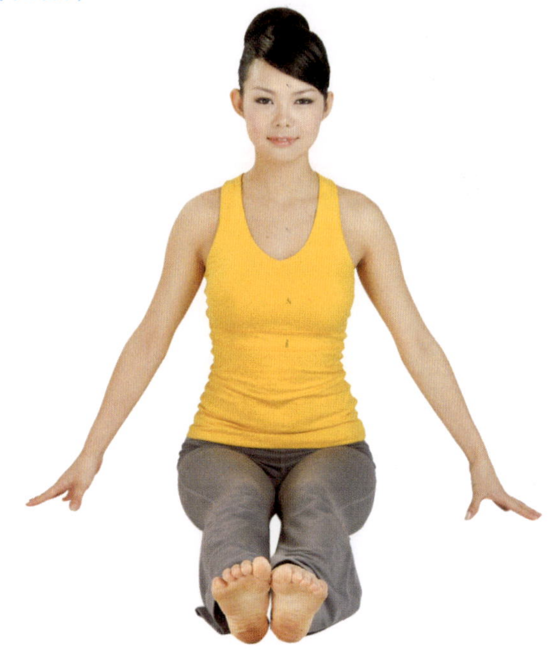

* **Step 01:**

双腿并拢坐在垫子上，双手自然放于身体两侧。

* **Step 02:**

两腿尽量向两侧分开并伸直，膝盖向下用力，脚趾向上翘，同时挺直脊背。

**健身小吧**

1.上半身向下弯曲时，要挺直腰背部，不能弓背。2.根据个人体质，腿部分开的幅度可以小一点，但是双膝不能弯曲。

**注意！**

根据自己的柔韧度尽量打开双腿，确定大腿紧贴在垫子上。

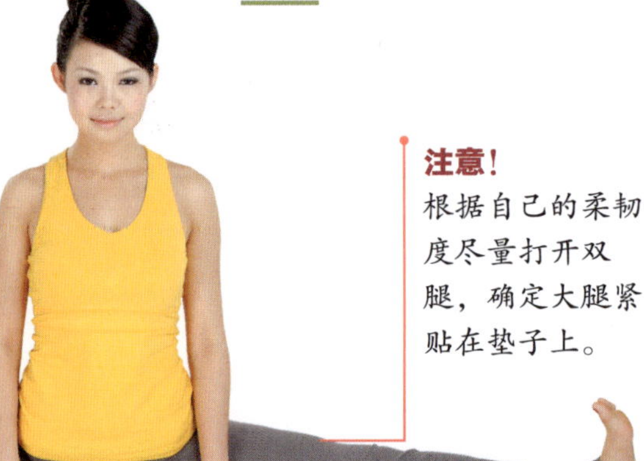

*** Step 03:**

双手放在身前的垫子上。深呼吸一次，呼气时，弯曲双手手肘，上身向下弯曲，尽量靠近垫面。

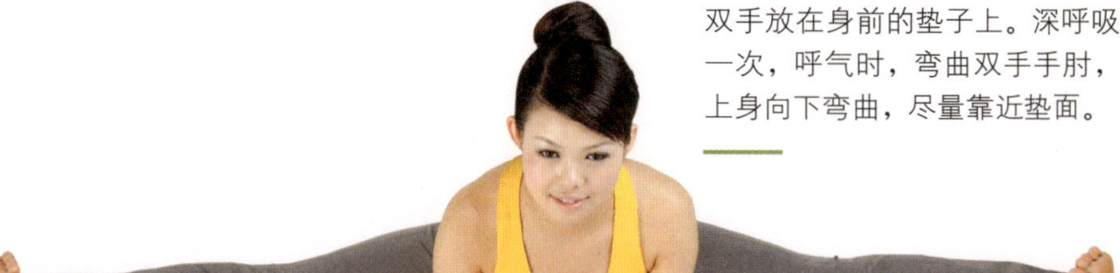

Keep 30秒

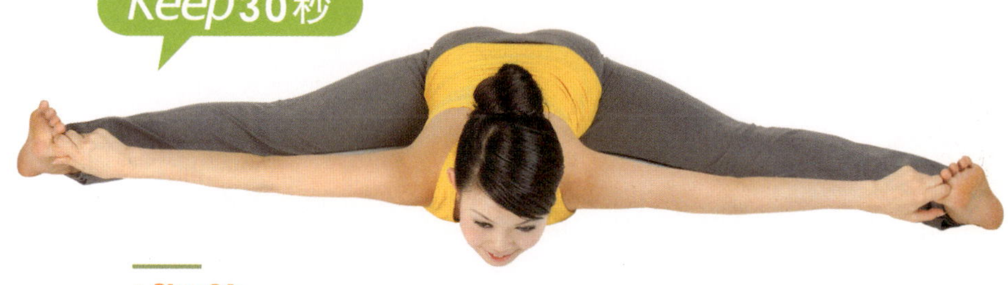

*** Step 04:**

两臂向左右伸直，两手分别握住两脚的大脚趾。再次向下弯曲上身，让下巴贴近垫面。保持30秒，慢慢向上抬起上半身，还原到初始姿势，双腿轻轻抖动放松。

**你也可以这样做！**
Simple Movements

**降低难度**

如果身体完全贴垫子时，双手无法握住脚尖，将双手放在身前的垫子上即可，或者利用瑜伽绳分别套住脚掌来练习。

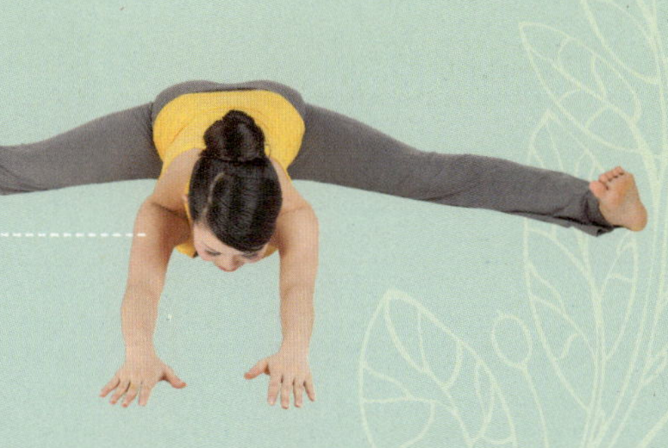

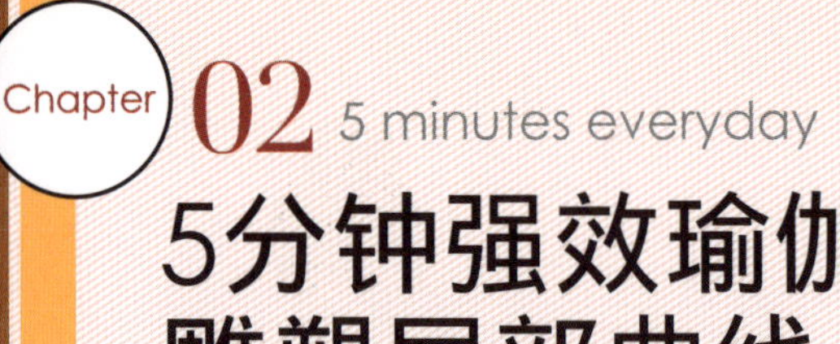

Chapter 02 5 minutes everyday

# 5分钟强效瑜伽，雕塑局部曲线

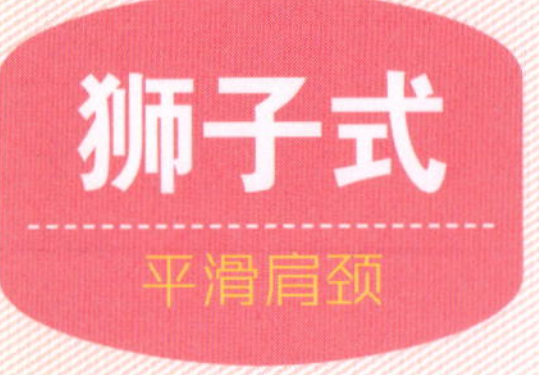

## 狮子式

平滑肩颈

{重复次数}

2次

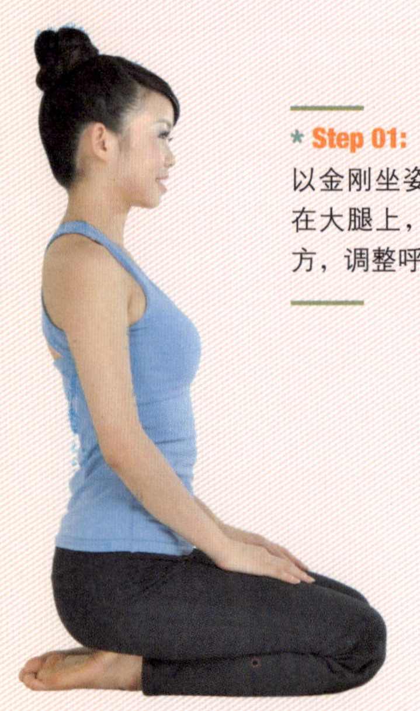

*** Step 01:**

以金刚坐姿坐好，双手放在大腿上，眼睛望着正前方，调整呼吸。

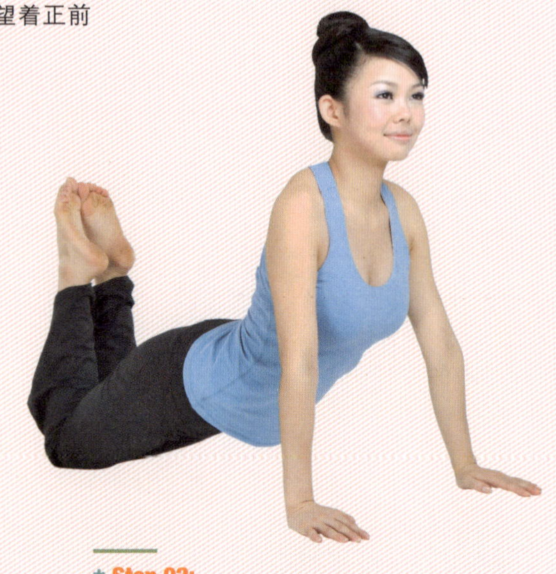

*** Step 02:**

身体向前倾，双膝、双手撑地，小腿向后抬起，重心分布在手、膝盖上，收腹，背部伸直向后仰。

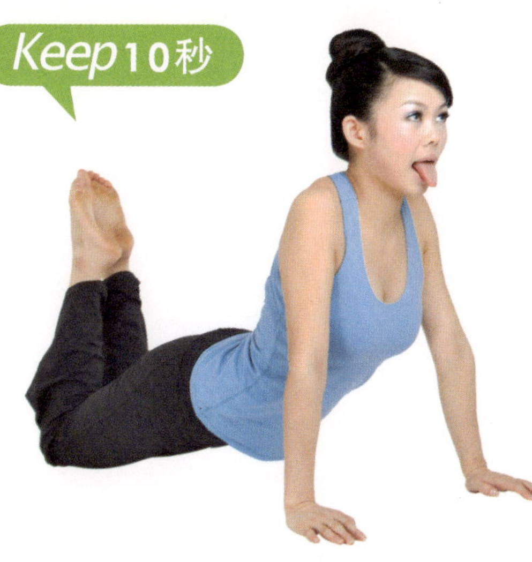


**Step 03:**

张大嘴巴，将舌头用力伸出，瞪圆双眼，注视两眉之间的中点，嘴里发出“啊啊”的狮子吼声。保持此姿势10秒。

**你也可以这样做！**
Complicated Movements

**增加难度**

对于狮子式比较熟练的练习者，可以将金刚坐姿改为全莲花坐姿，练习时，两膝着地，臀部向后翘。

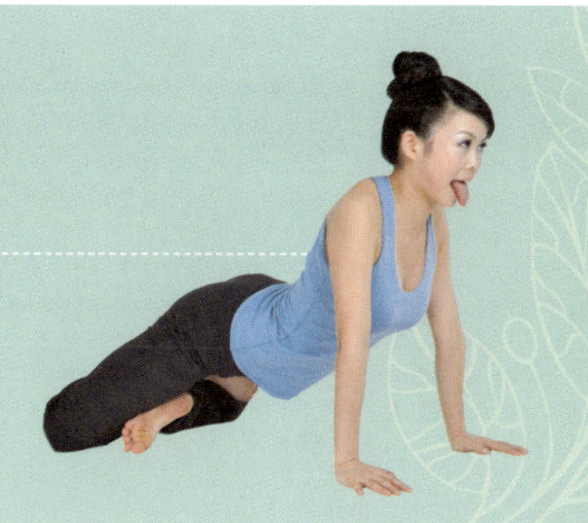

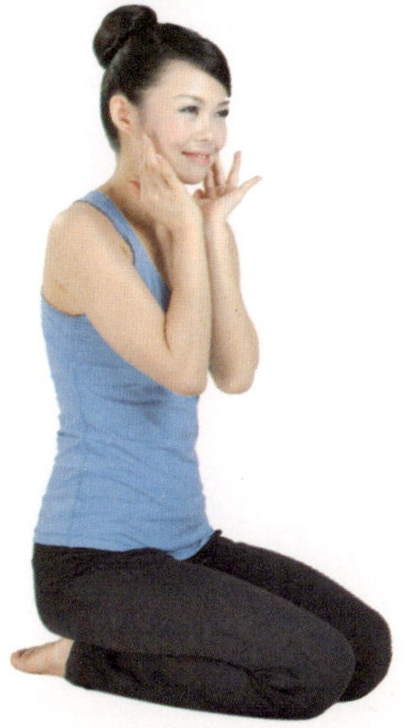

**Step 04:**

还原成金刚坐姿，双手轻轻拍打脸部，放松面部肌肉。

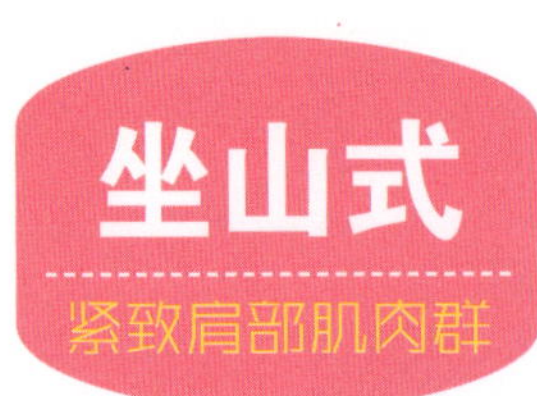


{重复次数}

5～10次

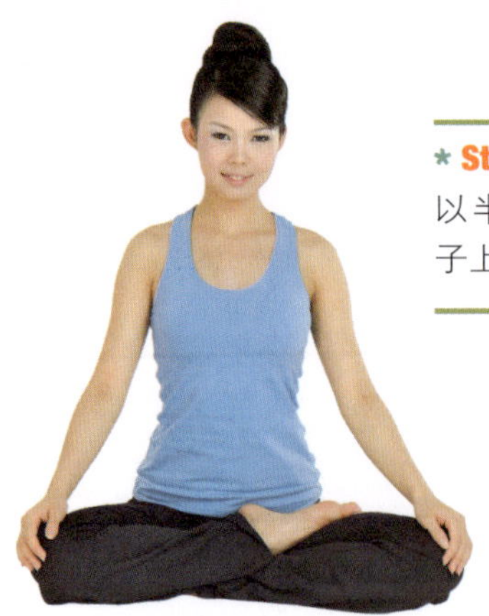

**Step 01:**

以半莲花坐姿坐于垫子上，挺直腰背。

**Step 02:**

双手在胸前交叉握拳，吸气，双臂向上伸展，高举过头顶。翻转掌心向上，尽量让双臂向后、向上伸展。呼气，头部后仰，使眼睛注视着手背。

练习过程中，下半身保持不动，整个背部挺直。

**Step 03:**

吸气，头部回到原位，呼气，松开双手，自然放松。

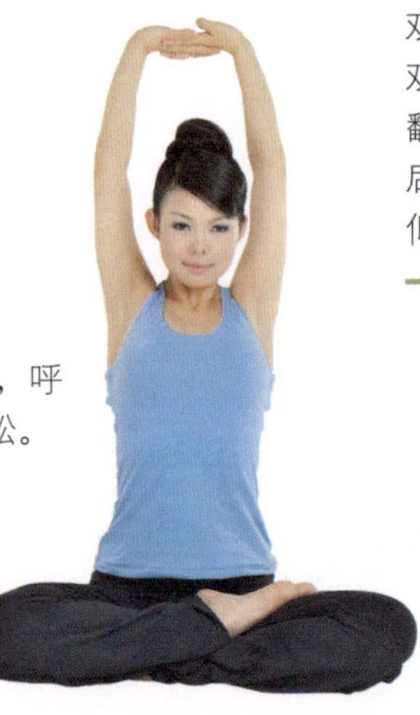

# 车内瑜伽

## 肩部塑形

{重复次数}

**不限，有时间可多做**

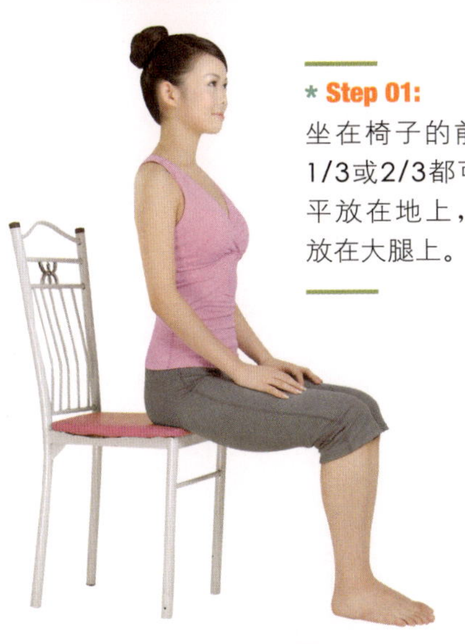

* **Step 01:**

坐在椅子的前半部分，1/3或2/3都可以，双腿平放在地上，双手自然放在大腿上。

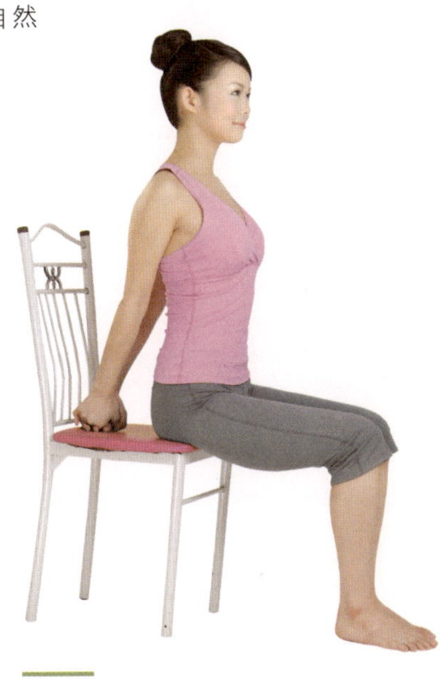

* **Step 02:**

双手手臂向后伸直，手掌相握，置于臂部后方的椅面上，同时挺直脊背，收紧下巴，抬头，保持平稳的呼吸。

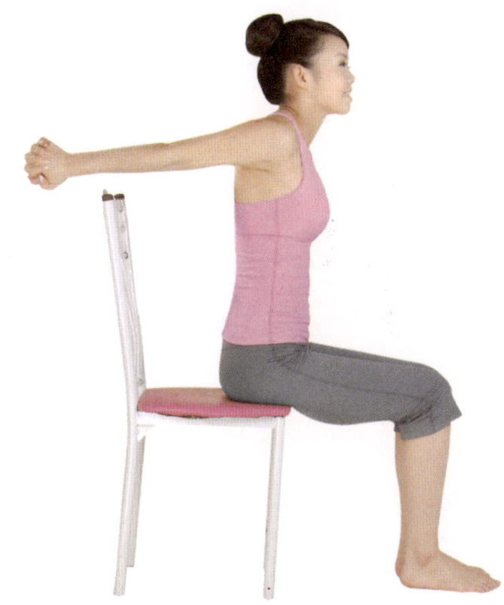

* **Step 03:**

尽量向后上方伸展手臂，使双臂落在椅背上方，使后背部有被挤压和拉伸的感觉。练完后，保持此姿势，做2～3次腹部深呼吸。

**美肩小吧**

车内空间狭小，做运动前需调整好座椅空间，且动作幅度不宜过大，以各部位肌肉感觉紧张为好，并要时时注意交通路况，确保安全。

# 颈部练习

平滑美颈

{重复次数}

**头部沿左、右、前、后方向轮流旋转，重复4次**

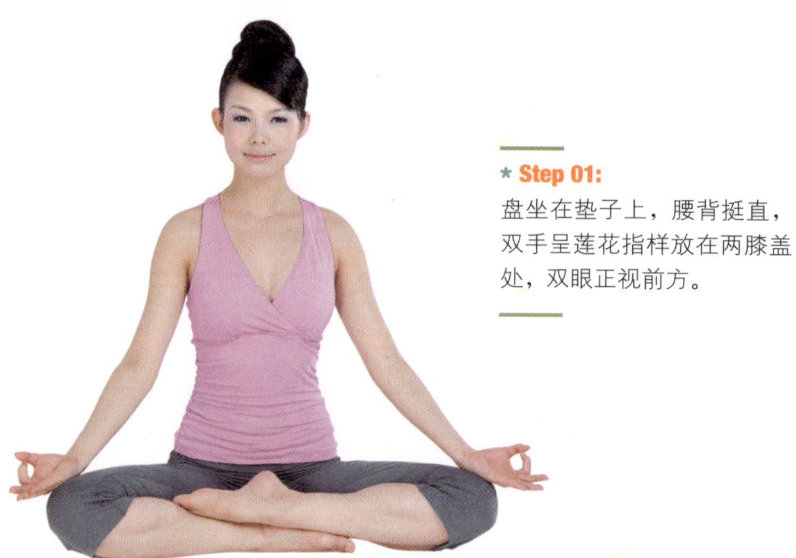

* **Step 01:**

盘坐在垫子上，腰背挺直，双手呈莲花指样放在两膝盖处，双眼正视前方。

* **Step 02:**

保持身体不动，头部慢慢转向左侧，双眼望向左边，调整呼吸，然后慢慢还原。

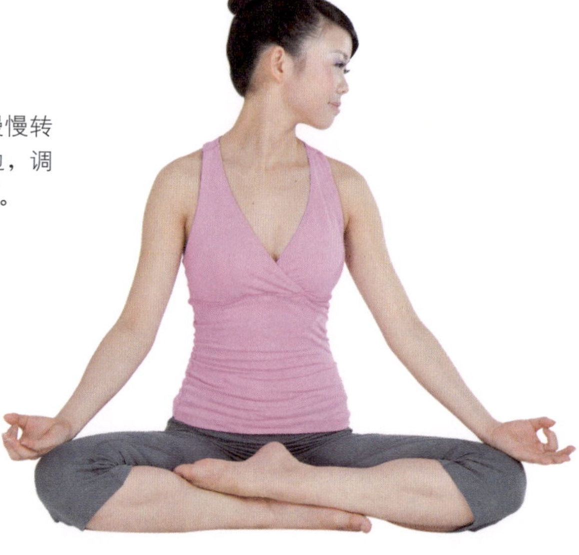

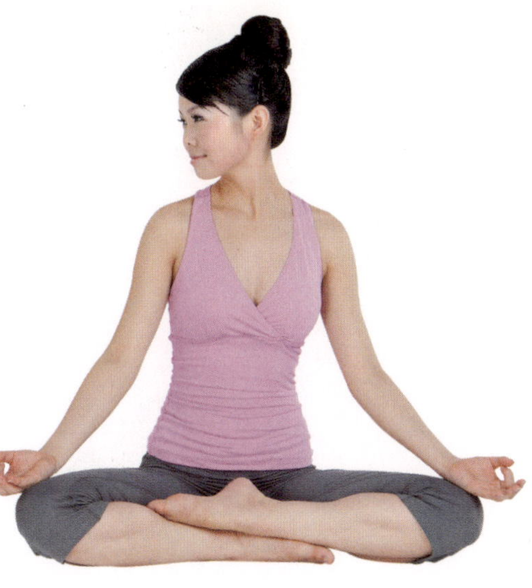

*** Step 03:**

保持身体不动，头部慢慢转向右侧，双眼望向右边，调整呼吸，然后慢慢还原。

*** Step 04:**

头部慢慢后仰，拉伸颈部前侧肌肉，保持5秒。

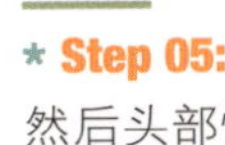

*** Step 05:**

然后头部慢慢向前倾，下巴靠近锁骨，拉伸颈部后侧肌肉。

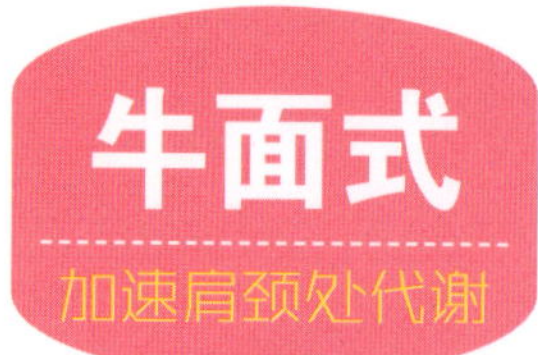


{重复次数}
3~5次

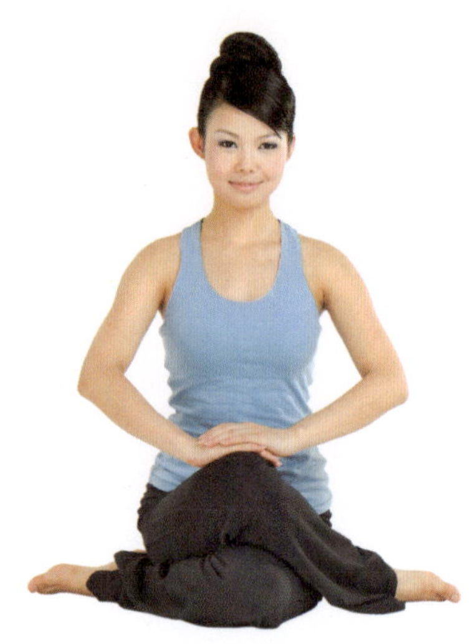

* **Step 01:**
背部挺直坐于垫子上，双腿弯曲，右腿压在左腿上，两膝盖交叠，双手交握放在右膝盖处。

**你也可以这样做！**
Simple Movements

**降低难度** 一

如果十指相扣感觉困难，可用双手上下抓住瑜伽伸展带。

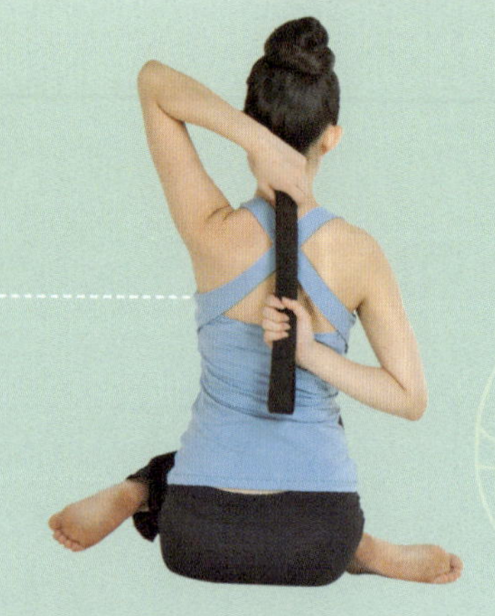

Keep30秒

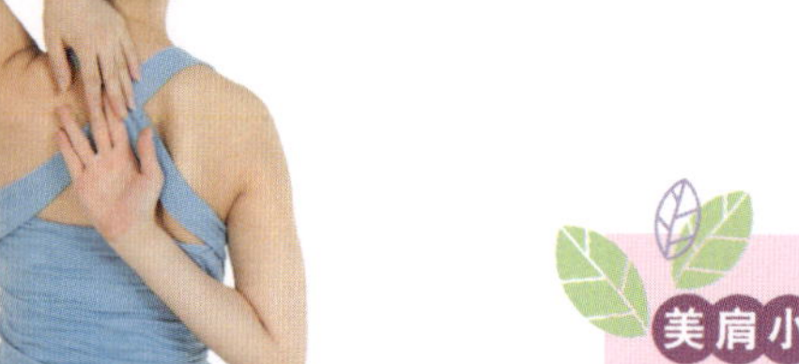

* **Step 02:**
弯曲左臂，左手在背后从上向下伸展。弯曲右臂，右手在背后从下向上伸展。两手尽量相扣，保持30秒。然后松开双手，反方向练习。

**美肩小吧**

如果肩部僵硬，两手互相够不到，可以用抓住毛巾两头的方法来代替。

# 屈身动作

美化背部曲线

{重复次数}

1次

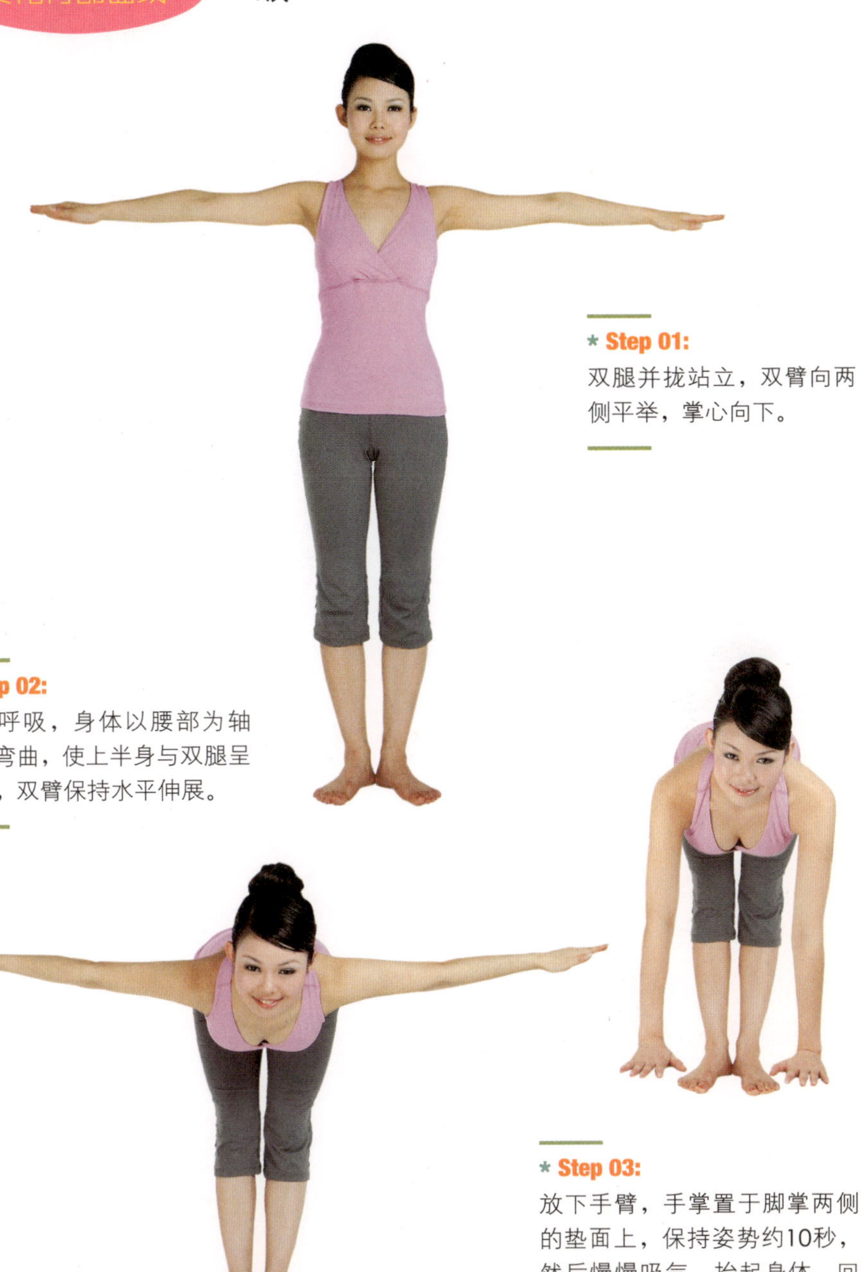

* **Step 01:**

双腿并拢站立，双臂向两侧平举，掌心向下。

* **Step 02:**

调整呼吸，身体以腰部为轴向下弯曲，使上半身与双腿呈90°，双臂保持水平伸展。

* **Step 03:**

放下手臂，手掌置于脚掌两侧的垫面上，保持姿势约10秒，然后慢慢吸气，抬起身体，回复原位。

# 椅上骑马式

## 铲除虎背熊腰

{重复次数}

3次

*** Step 01:**

挺直腰背，面向椅背坐下，双手叠放在椅背上方，双腿跨过椅子两侧，在椅背后双脚脚心相对，双膝向外侧打开。

Keep 10秒

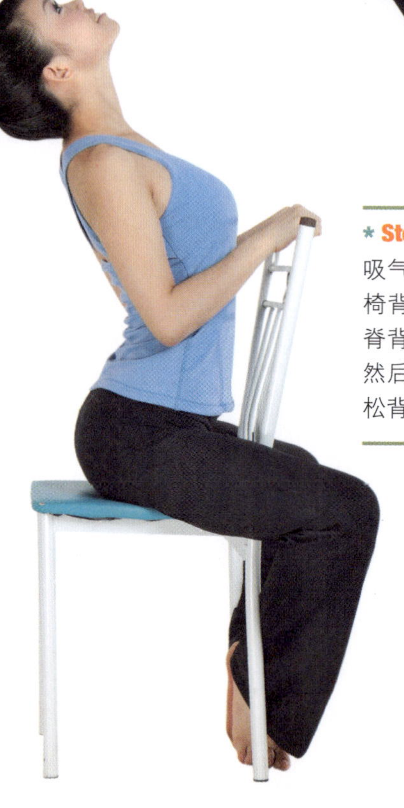

*** Step 02:**

吸气，头部后仰，双手抓住椅背。呼气，尽力向上伸展脊背。保持此姿势约10秒，然后慢慢向前弯曲脊柱，放松背部，恢复原位。

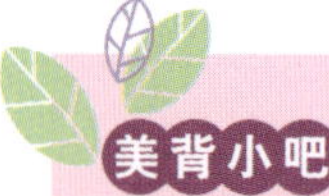

**美背小吧**

练习时，双腿始终保持脚心相对，这样才能锻炼背部。

# 眼镜蛇扭转式

伸展背部肌肉群

{重复次数}

2次

* **Step 01:**

俯卧于垫子上，双腿并拢伸直，双臂放在身体两侧，手心向下。

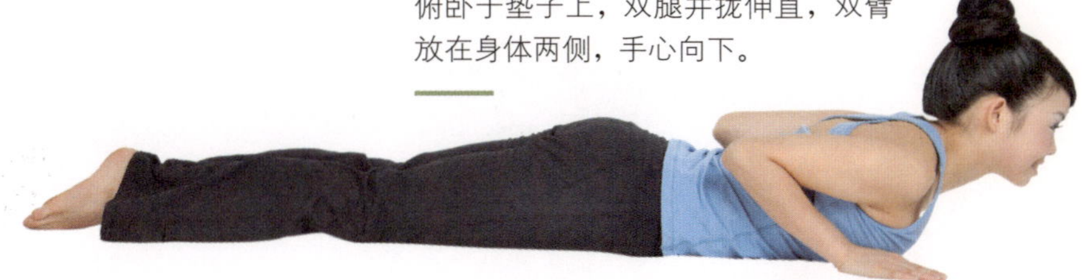

* **Step 02:**

吸气，由头、颈、肩、胸、腹依次向上抬起，让脊椎一节一节地舒展，双手撑地，充分锻炼背部肌肉。

Keep 10秒

* **Step 03:**

呼气，腰部以上部位慢慢向右侧转动，头部右转，双眼望着右脚的方向。保持此姿势10秒，然后，身体恢复原位，头部慢慢转向另一侧。

# 风吹树式

加强手臂肌肉练习

{重复次数}

**两侧交换，重复5次**

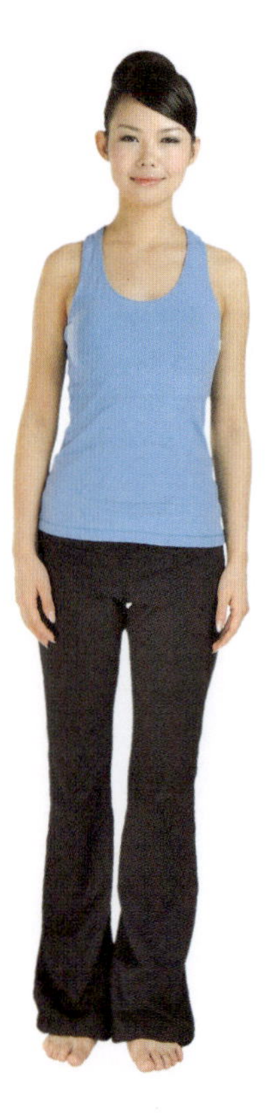

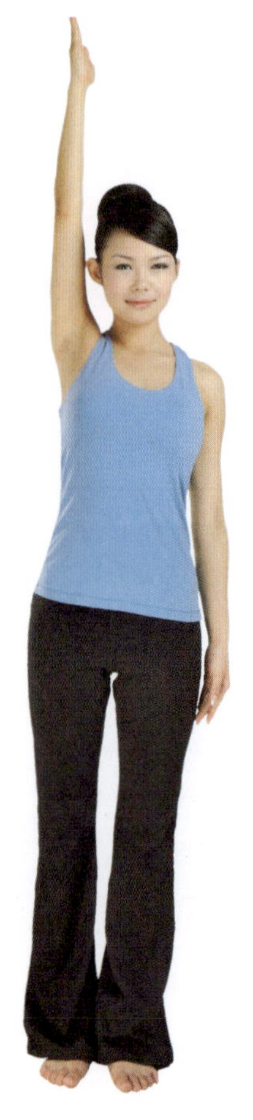

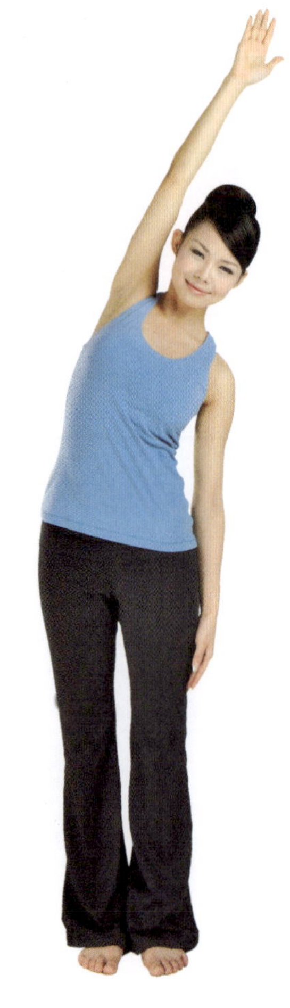

*** Step 01:**

挺直腰背，站立于垫子上，双眼正视前方，双手放在身体两侧。

*** Step 02:**

右手向上伸展，上臂靠近耳朵，手指指向天空，感觉到脊柱被拉伸。

*** Step 03:**

调整呼吸，上半身慢慢向左侧倾斜，手臂跟着向左倾斜，如同大树被风吹弯一样。双腿保持静止不动，眼睛望着右上方。

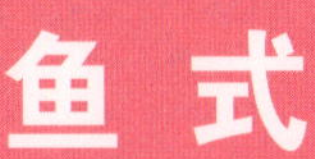

# 鱼式

增强双臂灵活性

{重复次数}

2次

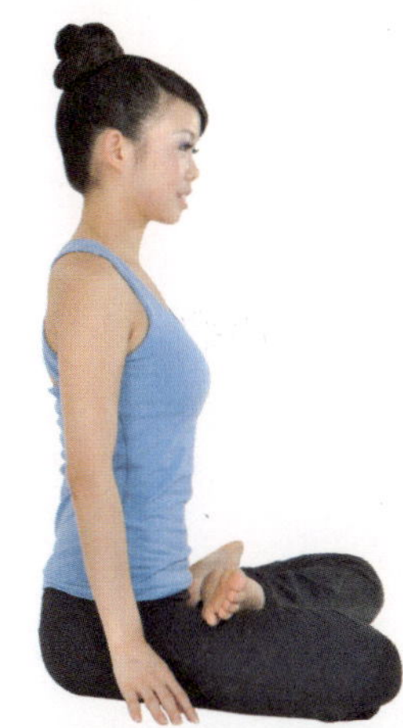

* **Step 01:**

以全莲花坐姿盘坐于垫子上，双手自然放于身体两侧，双眼正视前方。

**你也可以这样做！**

Simple Movements

降低难度 一

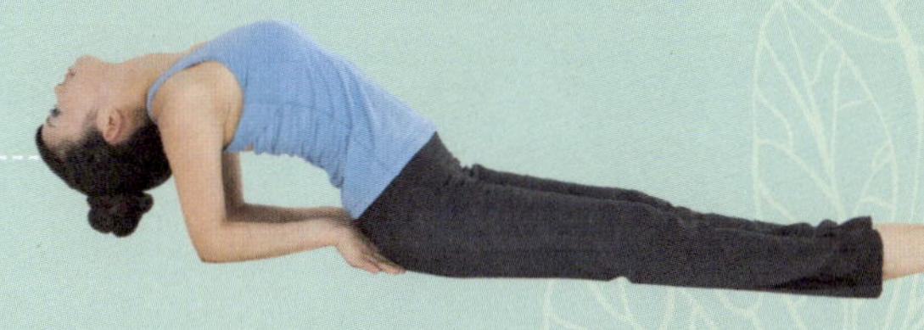

初学者可以不采用全莲花坐姿，将双腿向前伸直，成简易鱼式。

* **Step 02:**

调整呼吸，将双手挪至臀部位置，双肘支撑在身体两侧，上半身逐渐后仰。

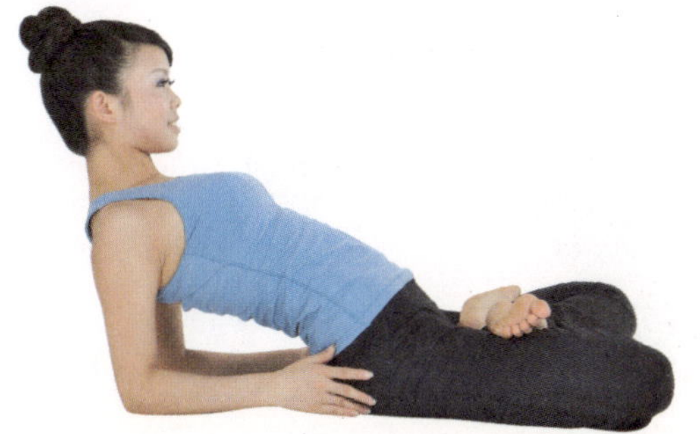

* **Step 03:**

吸气，以头顶着地，胸部尽量上挺，背部悬空，双眼上望。调息3～6次，然后背部慢慢还原，恢复原来的坐姿。

# 侧伸展式

消除“莲藕臂”

{重复次数}

2次

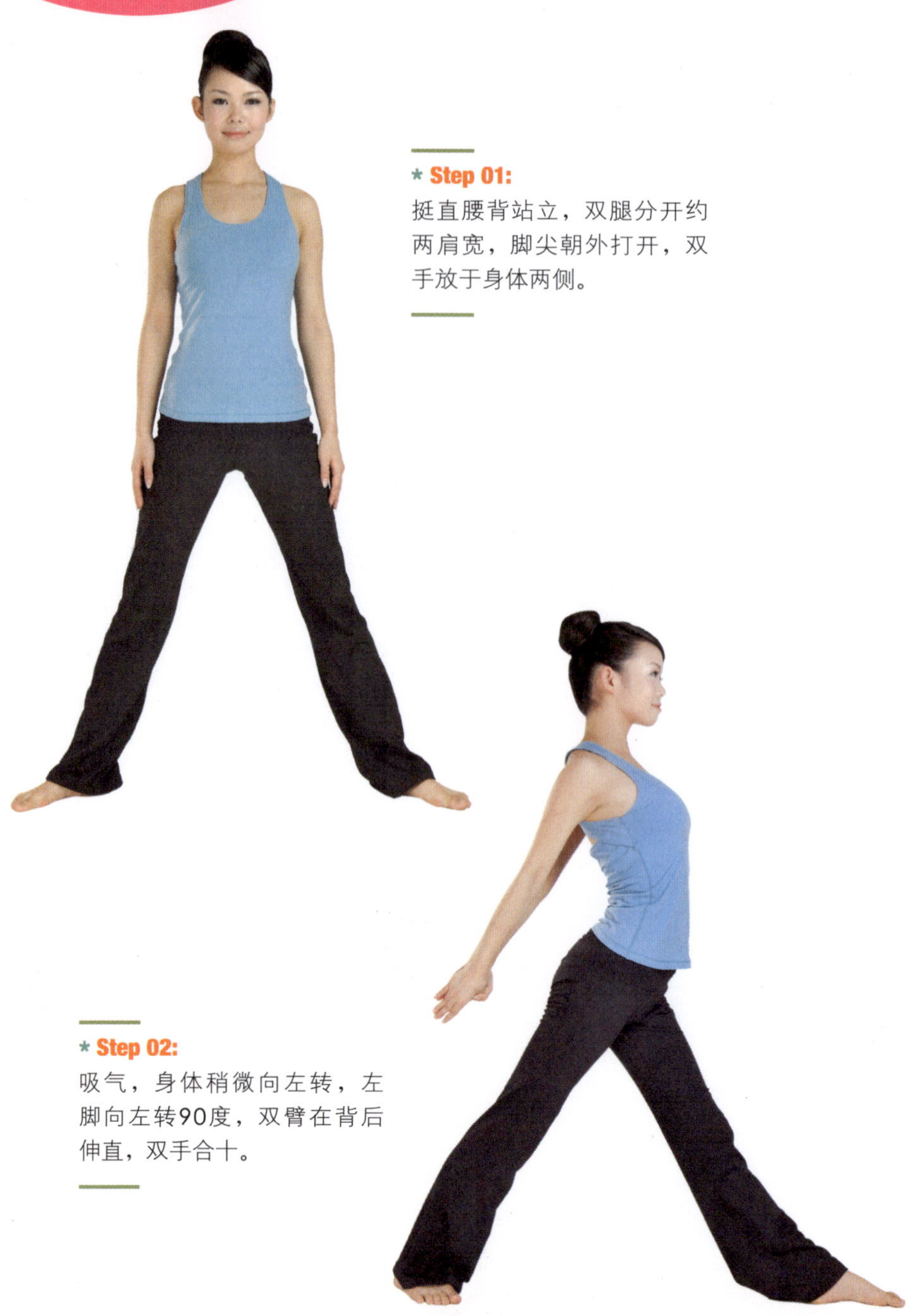

* **Step 01:**

挺直腰背站立，双腿分开约两肩宽，脚尖朝外打开，双手放于身体两侧。

* **Step 02:**

吸气，身体稍微向左转，左脚向左转90度，双臂在背后伸直，双手合十。

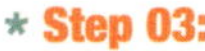

**Step 03:**

呼气，保持身体不动，双臂弯曲，双手紧贴背部合十。

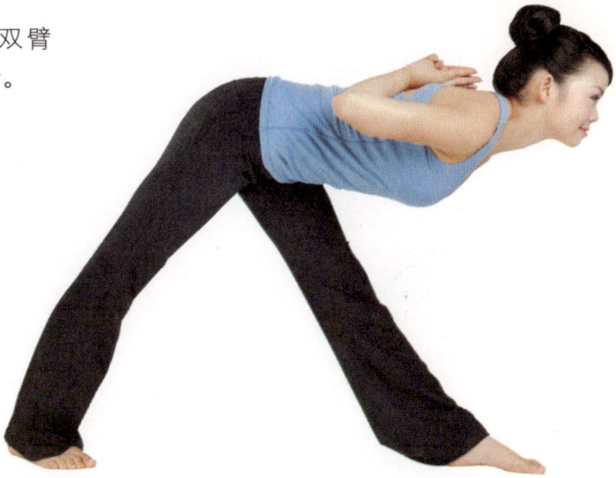

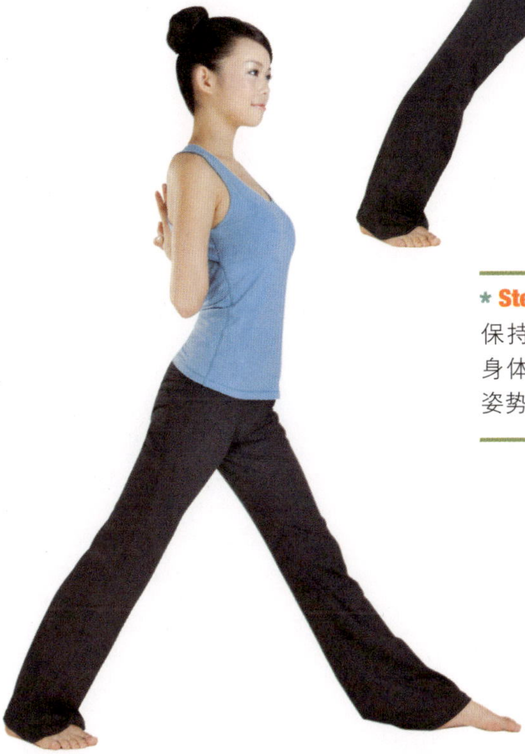

**Step 04:**

保持匀速而平缓的呼吸，身体慢慢向前倾斜，手部姿势不动。

Keep 10秒

**Step 05:**

身体继续向前倾斜，直到胸部贴在左大腿上，下巴放在左小腿上，感觉侧腰在慢慢拉伸。坚持10秒后，换另一侧继续练习。

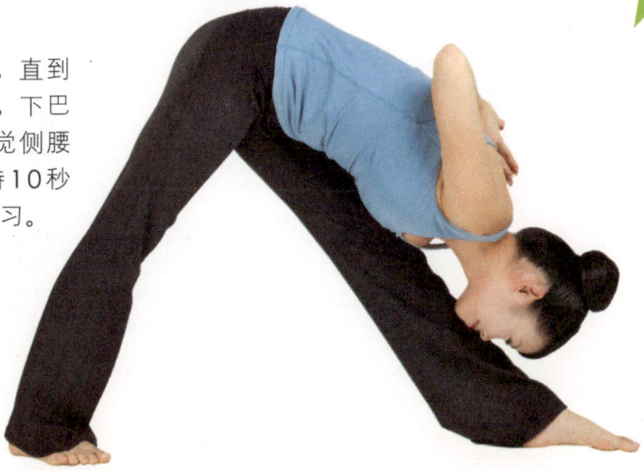

# 门闩式

纤细美臂

{重复次数}

左右腿交换，重复2次

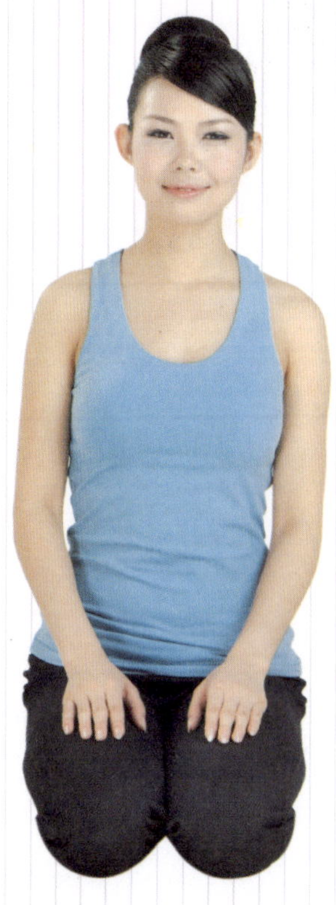

* **Step 01:**

双腿并拢跪在垫子上，臀部放在两脚跟上，双手自然放于大腿处。

**注意!**

臀部收紧！身体尽量保持放松，不要耸肩。

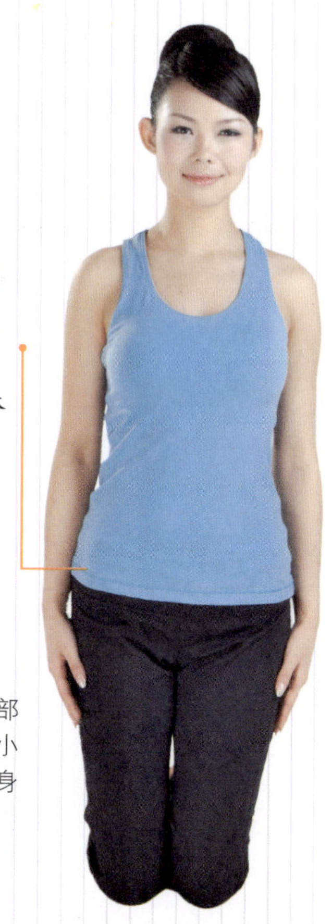

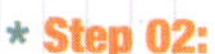

* **Step 02:**

身体慢慢起立，臀部离开脚跟，大腿与小腿垂直，双手放于身体两侧。

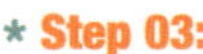

**Step 03:**

左腿向左侧打开，左脚指向左方，与右腿膝盖在一条直线上，身体不要弯曲。

**Step 04:**

调整呼吸，呼气时，双手打开，上半身慢慢向左倾斜，直到左手落在左脚踝处，右手指向天空。

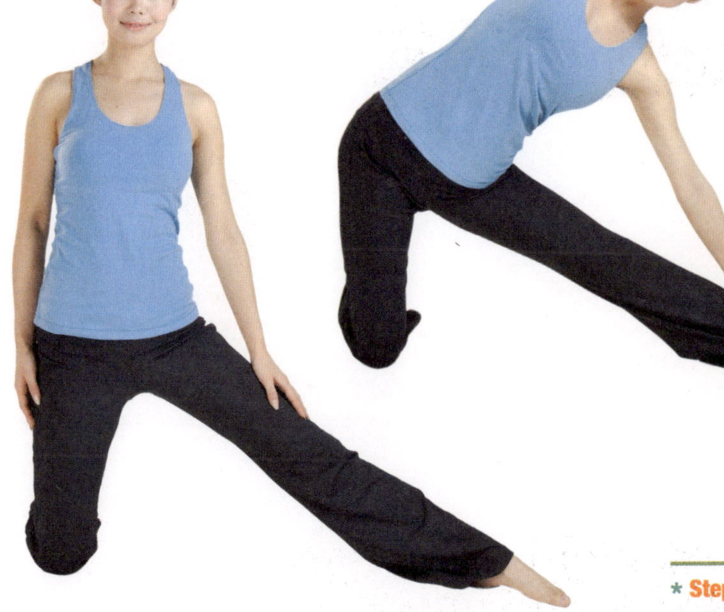

**Step 05:**

身体继续向左倾斜，右手也慢慢倒向左边，与地面平行。保持此姿势数秒，身体慢慢还原。

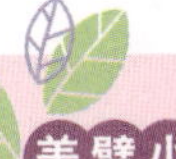

**美臂小吧**

1.身体向一侧倒下时，双臂、胸部、臀部要在同一个平面内。

2.膝盖有损伤的人不宜练习此式。

# 蛇王式

提高瘦腹速度

{重复次数}

2次

* **Step 01:**

俯卧在垫子上，双腿伸直，手臂在腰两侧弯曲，掌心贴地，下巴靠近垫子。

* **Step 02:**

吸气，双臂慢慢伸直，用力使胸部、腰部离开地面，头部缓慢向后仰，双腿紧贴地面。

* **Step 03:**

呼气，手臂伸直，双膝向上弯曲，小腿肚尽量靠着大腿后侧，上身尽量向后方伸展，使脚尖对着头顶。保持此姿势不动，调整呼吸，然后慢慢放松，恢复原位。

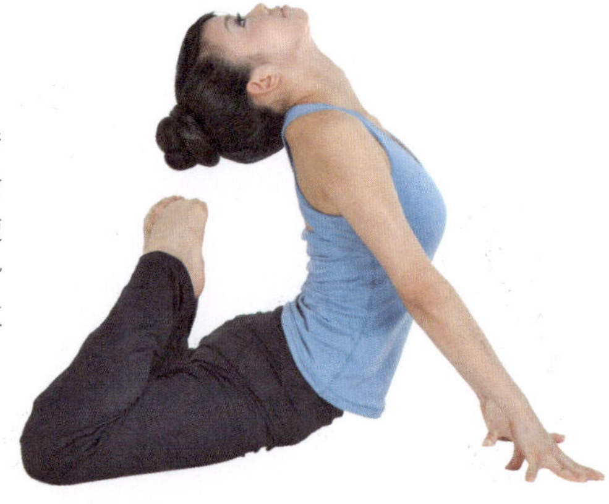

# 圣哲玛里琪一式

轻松平小腹

{重复次数}

**两腿轮换，重复3～5次**

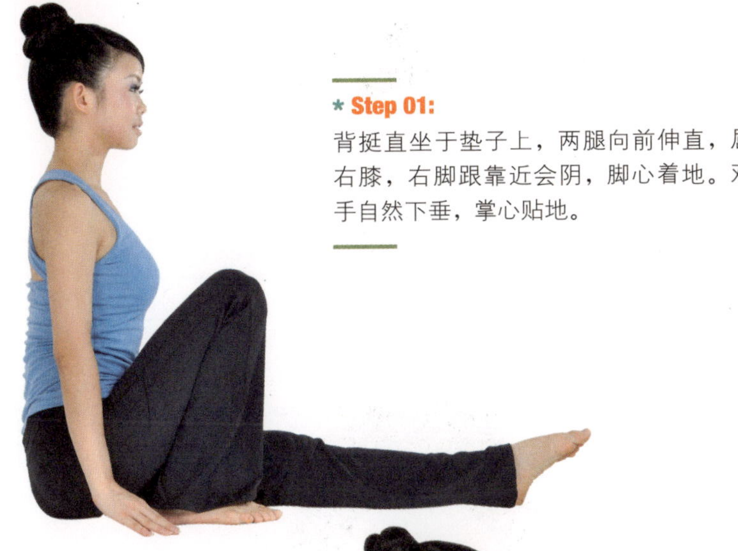

**Step 01:**

背挺直坐于垫子上，两腿向前伸直，屈右膝，右脚跟靠近会阴，脚心着地。双手自然下垂，掌心贴地。

**Step 02:**

吸气，右手向上伸展，手臂翻转，从右膝外侧环抱住右腿；左手向背后伸展，与右手在背后相扣，左腿保持伸直。

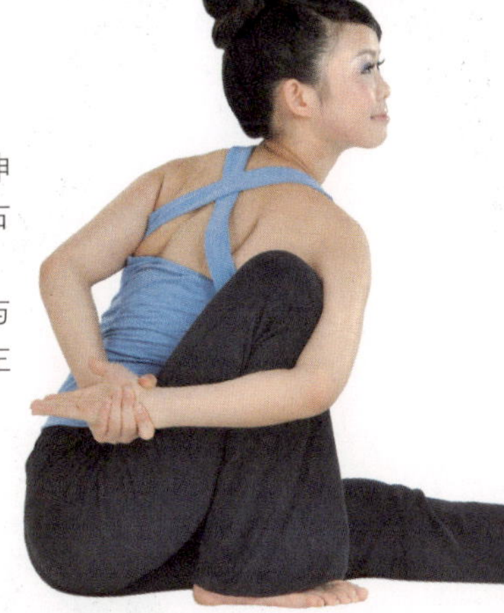

**Step 03:**

呼气，上半身向前屈，尽量往下靠，让前额贴在左腿上。呼气，放松全身，换另一侧继续练习。

# 三角伸展式

塑造迷人“水蛇腰”

{重复次数}

3～5次

* **Step 01:**

挺直腰背站立，双脚分开，约两肩宽，左脚向左旋转90度，右脚向内扣，双臂侧平举，掌心向下。

* **Step 02:**

呼气，腰部推髋向右，向左弯腰，左手垂直落在左脚前，右手指向天空，双眼望着右手指尖。然后调整呼吸，慢慢还原身体，再反方向练习。

**美腰小吧**

此动作对腿部、腰腹部的锻炼强度较大，怀孕4个月后的孕妇不宜练习此式。

# 半弓式

打造迷人翘臀

{重复次数}

双腿轮换，重复5次

* **Step 01:**

俯卧在垫子上，双腿伸直并拢，两手放于身体两侧，手心向下。

* **Step 02:**

吸气，弯曲右腿，右脚向上伸展，右手握住右脚背，左手向前伸展。

* **Step 03:**

右手用力拉伸右腿，使腰部以上部位离开地面，左手撑住垫子，双眼正视前方，左腿保持不动。保持此姿势10秒。

Keep 10秒

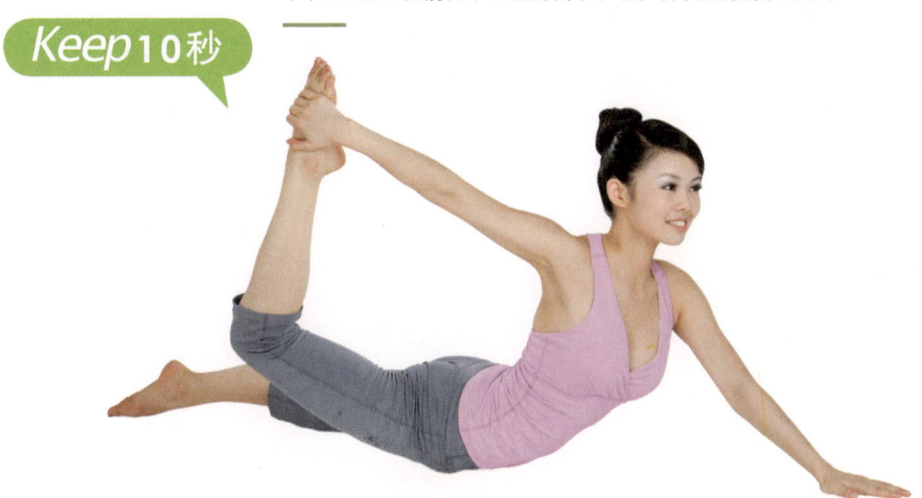

* **Step 04:**

慢慢呼气，放下右手和右腿，然后换左腿开始练习。

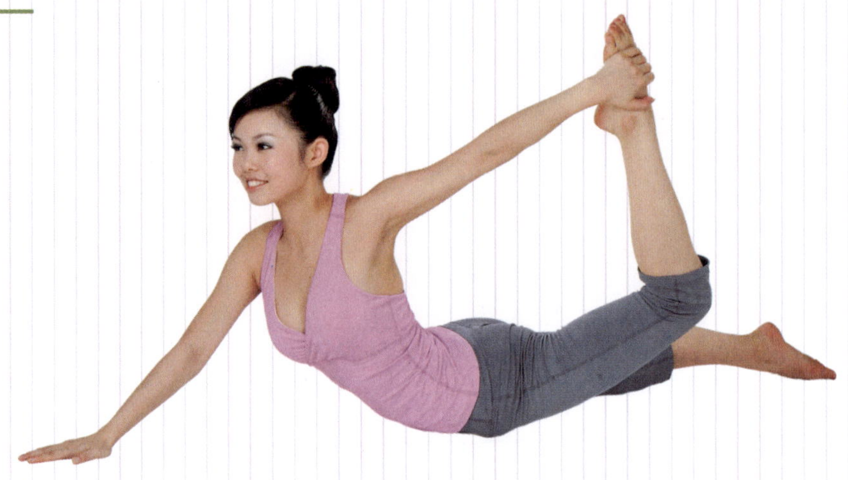

* **Step 05:**

放下左手和左腿，全身俯卧在垫子上，双手放于身体两侧，让全身慢慢放松。

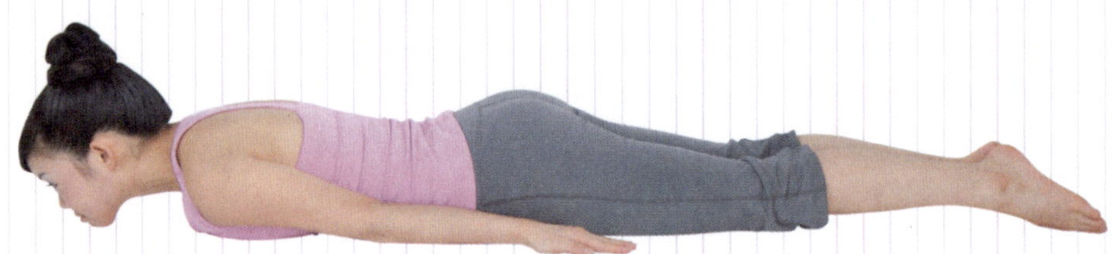

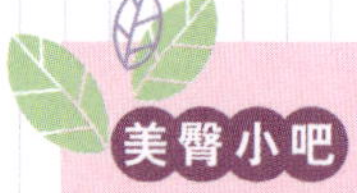

**美臀小吧**

练习过程中，要注意调整呼吸，腹部始终紧贴于垫面。抬起右腿时，左腿应保持伸直，不能弯曲。

# 舞王式

## 美化臀部

{重复次数}

**双腿交换，重复3～5次**

*** Step 01:**

自然站立于垫子上，双手垂放在身体两侧，双眼平视前方，全身放松，自然均匀地呼吸。

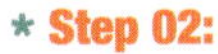


向后弯曲右膝，右手抓住右脚背，使脚跟靠近臀部，右膝垂直指向地面。

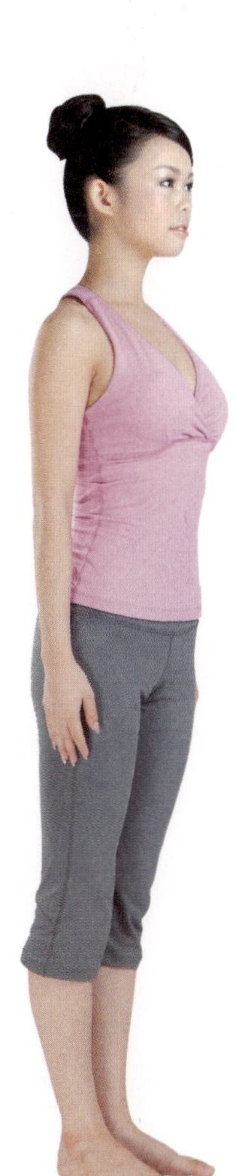

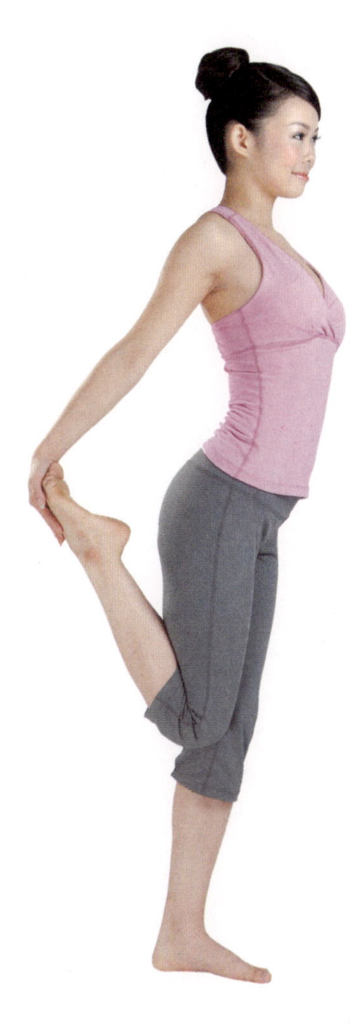

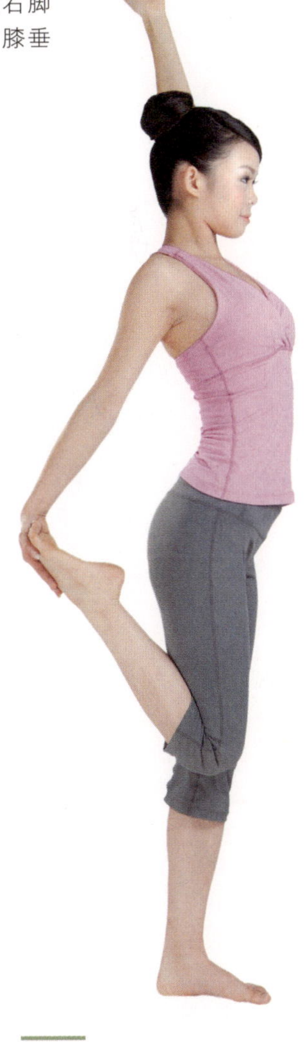

*** Step 03:**

吸气，向上抬起左臂，使左脚、脊柱、颈部、头部以及左臂呈一条直线。

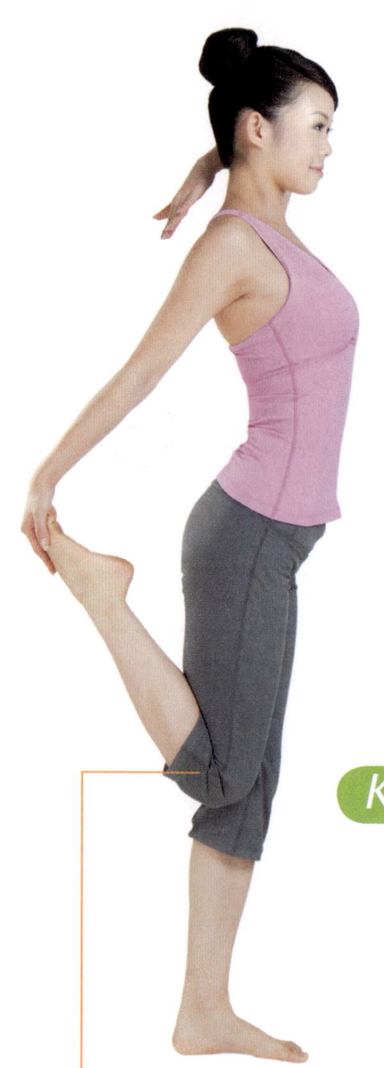

*** Step 04:**

左手臂向后弯曲，使左手手心对着背部，右手与右腿保持不动。

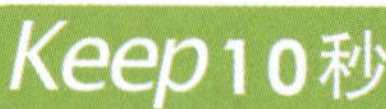


**注意！**

腿部不动！左腿保持绷直，右脚尽量靠近臀部。

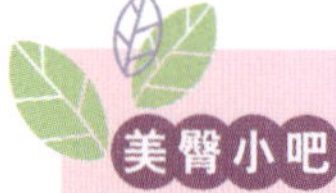

**美臀小吧**

练习过程中，要注意调整呼吸，左脚掌始终紧贴垫面。抬起右腿时，左腿应保持伸直，不能弯曲。

*** Step 05:**

调整呼吸，右手将右腿继续向上拉伸，上半身慢慢向前倾，左手也移到右脚背上，双手一起拉住右脚，使脚心对着头顶。保持10秒，再放松回到原位。

# 猫伸展式

## 塑造臀部曲线

{重复次数}

3次

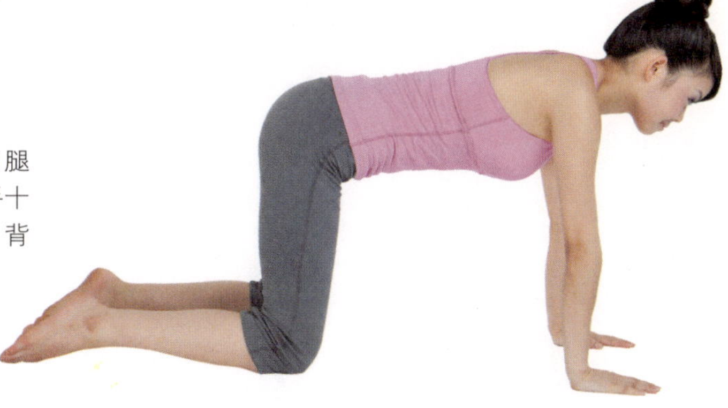

* Step 01:

跪立在垫子上，两腿分开与肩同宽，双手十指分开，撑于垫面，背部与地面保持平行。

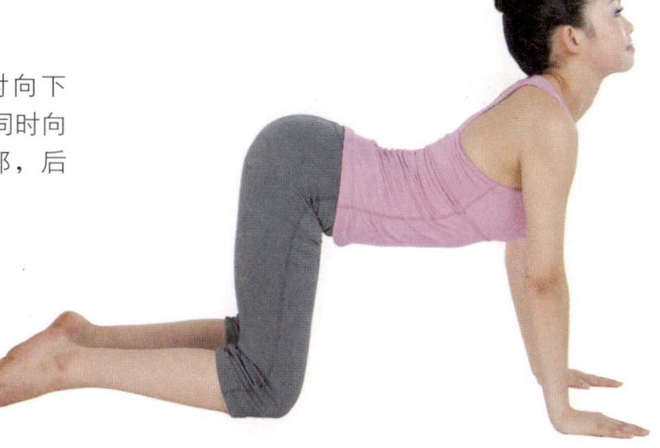

* Step 02:

调整呼吸，吸气时向下塌腰，翘起臀部，同时向上抬高头部和胸部，后脑勺靠近脊椎。

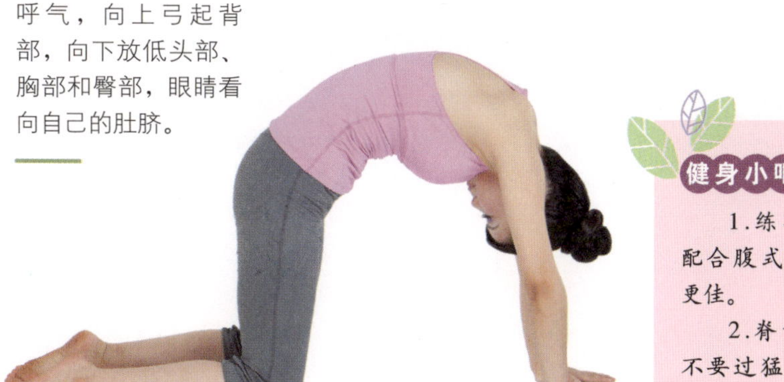

* Step 03:

呼气，向上弓起背部，向下放低头部、胸部和臀部，眼睛看向自己的肚脐。

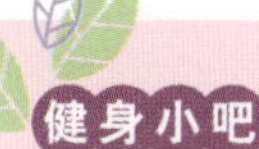

健身小吧

1.练习过程中，再配合腹式呼吸法，效果更佳。

2.脊背弯曲时动作不要过猛，更不要过分伸展颈部，以免拉伤。

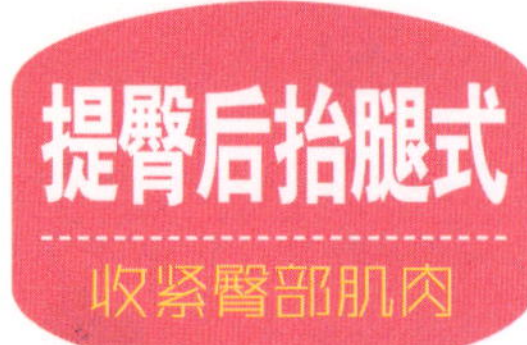


{重复次数}

3次

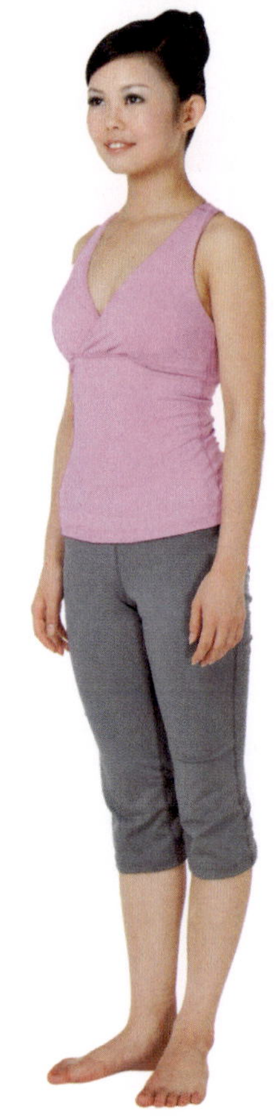

*** Step 01:**

挺直腰背站立，双腿并拢，双手自然放于身体两侧。

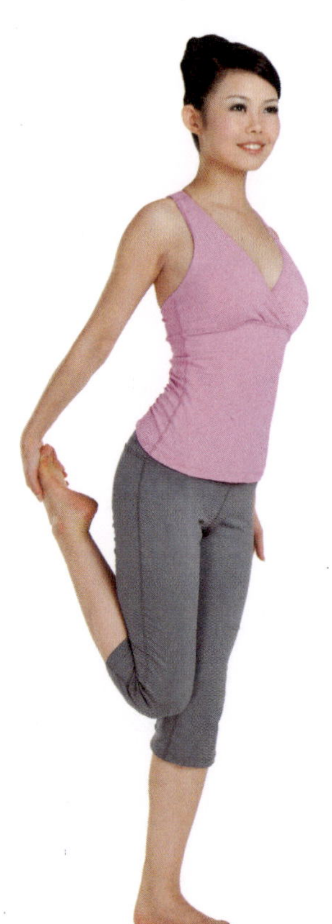

*** Step 02:**

吸气，臀部夹紧，慢慢向后抬起右腿，用右手抓住右脚背，使之尽量靠近臀部，右膝盖垂直指向地面。保持姿势不动，直到臀部有酸痛感时，慢慢放下右腿，换左腿继续练习。

# 顶峰式

紧实大腿肌肉

{重复次数}

5次

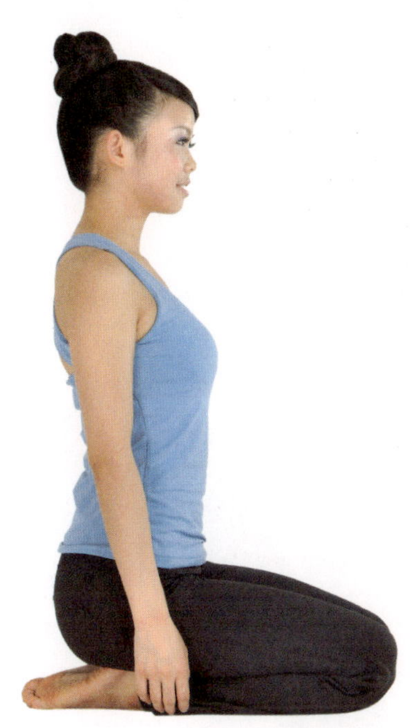

* Step 01:

取金刚坐姿，双臂放在身体两侧，双眼正视前方。

* Step 02:

调整呼吸，身体向前倾斜，臀部离开脚后跟，大腿与小腿垂直，手心贴垫面，眼睛望着地面。

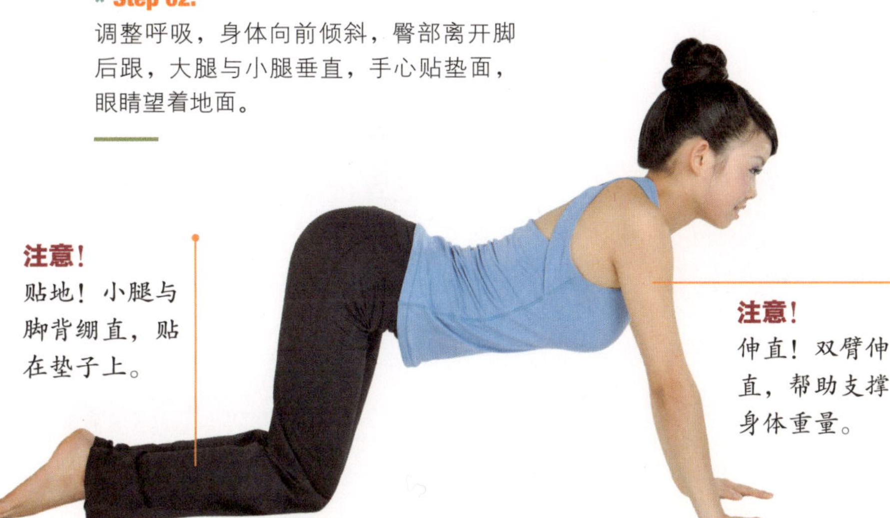

注意！

贴地！小腿与脚背绷直，贴在垫子上。

注意！

伸直！双臂伸直，帮助支撑身体重量。

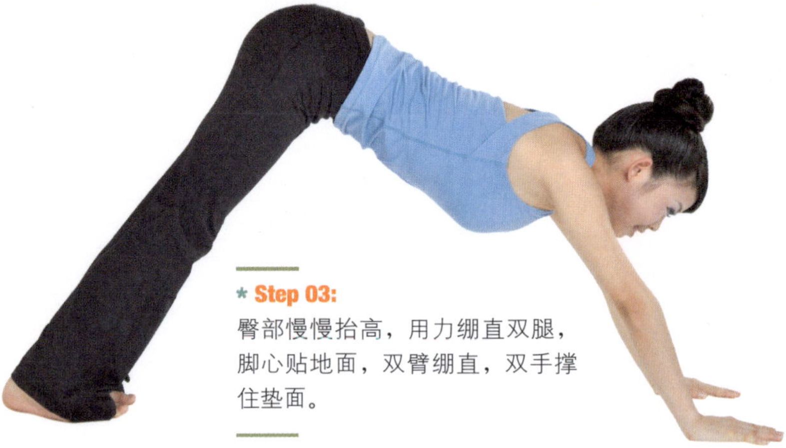

*** Step 03:**

臀部慢慢抬高，用力绷直双腿，脚心贴地面，双臂绷直，双手撑住垫面。

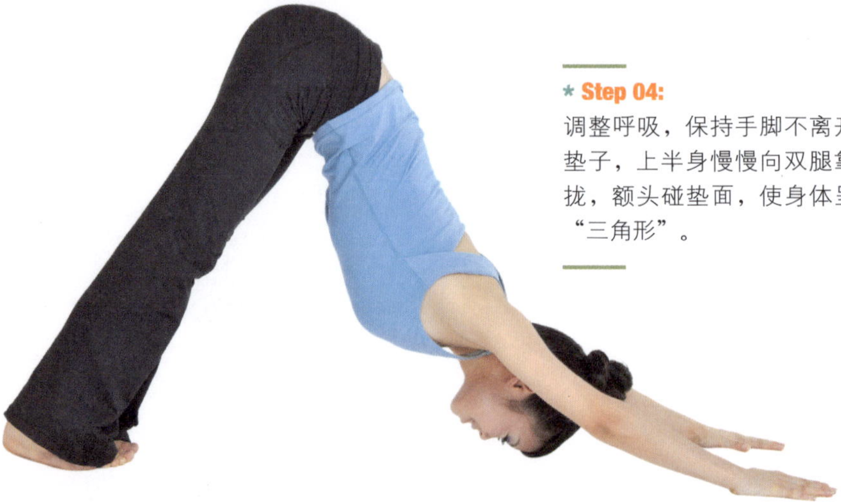

*** Step 04:**

调整呼吸，保持手脚不离开垫子，上半身慢慢向双腿靠拢，额头碰垫面，使身体呈“三角形”。

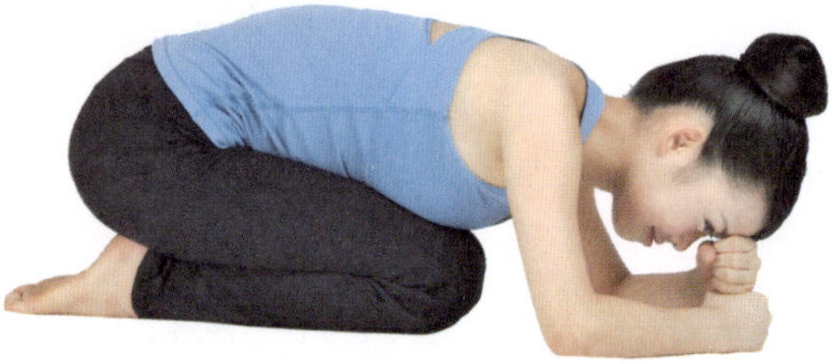

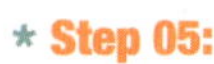

*** Step 05:**

动作完成后，恢复金刚坐姿，双手交叠握拳放在垫子上，上半身前倾，前额置于拳头上，慢慢放松。

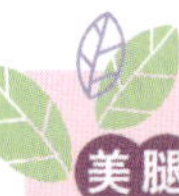

**美腿小吧**

双脚脚跟要踩在垫子上，不能踮脚尖，这样才能充分拉伸小腿肌肉。

# 蹲式

告别大象腿

{重复次数}

4次

* **Step 01:**

挺直腰背站立，双手放于身体两侧，眼睛正视前方。

* **Step 02:**

双腿分开约两肩宽，两脚尖向外，类似于外八字脚。

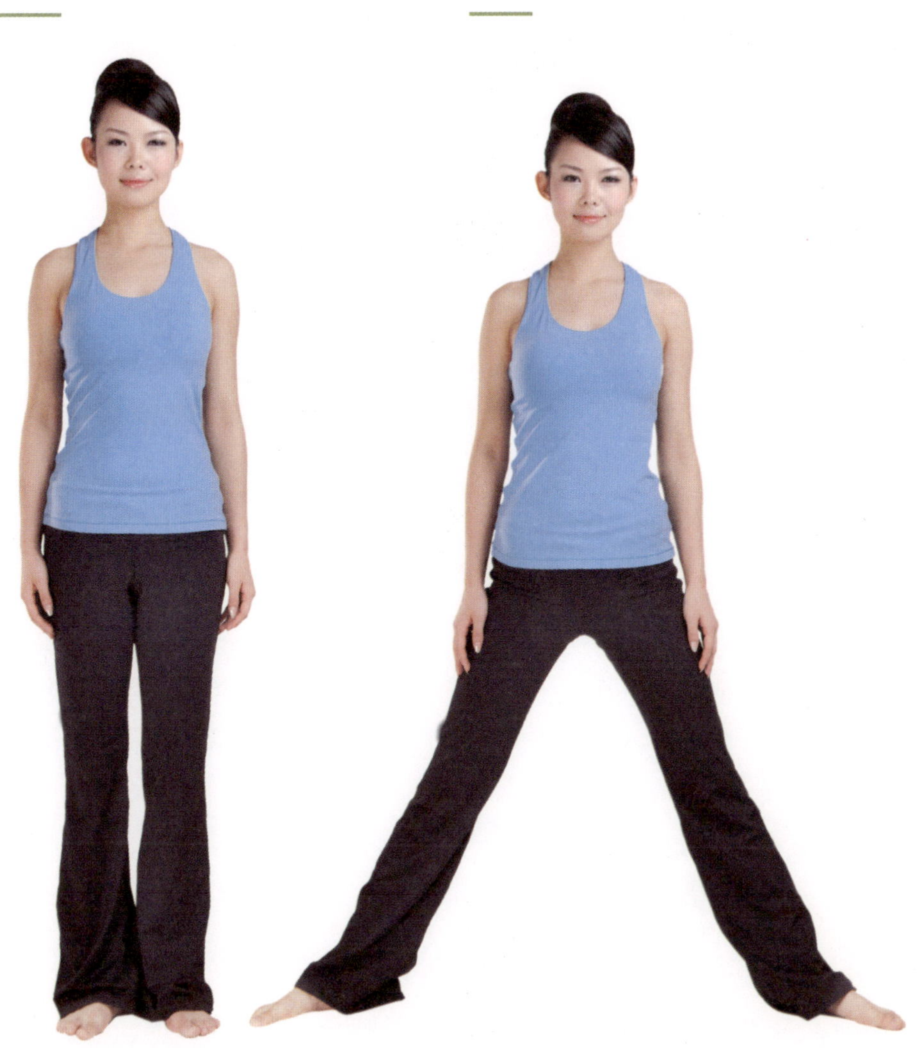

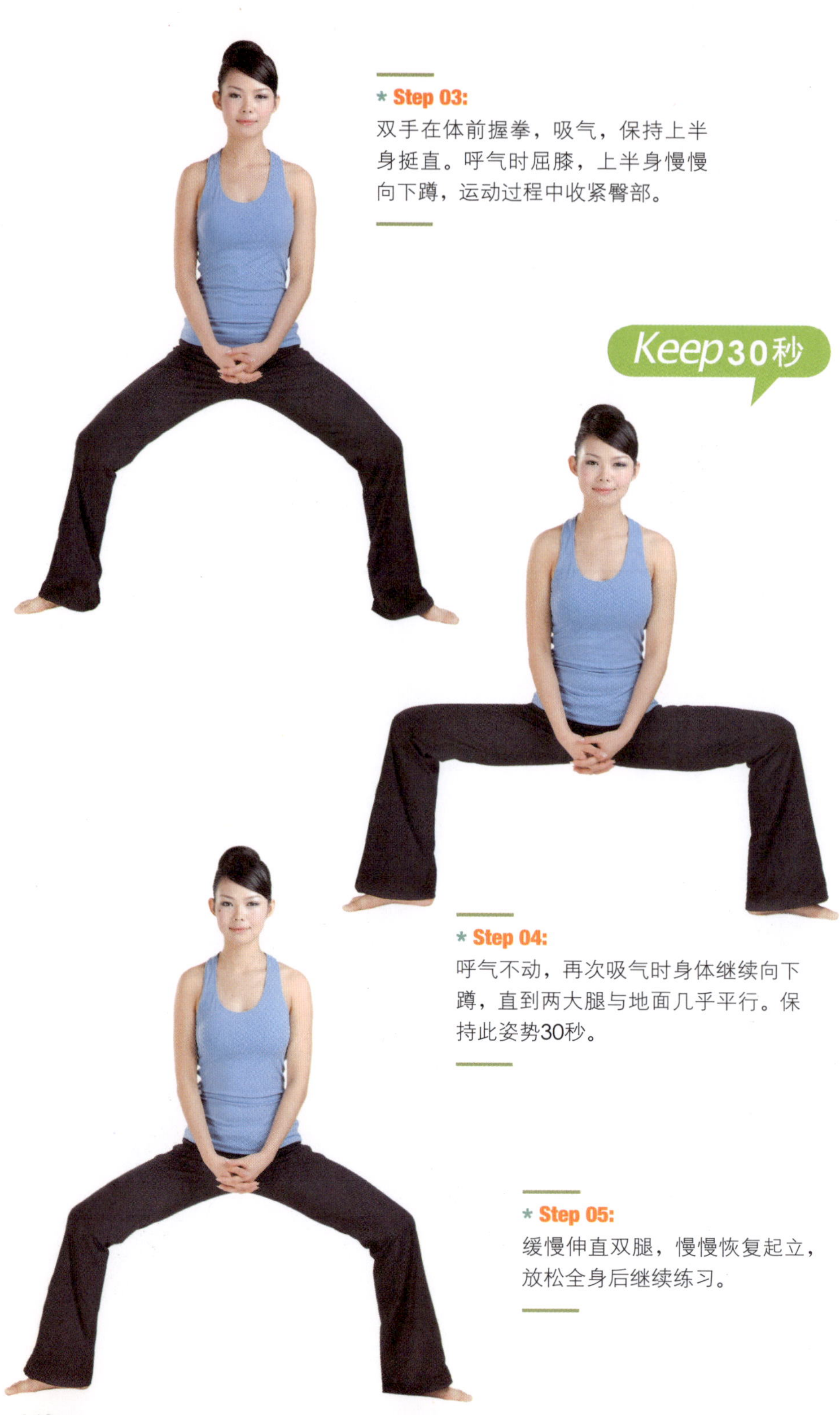


* **Step 03:**

双手在体前握拳，吸气，保持上半身挺直。呼气时屈膝，上半身慢慢向下蹲，运动过程中收紧臀部。

* **Step 04:**

呼气不动，再次吸气时身体继续向下蹲，直到两大腿与地面几乎平行。保持此姿势30秒。

* **Step 05:**

缓慢伸直双腿，慢慢恢复起立，放松全身后继续练习。

# 树式

消除大腿两侧赘肉

{重复次数}

双腿轮换，重复3次

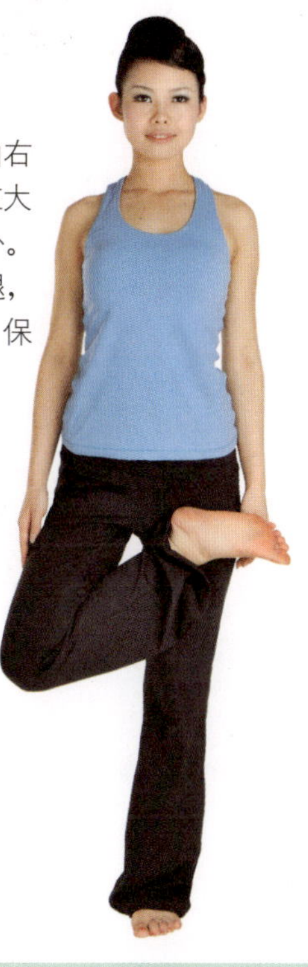

* **Step 01:**

站立在垫子上，弯曲右膝，将右脚跟放在左大腿上，右脚脚心朝外。将身体重心放在左腿，左脚紧紧抓住垫面，保持身体平衡。

Keep 30秒

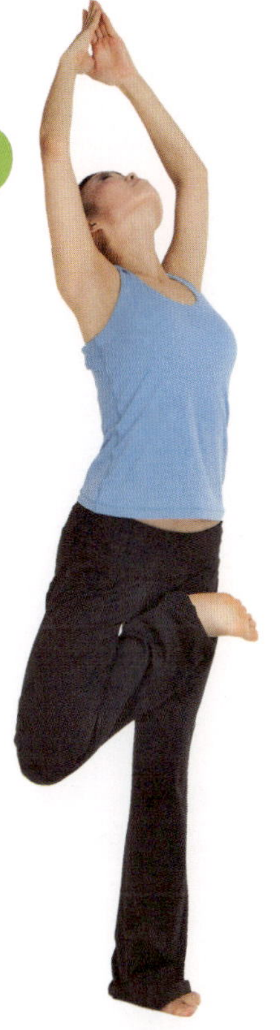

* **Step 02:**

双手在头顶上方合十，双臂慢慢向后展，胸部向前扩展，想象双臂就像树枝一样不断向上“生长”。保持此姿势30秒，慢慢换另一侧继续练习。



你也可以这样做！
Simple Movements

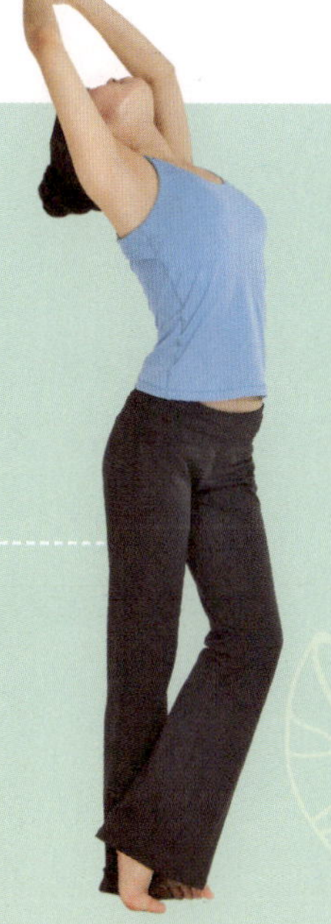

降低难度 一

初学者如果感觉半莲花站姿比较困难，可以将一条腿放在另一条腿的前侧点地，保持平衡。

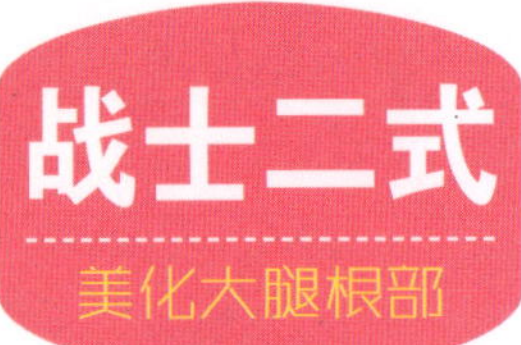


{重复次数}

**左右两侧交换，重复3次**

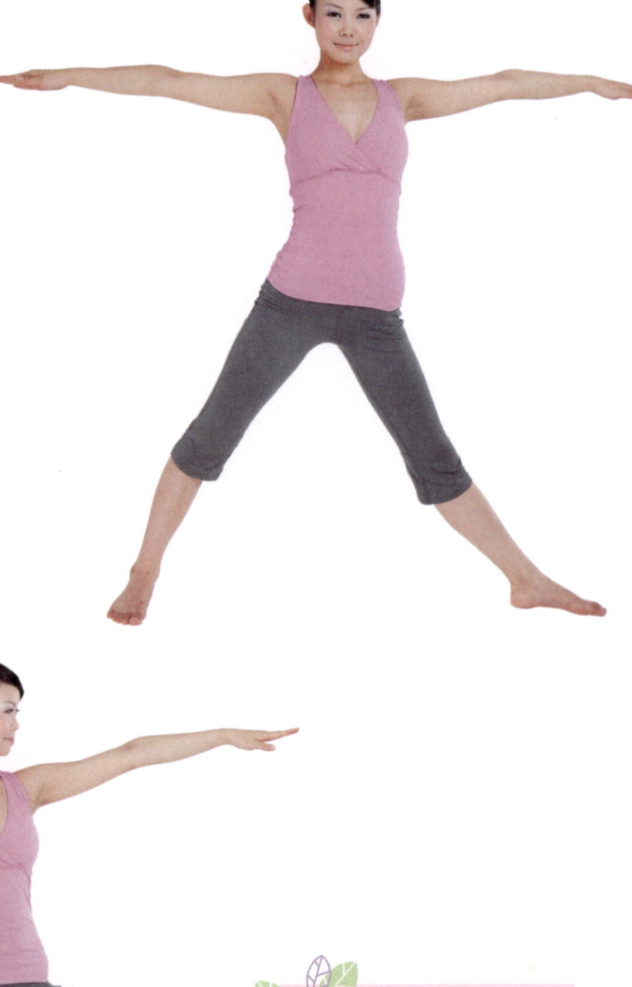

*** Step 01:**

挺直腰背，站立在垫子上，双腿分开约两肩宽，左脚向左侧转动90度，右脚稍稍内扣，双臂侧平举，掌心朝下，身体和髋部面向正前方。

*** Step 02:**

调整呼吸，慢慢弯曲左膝，注意左膝不要超过左脚尖。右腿向后伸直，头部向左转，双眼望着左上方。

**美腿小吧**

练习中只需要转动头、脚，不要转动身体，身体和髋部始终面向前方。重心放在双腿之间，保持身体平衡。

# 踩单车式

轻松瘦小腿

{重复次数}

6次

* **Step 01:**

仰卧于垫子上，双腿伸直，双手放于大腿两侧，掌心朝下。

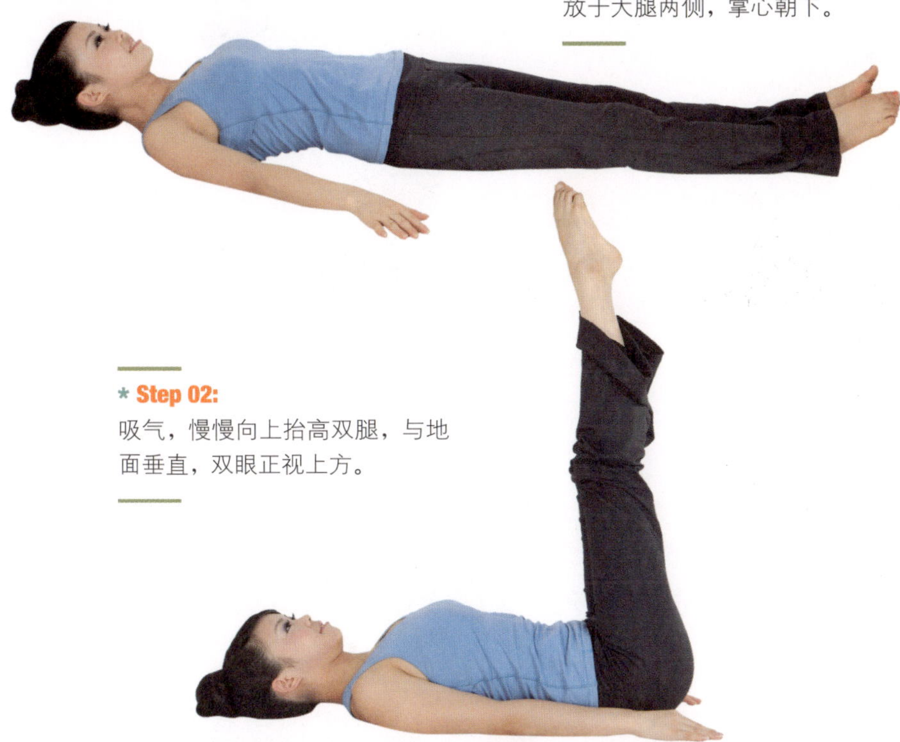

* **Step 02:**

吸气，慢慢向上抬高双腿，与地面垂直，双眼正视上方。

* **Step 03:**

右腿屈膝，双腿一前一后开始踩动，如同蹬自行车一样。

* **Step 04:**

顺时针蹬6～12圈后，继续逆时针练习。运动过程中，保持平稳的呼吸。

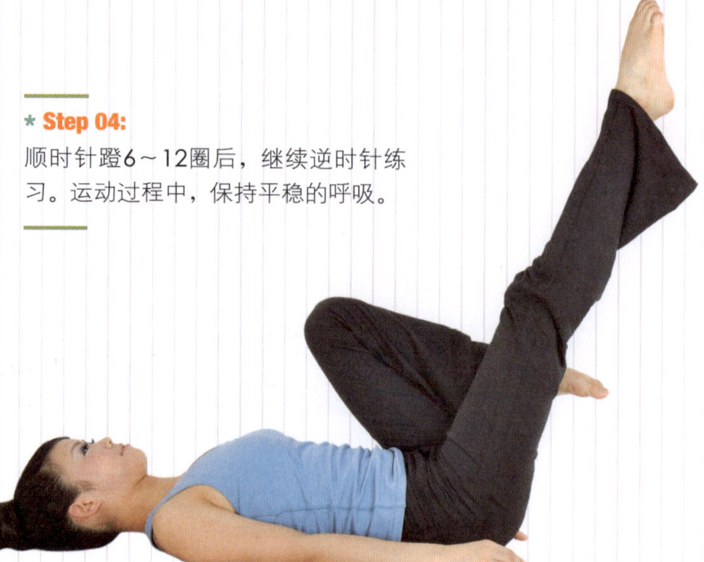

* **Step 05:**

双腿保持匀速地蹬自行车，感觉双腿有些酸痛时停止练习，然后慢慢放松。

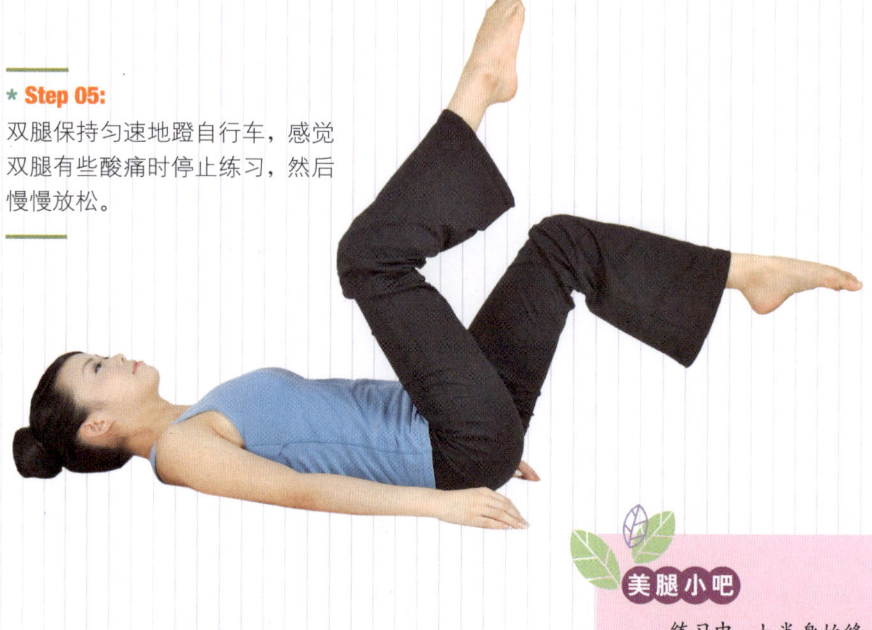

**美腿小吧**

练习中，上半身始终保持不动，手臂在两侧贴于垫面。蹬自行车时，尽量加大动作的力度，伸腿时应尽量伸直，屈腿时要向腹部靠拢。

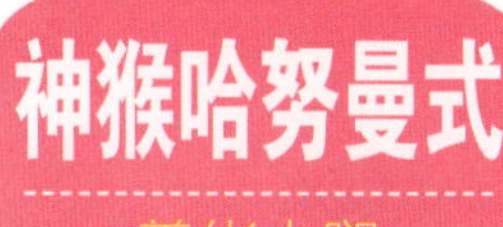


# 神猴哈努曼式

美化小腿

{重复次数}

5次

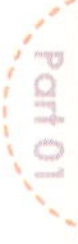




**Step 01:**

跪立在垫子上，双腿并拢。左腿向前迈一步，弯曲左膝，左脚掌踩在垫子上，同时右脚向后方滑动，呈骑马式，双臂下垂，贴在身体两侧。

**你也可以这样做！**
Complicated Movements

**增加难度**

有瑜伽基础的人可以将双臂向上伸展，双手在头顶上方合十，充分拉伸双臂和肩部。

**Step 02:**

身体向下坐，左腿向前滑动，双腿伸直，处在一条线上，双手掌心贴在垫子上，向外扩展胸部。保持此姿势10秒，然后回到初始姿势，换另一侧做练习。

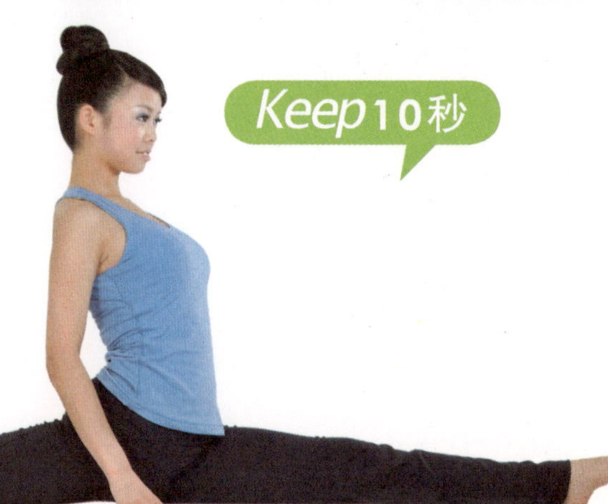

# 01、纤体凉拌菜

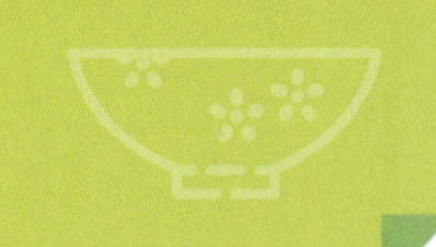

选择新鲜的蔬菜，烹调时使用少量的植物油，就可以做出色泽诱人、鲜嫩柔脆、清爽利口、清香不腻的凉拌菜。对于正在减肥的您，吃一些热量不算高、营养又丰富、味道又鲜美的小菜，无疑是最佳的选择。

## 西芹泡菜

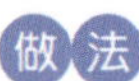

■**材料** 西芹 300 克、青椒片适量。

■**调料** 葱段、蒜末、盐、香油、干红辣椒末、白糖各适量。

**做法**

1. 将西芹撕去粗筋丝，用水洗净后沥干，斜切成宽片状。
2. 将盐均匀撒在西芹片、葱段、青椒片上，搅拌均匀，多次翻动，腌渍约1小时，待其软化脆韧即可将盐水倒掉，再用凉开水略洗一遍，沥干水分备用。
3. 将腌渍好的西芹片加入香油、白糖、蒜末、干红辣椒末拌匀，腌渍2小时，其间需多次翻动，待其均匀入味后即可。

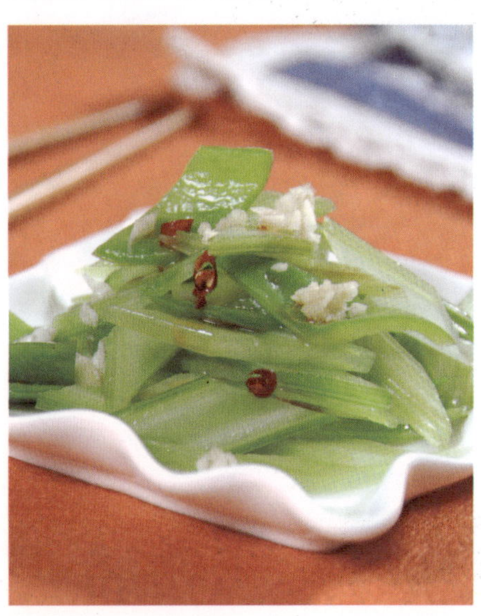

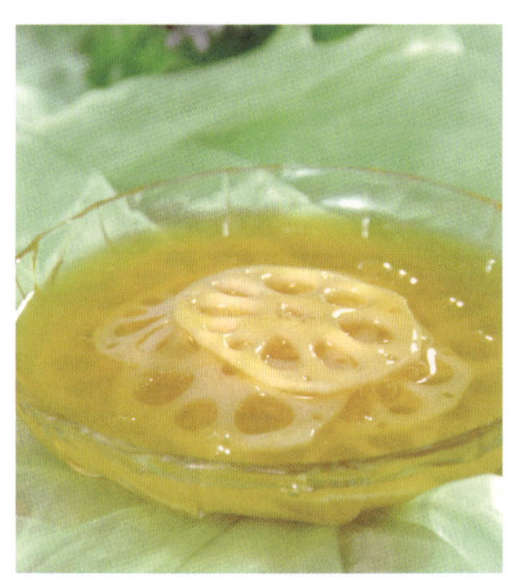

## 果香藕片

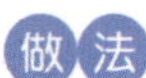

■**材料** 嫩藕 500 克。

■**调料** 果汁适量。

**做法**

1. 藕洗净去皮，切成薄片，放入沸水中焯一下，然后置于凉开水中过凉，待藕片冷却后捞出沥干。
2. 将藕片放入器皿中，取适量果汁倒入藕片中，以果汁没过藕片为宜，浸泡2小时后即可。

## 凉拌瓜条

■**材料** 黄瓜2根。

■**调料** 豆瓣酱、盐、白糖、香油各适量。

**做法**

1. 黄瓜清洗干净，擦干，切成长条，放入碗中，撒上盐，腌渍半小时左右。
2. 滗去腌黄瓜时渗出的水，加入豆瓣酱、白糖拌匀，盖上盖，腌渍1天。
3. 食用时，盛入盘中，淋上香油拌匀即可。

## 凉拌菠菜

■**材料** 菠菜300克、水发银耳50克。

■**调料** 葱丝、姜丝、醋、盐、香油、味精、蒜泥各适量。

**做法**

1. 菠菜去根，洗净，切成段；银耳去蒂，撕成小朵备用。
2. 将醋、香油、盐、味精和蒜泥放入碗中调成卤汁。
3. 取锅加水，烧沸，放入菠菜段稍焯一下，捞出，过凉，挤去水分，放盘内，加银耳、葱丝、姜丝，倒入调味卤汁，拌匀即可。

## 酸甜白菜

■**材料** 白菜300克、胡萝卜30克、红椒丝15克。

■**调料** 盐、白糖、醋各适量。

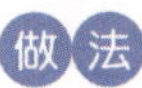

**做法**

1. 白菜洗净，沥干水分，切成丝；胡萝卜洗净，切成丝。
2. 将白菜丝、胡萝卜丝放入盆中，用适量盐腌10分钟，再挤出水分。
3. 将白菜丝与胡萝卜丝倒入盆中，撒上红椒丝，拌入白糖、醋即可。

## 蔬菜沙拉

■**材料** 莴笋1根、红甜椒2个、豌豆苗少许。

■**调料** 沙拉酱适量。

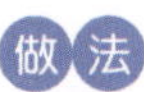

**做法**

1. 莴笋、甜椒洗净，均切成菱形片状；豌豆苗洗净。
2. 将莴笋片和甜椒片放入凉开水中浸泡约3分钟。
3. 捞出沥干水分盛入盘中，撒上豌豆苗，放入沙拉酱拌匀即可。

## 十香拌菜

■**材料** 豆腐干、莴笋各100克，青椒、红椒、胡萝卜、白萝卜、粉丝各50克，香菜段、油炸花生仁各适量。

■**调料** 盐、味精、酱油、醋、辣椒油各适量。

**做法**

1. 豆腐干、青椒、红椒、莴笋、胡萝卜、白萝卜分别处理干净，切成丝；粉丝用温水泡发后备用。
2. 将上述材料加入油炸花生仁及适量盐、味精、酱油、醋、辣椒油，拌匀入味即可。

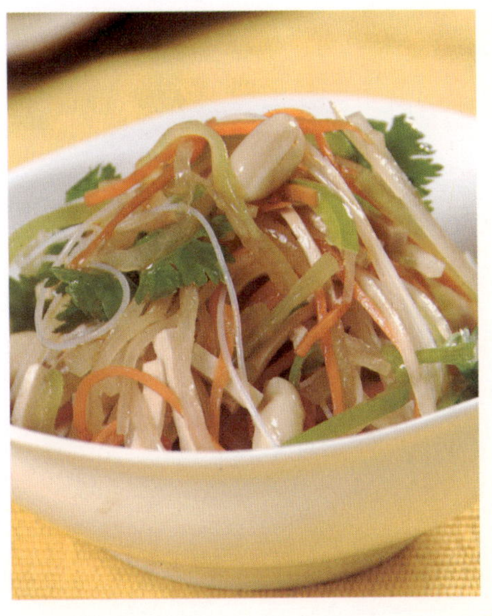

# 02、低热量小炒

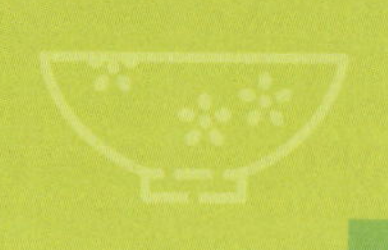

炒菜被公认为是高热量食物，事实上，只要我们选择合适的食材，运用正确的烹调方法，同样可以做出热量较低的美味小炒来，让想瘦身的您远离高热量的困扰。

## 虾子海参

■材料 海参600克、虾子200克。

■调料 植物油、鸡汤、盐、白糖、胡椒粉、料酒、水淀粉、味精、酱油、葱丝、姜丝各适量。

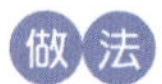

1. 海参用水浸泡，清理干净后放入汤锅中，加水小火煮至参体涨大，然后放入凉水中浸泡，如此反复加工至海参泡透；虾子洗净，备用。
2. 将部分葱丝、姜丝泡水；海参切成长条，用葱姜水略泡。
3. 炒锅中加入适量植物油烧热，下入葱丝、姜丝爆香后，倒入鸡汤、海参条、虾子翻炒，然后加入盐、白糖、料酒、酱油、胡椒粉、味精调味，最后用水淀粉勾芡即可。

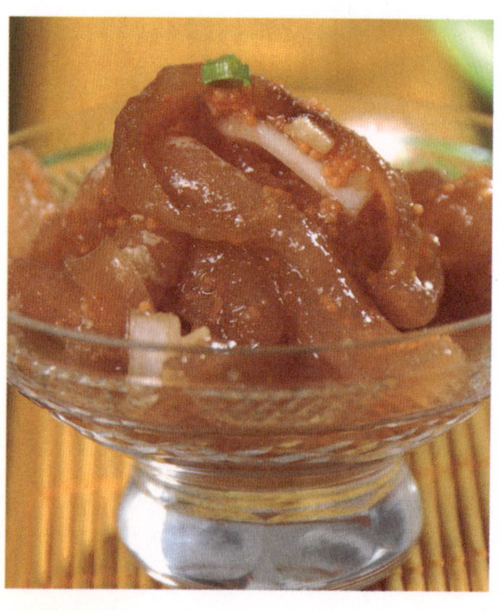

## 辣味冬笋

■材料 鲜冬笋250克、红椒2个。

■调料 植物油、蒜末、香葱段、盐、味精、水淀粉各适量。

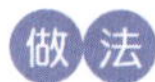

1. 将鲜冬笋去外壳，切成片；红椒洗净，切成片备用。
2. 锅内加水烧沸，放入冬笋片，用中火煮透，捞出冲凉。
3. 另起锅倒入植物油烧热，放入蒜末、香葱段、红椒片，翻炒出香味，加入冬笋片，调入盐、味精炒至入味，然后用水淀粉勾芡即可。

## 海米芹菜

■材料 芹菜400克、海米30克。

■调料 植物油、葱花、盐、味精各适量。

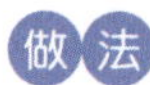

1. 芹菜择洗干净，切成3厘米长的斜段；海米洗净，泡透，捞出，沥干。
2. 锅内倒入植物油烧热，放入葱花，煸出香味后倒入海米、芹菜段翻炒，加盐炒熟，出锅前加味精炒匀即可。

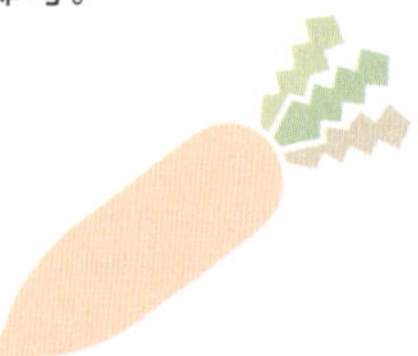

# 春笋豌豆

■**材料** 春笋尖150克、嫩豌豆50克。

■**调料** 盐、味精、水淀粉、植物油各适量。

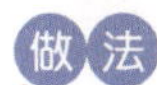


1. 豌豆洗净，在沸水锅中略焯，然后在凉水中浸5分钟，捞出沥干；春笋尖洗净，切丁，入沸水焯烫，捞出沥干。
2. 炒锅置中火上倒入植物油烧热，放入豌豆和春笋丁略炒，加水50毫升煮沸。
3. 加盐、味精搅匀，用水淀粉勾芡即可。

# 冬菜苦瓜

■**材料** 苦瓜500克、冬菜100克、红椒15克。

■**调料** 酱油、盐、味精、植物油、花椒粒各适量。

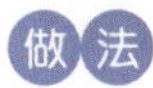


1. 将苦瓜去蒂、瓤，洗净切成丁；冬菜选嫩尖，洗净切成段；红椒去蒂、子，洗净切成块备用。
2. 净锅置中火上加热，下苦瓜丁和盐，煸干水分铲起。
3. 锅内倒油烧至六成热，放红椒块、花椒粒炸香，倒入苦瓜丁，加酱油、冬菜段翻炒熟后撒味精调味即可。

# 素烧南瓜

■**材料** 南瓜500克。

■**调料** 植物油、姜丝、盐各适量。

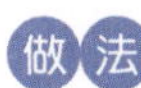


1. 南瓜洗净外皮，挖去瓤、子，切成块。
2. 锅中倒入植物油烧至五成热，放入姜丝炒香后再放入南瓜块翻炒几下，加500毫升沸水煮沸。
3. 改小火煮10分钟，加盐调味，待汤汁收干即可。

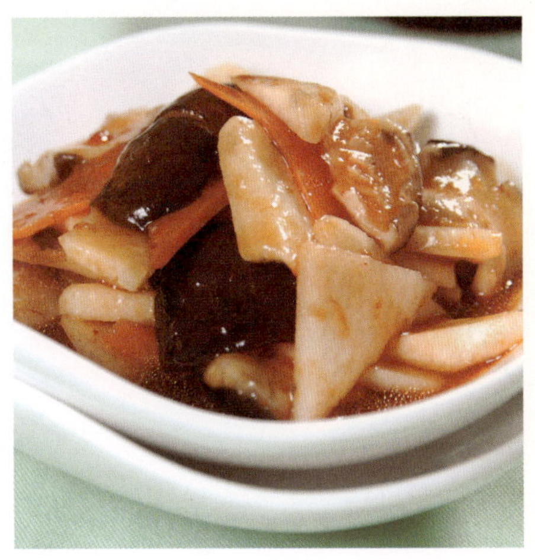

# 香菇烩山药

■**材料** 山药300克、鲜香菇50克、胡萝卜100克。

■**调料** 葱段、盐、淡色酱油、胡椒粉、植物油各适量。

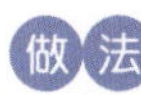


1. 将胡萝卜、山药分别洗净，去皮，切成小片；香菇去蒂洗净，切成薄片备用。
2. 锅内倒植物油烧热，爆香葱段，然后放入山药片、香菇片、胡萝卜片炒匀，淋少许淡色酱油调味。
3. 锅中加少许水，以中火焖煮10分钟至山药片熟软。
4. 出锅前加入盐和胡椒粉调味即可。

# 炒鳕鱼片

■**材料** 鳕鱼300克、豆豉100克。

■**调料** 植物油、香油、酱油、甜面酱、白糖、料酒、盐、葱花、姜末、蒜末、味精各适量。

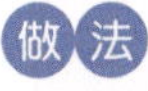


1. 将鳕鱼洗净，切成抹刀片，加盐、酱油腌渍片刻，下入六成热的油锅内过一下，捞出沥油。
2. 炒锅倒入植物油烧热，下入葱花、姜末、蒜末，煸出香味，加入甜面酱、豆豉煸炒，烹入料酒、酱油、盐、白糖，然后放入鳕鱼片翻炒至鱼熟汁浓时，淋入香油，撒入味精即可。

# 03、瘦身汤粥

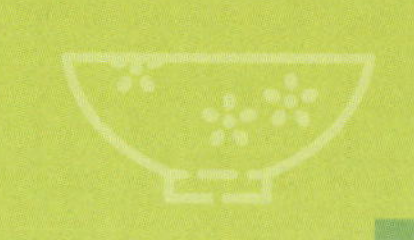

有了前面的凉菜和小炒，做一些营养丰富的汤粥，也是必不可少的。喝一碗瘦身汤粥，不仅浸润胃肠，还可以减少热量的摄入，让您既减肥又不会因体力不支而放弃饮食调控。

## 什锦酿苹果

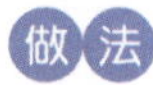

■材料 红苹果2个，枸杞子10克，豌豆粒、荸荠各20克。

■调料 白糖、盐、水淀粉各适量。

做法

1. 红苹果切去1/4，用小刀挖空，然后用盐水泡上；枸杞子泡透；荸荠去皮，切成粒。
2. 碗中放入豌豆粒、枸杞子、荸荠粒，加盐、白糖、水淀粉拌匀，放入苹果内。
3. 蒸锅内加水烧沸，摆入酿好的苹果，用大火蒸8分钟，取出即可。

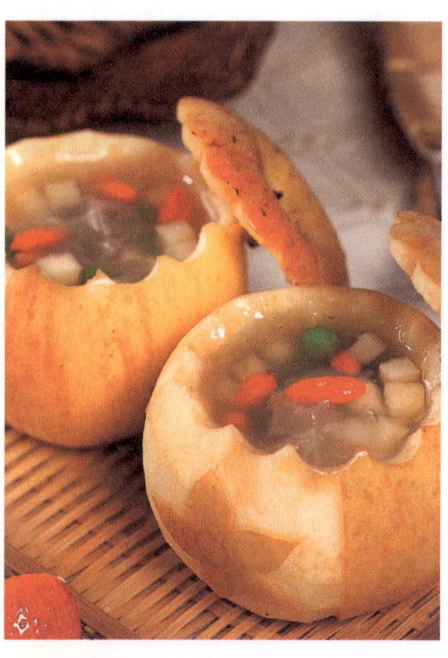

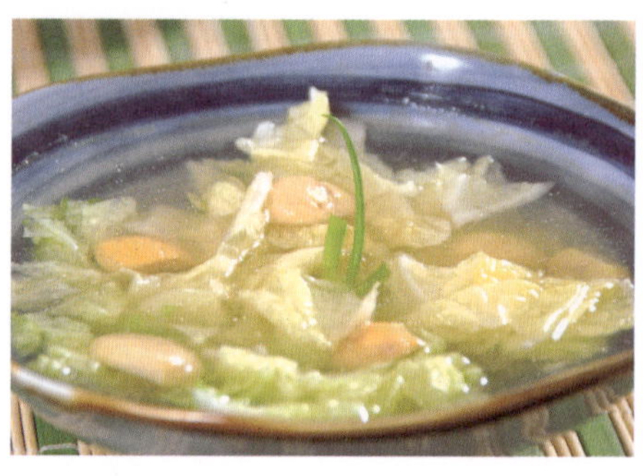

## 银耳莲子汤

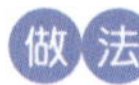

■材料 水发银耳、枸杞子各10克，去心莲子30克。

■调料 冰糖适量。

做法

1. 银耳洗去杂质，撕成小朵；枸杞子、莲子分别洗净。
2. 锅中加入适量清水，放入莲子煮沸，待莲子将熟时，放入银耳、枸杞子、冰糖煮沸即可。

## 白菜板栗汤

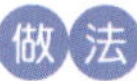

■材料 白菜心300克、板栗80克。

■调料 盐、水淀粉、白糖、清汤各适量。

做法

1. 板栗去皮，一剖两半；白菜心洗净，切成片。
2. 锅内加清汤，放入板栗烧沸，再放入白菜心片、盐、白糖，烧煮至熟，用水淀粉勾芡即可。

## 杏仁雪梨汤

■**材料** 雪梨300克、杏仁20克。

■**调料** 冰糖适量。

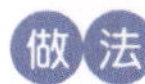


1. 雪梨洗净，去皮、核，切成块；杏仁洗净，沥干。
2. 锅内加适量清水，下入雪梨块、杏仁及冰糖；先用大火煮3～5分钟，再转小火煮30分钟，盛入碗中，凉凉后即可饮用。

## 芦笋玉米番茄汤

■**材料** 芦笋5根、玉米1根、番茄1个、猪瘦肉150克。

■**调料** 姜片、盐各适量。

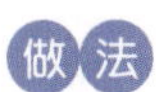


1. 芦笋、玉米洗净，切成段；番茄洗净，切成块。
2. 猪瘦肉洗净，焯一下，捞出冲洗干净，切片备用。
3. 锅中放适量清水煮沸，放入芦笋段、玉米段、番茄片、猪瘦肉片、姜片，煮沸后再用小火慢煮1小时左右，出锅前放盐调味即可。

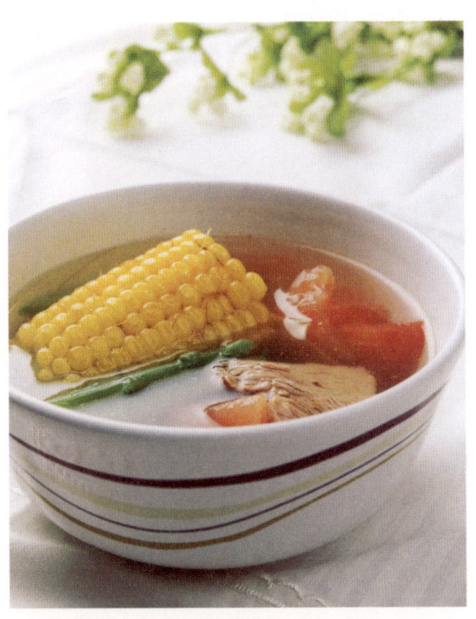

## 番茄米粥

■**材料** 番茄1/2个、米饭适量。

■**调料** 海带清汤、盐各适量。

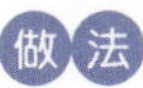


1. 番茄去皮，切碎，备用。
2. 海带清汤与米饭一同倒入锅中，小火熬至熟烂。
3. 粥成时，放入番茄碎、盐，稍煮片刻即可。

## 海带绿豆粥

■**材料** 海带60克，大米、绿豆各50克。

■**调料** 盐、香油各适量。

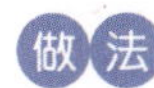


1. 将海带泡发，洗净，切成丝；大米、绿豆分别洗净，在清水中浸泡1小时。
2. 把全部材料放入沸水锅中，大火煮沸后，转用小火煲成粥，加入少许盐、香油调味即可。

## 菊花双米粥

■**材料** 枸杞子、干菊花各3克，小米50克，大米100克。

■**调料** 盐、白糖各适量。

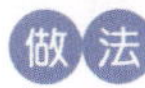


1. 菊花、小米、大米分别洗净；枸杞子在温水中泡好。
2. 锅中加入适量水烧沸，然后下入大米与小米，沸后转小火继续煲约30分钟。
3. 加入菊花、枸杞子、盐、白糖，继续煲10分钟至熟即可。

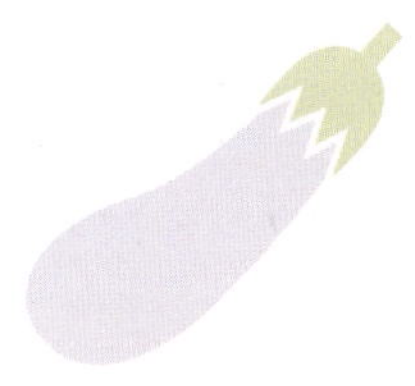

# 04 健康主食

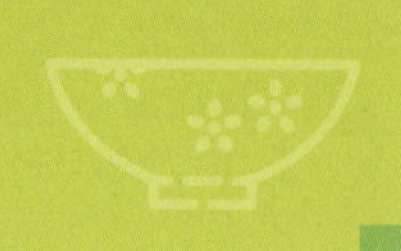

都说要减肥最好不要吃主食，其实米饭和馒头并非是含热能最高的食品。相反，如果不吃主食的话，因为淀粉摄入量下降，可能会导致含蛋白质和脂肪的动物性食品摄入量上升。所以适当地摄入主食，可以为健康减肥起到促进作用。

## 香葱豆干炒饭

■**材料** 米饭 200 克，腊肉丁、豆腐干各 50 克。

■**调料** 植物油、白糖、料酒、盐、味精、香葱花各适量。

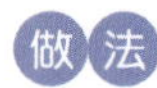

1. 豆腐干洗净切成小丁，入沸水焯去豆腥味，捞出沥水。
2. 炒锅烧热倒入植物油，放入腊肉丁煸炒至变色，倒入少许料酒。
3. 再放入豆腐干丁、米饭，加入盐、白糖、味精翻炒均匀，撒上香葱花即可。

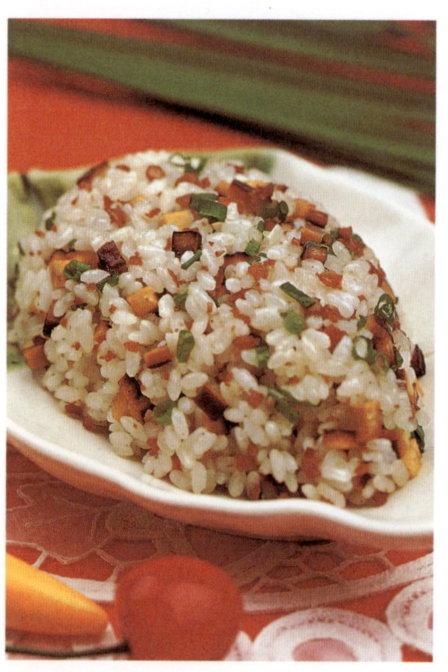

## 鲑鱼蒸饭

■**材料** 鲑鱼 100 克，米饭 200 克，胡萝卜、水发香菇各少许。

■**调料** 植物油、盐、料酒、淀粉各适量。

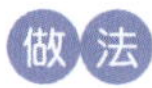

1. 胡萝卜、香菇分别洗净，切成小块；锅内倒入植物油烧热，下胡萝卜块、香菇块、盐略炒。
2. 鲑鱼洗净，切成片，用盐、料酒、淀粉拌匀，下热油锅滑炒，捞出备用。
3. 将炒好的胡萝卜块、香菇块、鲑鱼片放在米饭上，上蒸锅，大火蒸5分钟即可。

## 彩蔬蒸饭

■**材料** 大米 200 克，红椒、青椒、胡萝卜、红薯各适量。

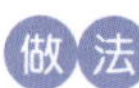

1. 红薯去皮洗净，切成细丁备用；红椒、青椒、胡萝卜分别洗净，切成小碎块。
2. 大米洗净，连同红薯丁、红椒丁、青椒丁、胡萝卜丁、水放入电饭锅中，蒸熟后即可。

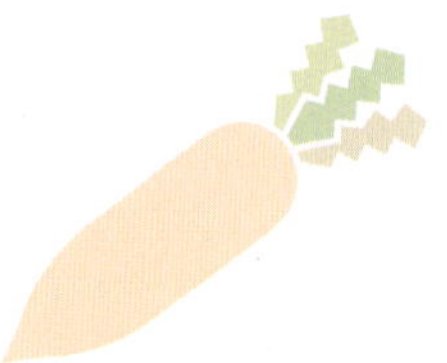

## 养生五米饭

■材料 大米50克，黑米、小米、红豆、泰国香米各20克。

■调料 植物油、盐、鸡精各适量。

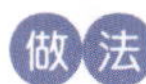

1. 将红豆洗净，用温水泡5小时。

2. 大米、黑米、小米、泰国香米分别洗净，连同泡好的红豆放入电饭锅，加水适量，再放入少许植物油、盐、鸡精，蒸熟即可。

## 南瓜拌饭

■材料 南瓜100克，大米、白菜叶各50克。

■调料 盐、熟植物油、高汤各适量。

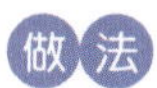

1. 南瓜去皮、瓤，洗净切碎粒；白菜叶洗净，切成小片。

2. 大米洗净，在清水中浸泡约1小时。

3. 锅中加入适量高汤煮沸，下入大米同煮，再次煮沸后加入南瓜粒、白菜叶，煮至米、瓜熟软，加熟植物油、盐调味即可。

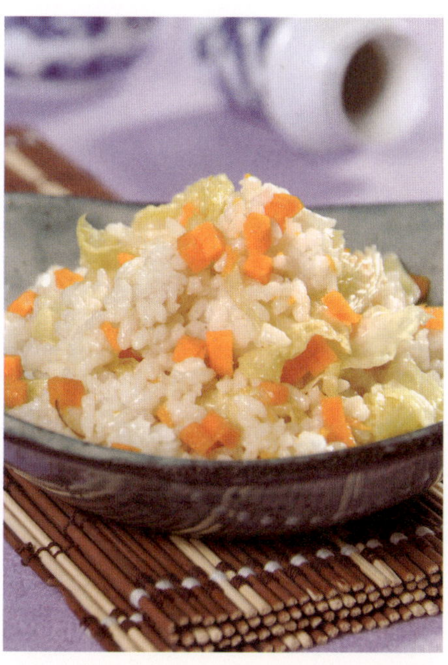

## 素什锦炒面

■材料 香菇、胡萝卜丝、圆白菜、豆芽各50克，挂面200克。

■调料 植物油、味精、盐各适量。

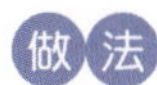

1. 圆白菜洗净，切成粗丝；香菇泡发后，洗净切成片；豆芽择去头尾，洗净；挂面略煮至熟，捞出。

2. 锅倒植物油烧热，加圆白菜丝、香菇片、胡萝卜丝、盐炒熟，加豆芽、味精、煮好的挂面，略拌炒起锅即可。

## 口蘑豆腐汤面

■材料 豆腐500克，面条200克，口蘑50克，冬笋小片、油菜小片各25克。

■调料 盐、高汤、植物油各适量。

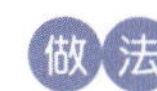

1. 面条煮熟，盛出；豆腐切成小片，略焯后捞出，过凉，沥干；口蘑洗净后切成片，略焯捞出。

2. 高汤大火煮沸，下豆腐片、口蘑片煮沸，撇浮沫，下盐、油菜片、冬笋片烧入味，淋熟植物油即可。

## 冬菇凉面

■材料 凉面200克，水发玉兰片、水发冬菇各50克。

■调料 鲜豌豆苗、葱花、植物油、料酒、鸡汤、酱油、盐、香油各适量。

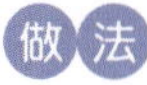

1. 玉兰片、冬菇切成丁；鲜豌豆苗焯熟，沥干，凉凉；锅倒植物油烧热，爆香葱花，下冬菇丁、玉兰片丁煸炒，烹酱油、料酒，加鸡汤、盐，小火将玉兰片丁、冬菇丁煨熟。

2. 将酱油、盐、香油一同放在碗内，再放入凉面，浇上冬菇丁、玉兰片丁，撒上豌豆苗即可。

畅销升级版

# 图说生活

**文图编辑** 周艳波
**文图制作** 她品文化
**封面设计** 张雪娇
**版式设计** 孙阳阳
**美术编辑** 王秋成

**图片提供**

北京全景视觉网络科技有限公司
达志影像
华盖创意图像技术有限公司
上海富昱特图像技术有限公司